SV

Adrian Naef

Nachtgängers Logik

Journal einer Odyssee

Mit einem Nachwort
von Adolf Muschg

Suhrkamp

Satz und Druck:
Memminger MedienCentrum AG
Printed in Germany
Erste Auflage 2003
ISBN 3-518-41430-5

1 2 3 4 5 6 – 08 07 06 05 04 03

Nachtgängers Logik

Für meine Mutter

Eines Tages verlor er sich im Wald, den er auswendig zu kennen glaubte. Es wurde Nacht, und so sehr er den Ausweg suchte, geriet er immer mehr ins Ausweglose. Die Logik des Pfadfinders, auf die er so stolz war bei Tag, versagte jämmerlich ohne Licht. Handkehrum war er in einem anderen Raum. Tastend und stolpernd versagte alles, was er kannte. Schließlich mußte er sich niederlegen, um den Morgen abzuwarten. Aber an Schlaf war nicht zu denken. Überall begann es zu rascheln, und Ängste, die er in selbstgewählten Übungen in Nachtwäldern spielend zu meistern gelernt hatte, wurden übermächtig. Raschelte es, weil es immer geraschelt hatte und er nur endlich vollkommen still war, oder zog er das vitale Interesse von Raubtieren und Räubern auf sich? Was änderte der Unterschied, solange das zweite jederzeit möglich war? Was half Denken in seiner Situation? Und was er als Taggänger nicht voraussehen konnte: Panik ist zeitlos, auf den Morgen zu warten vergeblich.

Weiterstolpernd, um nur etwas zu tun, stieß er sich blutig an Ästen und Felsen. Bald mußte er erkennen, daß Stillstehen das einzig Mögliche war, wollte er noch etwas weiterleben, bis vielleicht zufällig Hilfe kam. Aber wie war das auszuhalten? Also weiter! Mußten sich seine Leute, die seine Heldentaten rühmten, nicht wundern, daß er sich verlieren konnte? War nicht irgendwo ein tödlicher Felssturz, der ihm ein ruhmvolles Ende bescheren konnte?

Als ihn die letzten Kräfte verließen, fiel er hin und mußte die Ungeheuer wohl kommen lassen, die ihn bedrängten. Aber siehe da, sie hatten offenbar Besseres im Sinn. So lag er, als es

Morgen wurde und die Taglogik sich seiner bemächtigte. Die raschelnden Ungeheuer, die in ihm authentische Ahnenerinnerungen geweckt hatten, waren wohl bloß Haselmäuse gewesen, der Abgrund eine harmlose Senke. Wo er allerdings Auswege vermutete, waren bodenlose Sümpfe und Felsstürze. War die Nachtlogik nur Täuschung gewesen?

Nachts verhalte ich mich anders und denke anders als am Tag. Meine Stimmungen sind anders, meine Körperchemie ist eine andere. Kann ich sagen, wenn der Morgen kommt, ich sei verrückt gewesen, weil wir die Stimmen der Seele, die Träume etwa, lieber als Täuschung abtun und die Order des Tages gelten lassen wollen? Vom simplen Überlebensverhalten her, und darum geht es vorerst und fast immer, sind beide Regimes auf der gleichen Ebene. Sich nachts wie am Tag zu verhalten, kann tödlich ausgehen. Über die Taglogik wissen wir viel. Welcher Logik folgt der Nachtgänger?
Das hier ist das Protokoll eines Kämpfers im Zustand einer schweren Depression. Andere Charaktertypen mögen Depression anders eingefärbt erleben, aber wie ich so höre und sehe, gleichen sich die Phänomene sehr, die wir antreffen auf einem Nachtgang. Depression sehe ich als Vehikel, um an den Rand des Schwarzen Lochs geführt zu werden, das in allen von uns gähnt und gegen das wir, um nicht dahin zu kommen, alles Menschenmögliche tun, bis uns die Seele doch dahin zerrt, damit man sich als Ganzes sehe. Daß man durch Selbsterfahrung dahin kommt, kann ich mir kaum vorstellen. Die ungeschönte Realität erschreckt so fürchterlich, daß niemand freiwillig und ernsthaft auch nur einen Millimeter auf sie zugehen würde. Schlimmer noch, wenn man die ganze Zeit geglaubt hat, man sei dahin unterwegs oder davon schon wieder zurück. Mich haben jedenfalls Jahrzehnte der forderndsten Selbsterfah-

rungskurse als Teilnehmer und Leiter nicht davor verschont, ins Loch zu stürzen.
Mich hat eine Depression bezwungen, andere mögen durch Krankheit oder Todesnähe belehrt werden, wenn Vergleiche überhaupt angebracht sind. Da Depression, mag sie Wochen oder Jahre dauern, als Stillstand von Zeit, also als Ewigkeit erlebt wird, und einem außer Zusehen, wie einem geschieht, nichts anderes mehr übrigbleibt, ist die Depression bei allem Horror zumindest eine günstige Plattform, um zu beobachten, wie die Nacht möbliert ist, wo Klippen und Sümpfe lauern, wie man Kloaken am Geruch ortet.
Das hier ist ein Buch über die Dunkelheit. Depressive Verstimmungen gehören noch zur Taglogik und brauchen anderen Umgang. Der geringste Lichtstrahl genügt, um sich gemäß der Taglogik zu verhalten. Mangel an Unterscheidung führt zu unnötigem Therapieaufwand und fatalen Fehleinschätzungen. Wie könnte man anders dazu kommen, einem Schwerstdepressiven autogenes Training zu empfehlen oder ihn in die Lichttherapie zu schicken, um ihn von heute auf morgen ohne Nachsorge zu entlassen, weil die Versicherung die Kosten nicht mehr bezahlen will?
Krank ist nicht die Seele, wie man oft hört. Krank ist die Hoffnung und der Wille. Worauf es hinausläuft, ist Reife. Die Kur heißt Einsicht und Bescheidung. Die Dauer bestimmt das Ego – und oft auch falscher Umgang. Jedenfalls hat sich mir mein Innenleben solcherweise ins Bewußtsein gedrängt.
Wenn ich in einem oder mehreren Aspekten mangelnder Reife den Hauptgrund von Depression sehe, heißt das nicht, daß ich andere Gründe ignoriere. Schwere, unverdiente Schicksalsschläge sind wohl Grund genug, in eine Depression zu fallen. Nur ist es keineswegs sicher, daß das auch geschieht. Niemand und nichts kann einen anderen in eine Depression stürzen. Ich

glaube aber zu sehen, daß mangelnde Reife im entsprechenden Alter zwangsläufig zwecks Nachreifung ins Dunkel führen muß. Es scheint mir entscheidend zu sein, Ursache und Wirkung, das Hauptphänomen und den bloßen Auslöser auseinanderzuhalten. Nur so kann der eigene Umgang und der Umgang der Begleiter mit Depression und Schuld, die der Depression auf dem Fuß folgt, für alle Teile erleuchtend werden.

Ob Depression das Schlimmste ist, was man erleben kann, weiß ich nicht. Ich habe in meinem Erwachsenenleben vergleichsweise wenig Schlimmes erfahren, aber wenn es eine Hölle gibt, kann sie viel grauenhafter nicht sein. Jeder zweite versucht sich umzubringen, jeder fünfte tut's.

Drei Jahre lang tappte ich als Nachtgänger in einem unbekannten Wald und war restlos überzeugt, nie wieder herauszufinden. Andere, auf die ich ab und zu stieß, haben nicht herausgefunden und vegetieren immer noch in Kliniken oder Heimen dahin. Ich hatte Glück und bin wieder in der Lage, Sätze zu schreiben, nachdem ich zeitweise nicht einmal mehr fähig war, meinen Namen unter ein Formular zu kritzeln. Ich kann wieder das Portemonnaie öffnen und Geld abzählen, ohne den Inhalt vor einer Kasse zu verstreuen. Ich bin wieder in der Lage, zum Briefkasten zu gehen, Wasser zu trinken, nachdem ich es über Tage nicht mehr geschafft habe aufzustehen, um an den Wasserhahn zu gehen. Ich bin tatsächlich wieder im Stande, zusammenhängend zu erzählen und zu schreiben, und will es tun, solange mir diese Gnade gewährt ist.

Trotz allem – Depression ist das beste, was mir je passierte. Nie habe ich die Intelligenz der Existenz oder, wenn man es so will, Gottes Willen deutlicher erfahren. So wie ich vorher lebte, hätte es nicht weitergehen können. Ich wurde vor mir selbst in Schutz genommen. Ich habe ein zweites Leben bekommen.

Dieses Buch nützt einem Depressiven nichts, solange ihn die Seele zwingt, zum Grund seines Eigensinns abzutauchen. Im Gegenteil, es schadet und nützt nur insofern, als Schaden nützt. Aber vielleicht kann es bei seinen Begleitern etwas Verständnis wecken für sein eigenartiges Verhalten. Und vielleicht kann es das Instrumentarium seiner Selbstüberlistung etwas bereichern, wenn der Taucher wieder auf dem Weg nach oben ist. Was nützt einem Verirrten nachts, was er am Tag auf der Karte gesehen hat oder was man ihm zeigt, ohne Licht? Aber die im Licht sind, können sehen, wo sich der Nachtgänger jetzt befinden muß. Und wenn sie ihm wohlgesonnen sind, können sie die Arme öffnen im richtigen Moment.

Ich bin kein Nachtgänger mehr. Einmal am Licht vergißt man schnell. Dem Vergessenkönnen wird zu wenig gedankt, und ich schreibe dieses Buch nicht, um die Wunde möglichst lang offen zu halten. Sollte ich wieder abtauchen, wird mir sowieso nichts nützen, was ich hier schreibe. Es wird meine Abwehr, durchs nächste Nadelöhr zu passen, noch verfeinert haben. Aber vielleicht hat mich mein Aufenthalt im Fegefeuer hinlänglich belehrt, daß die Angst vor dem Untod größer ist als jene vor dem Tod und daß vorbehaltloses Leben das einzige ist, was Boden gibt.

So schlimm es war – ich habe mich nicht verändert. Wer Fotos von vor und nach der Depression anschaut, sieht mich äußerlich unverändert. Seinen Charakter nimmt man offenbar auch in ein zweites Leben mit. Was sich verändert haben mag, ist die Einstellung zu mir selbst, und die kann alles verändern. Was ich immer wußte, aber nie wirklich erfahren hatte: Ich bin nicht mein Charakter, ich habe einen. Jedenfalls geht es mir jetzt besser denn je. Vielleicht bin ich auch nur effizienter geworden auf meinem späten Trip, wer weiß. Ganz sicher weiß ich, wie dünn die Erdschale ist, auf der wir stehen und daß mich die alles bezwingende Logik der Seele schon morgen wieder in den Schatten drehen kann. Der Boden, auf dem wir stehen, ist im Vergleich zu einem Apfel nicht einmal so dick wie dessen Haut. Wir leben auf einem Vulkan, und daß wir das eigentlich wissen, ist uns anzumerken.

»Ernst kommt vor der Lust« sagte ein Philosoph vor zweieinhalbtausend Jahren. Er meinte mit Ernst nicht Dunkelheit, sicher nicht. Was wir Zwangsgesteuerten ernst nehmen, ist durchaus nicht ernst zu nehmen und nur mit Humor passend zu fassen – das gilt auch für den Depressiven, der auf dem Schlauch steht und jammert, daß kein Wasser kommt. Depression, insofern sie keine biologische Bremse ist, ist wirklich ein Witz, und Lachen wäre ihre Spontanheilung, wenn sie gelingen dürfte. Aber es gehört auch zu ihrem Wesen, daß sich das anderswo entscheidet.

Ich danke meinen Eltern, Verwandten, Freunden, meinen Pflegern, Therapeuten, Ärzten und Firmenkollegen für ihre lebensrettende Hilfe. Sollten sie sich kritisiert vorkommen, mögen sie bedenken, daß ich Nachtgängern oft auch unfähig gegenüberstand und der Titel meines Buches »Nachtgängers Logik« heißt. Vielleicht interessiert es sie, die ganze Geschichte zu erfahren. Und vielleicht möchte der eine oder andere Leser erfahren, wie es zu dem bizarren Verhalten kommt, das einige Mitmenschen am Rand der Gesellschaft zeigen.

Filmriß Der Übertritt ins Reich der Schatten geht so schnell wie die Verwandlung in einen Frosch. Ich stieg aus dem Auto, wollte zum Tankstellenshop, um eine Straßenkarte zu kaufen, und war auf der »anderen Seite«. Als hätte der Cutter einen falschen Filmstreifen angelegt, der plötzlich in einer anderen Welt weiterlief. Der neue Film hätte heißen können: »Jenseits des gläsernen Vorhangs« oder: »Die Hölle im Paradies«, »Der Wolfsmensch unter den Lämmern« oder: »Der Untote im Reich der Lebenden.« Würde man nicht etwas genauer auf sein Leben sehen, könnte man zum Schluß kommen, eine Depression komme so unvermittelt wie der Ausbruch einer Infektion.

Als ich durch die Glastür jener Tankstelle trat, war es geschehen. Ich sah mich die soeben gekaufte Straßenkarte in der Hand halten, einen Kaffee bestellen an der Bar, ich sah mich das Zuckersäckchen aufreißen – aber es war wie das Ausrollen eines Autos, nachdem das Benzin ausgegangen ist. Es geht noch etwas weiter, und die anderen Fahrer merken nur, daß da einer an die Seite fährt – nichts Ungewöhnliches. Aber der eine hat noch Benzin und der andere nicht. Und was soll man mit einer Straßenkarte im Niemandsland? Wo soll einer noch hin, der schlagartig nicht länger verdrängen kann, daß es nirgendwohin mehr geht? Erkennen braucht nicht Stunden und Tage, eine Zehntelsekunde genügt: Ich bin die ganze Zeit falsch gefahren, das hier ist Palermo, nicht Hamburg! Es ist aus! Der Film ist endgültig gerissen, und es bleibt nichts anderes mehr als die Realität: Da stehe ich irgendwo auf dem Pannenstreifen einer Auffahrt, in irgendeiner Landschaft und bin hoffnungslos zu spät dran. Der entscheidende Termin ist verpaßt, eine

zweite Chance gibt es nicht. Nun könnte man sich in einem Anflug von Galgenhumor dazu entschließen, den Zustand zu genießen. Aber von Genießen keine Spur. Es ist ein permanenter Schock bei weiterlaufenden Mechanismen. Noch kann ich das Rückgeld abzählen, mit dem Daumen ein SMS eintippen und mich sogar bedanken, noch schaut niemand verstohlen hin, noch hindert mich kein Freund aus Sorge um meine Fahrtüchtigkeit, ins Auto zu steigen, noch kommt dem Geisterfahrer niemand entgegen.
Aber bald schon werden sie kommen, die Geister und all die Gestalten aus dem Glaubensreich und dem Schattenfundus der Geschichte: Judas, die Nazi-Popanze und sogar Luzifer, der Gefallene. Aber vor allem der alttestamentarische Gott in seiner ganzen Pracht. Es ist offenbar: Ich muß etwas grundfalsch gemacht haben, daß ich nicht weitermachen kann wie die anderen, die ihre Autoschlüssel unvermittelt von der Theke reißen und losfahren in unbezweifelter Gewißheit ihrer Ziele. Ich sehe mich hinter dem Steuer sitzen, die Straßenkarte ungeöffnet auf dem Nebensitz und nicht der geringste Antrieb, den Zündschlüssel ins Schloß zu stecken. Was soll das noch!
Als ein Lastwagen hupt und zum Weiterfahren drängt, fahre ich los. Auf Automatismen ist noch lange Verlaß, ja ein Rest davon wird am Schluß noch das einzige sein, was bleibt. Also fahre ich, ungefähr so schnell wie die anderen, und wäre die Abzweigung ins Nebental nicht mit großen Lettern angeschrieben gewesen, ich wäre wohl über die Grenze hinaus geradeaus gefahren, was rasch passiert in einem kleinen Land.
Wir sind Gewohnheitstiere und regen uns in Aussicht auf Belohnung; wer gewohnt war zu säen, wird noch lange auf Ernte stoßen. So treiben am Anfang immer wieder fette Fetzen vom Ufer vorbei, an die man sich für ein paar Stunden klammern kann. Am Abend im Hotel sehe ich mich mit der Freundin im

Speisesaal sitzen und schon wieder fast aufgeräumt parlieren, wobei ich in der Zeit danach merken sollte, daß sich der Feierabend der Lebenden lindernd auf den leistungsgewöhnten Untoten auswirkt. Außer den Kellnern rennt keiner mehr, und mein Privileg, mich jemandem mitteilen zu können, tut ein übriges. Auf die Nacht hin sterben alle ein bißchen, jeder wird arbeitslos, Biographien vermischen sich an schummrigen Tischchen, und anfänglich hilft mir sogar der Wein noch etwas auf die nächste Insel.

Auch die Morgenroutine mit ihren Gerüchen und Geräuschen vermittelt am zweiten Tag noch etwas vertrauten Alltag. Aber bald schon, im Auto, den Zündschlüssel wieder in der Hand, fährt der Schock um so heftiger in die Glieder, und ich bitte die Freundin zum erstenmal, doch selber zum Bahnhof zu fahren. Ich würde den Wagen dann später zu Fuß holen und zurückfahren. Nein, sie müsse nicht bleiben: »Laß dich durch mich nie von dem abhalten, was du glaubst tun zu müssen«, hallt der Glaubenssatz aus besseren Zeiten noch nach. Und so fährt sie denn schweren Herzens. Später werde ich sie mit Gewalt davon abhalten, zu gehen.

Da ist es also wieder. Hotelgäste kommen und gehen, und ich stehe an der Hecke und klaube in ungewohnter Unruhe Blätter von den Stengeln. Irgendwann mahnt mich der Gedanke, das Zimmer vor Mittag räumen zu müssen, und ich steige die Treppe hoch wie jeder andere. Ich bezahle und gehe dann mit meiner Tasche den Weg hinunter zur Kantonsstraße und über Land zu dem kleinen Weiler mit dem Bahnhof. Mit sechzehn war ich so mit einer Tasche am Rand vielbefahrener Straßen gestanden, als Anhalter auf dem Weg nach Amsterdam oder Madrid. Nun stehe ich da als angeblich gestandener Fünfziger mit meiner Reisetasche und wische mir den Schweiß ab, der mir in Strömen unter dem Hut hervorrinnt. Lastwagen sausen vorbei mit flatternden Planen, alle haben sie ihr Ziel, und auch ich muß in die Stadt zurück zur Arbeit, also setze ich mich hinters Steuer und fahre los, hinter den Lastwagen her zu meinem Arbeitsplatz ins Spital, um den Behinderten meine Hilfe anzubieten.

Niemand scheint etwas zu bemerken. Alle haben sie Besseres zu tun, als dem initiativen Lehrer ein Formtief nachzuweisen. So fällt es nicht auf, wie er gedankenverloren in einem wenig benutzten Badezimmer am Fenster steht und den Krähen zusieht, die sich um einen Platz auf einem Kamin streiten. Der Stärkere hackt den Schwächeren, damit der Schwächere lernt, stärker zu werden. Es ist notwendig, daß die Ärgernisse kommen, heißt es in der Schrift. Aber wehe durch den sie kommen, heißt es auch. Niemand tut etwas ohne Folgen für seine Seele. Und niemand unterläßt etwas ohne Folgen, zum Beispiel das Stoßen der anderen vom Kamin, wenn es angebracht ist. Habe ich mich diesem Spiel hier wirklich gestellt oder mich mit dem diffusen Image des Gutmenschen durch die ausgedehnten Labyrinthe sozialer Einrichtungen gemogelt? Wo außer in Spitälern und Heimen billigt man einem Lohnempfänger zu, gedankenverloren aus dem Fenster zu sehen? Er ist sicher erschöpft von dem vielen Helfen und braucht ein paar Momente der Sammlung. Habe ich nicht vielmehr die Behinderten gebraucht, weil sie von selbst vom Kamin fallen?

Die Mutter sieht jetzt unverhohlen durch die Badezimmertür, die ich offenstehen ließ, um den Eindruck zu vermeiden, mich verstecken zu wollen. Es muß ihr aufgefallen sein, daß ich nicht nur dastehe, sondern unablässig Verbandskleber abreiße, nur um sie zusammenzuknüllen und in den Papierkorb zu werfen. Ich unternehme einen Anlauf, einen Patienten zu unterrichten, und scheitere kläglich. Das abstrakte Denken, ohnehin nie meine Stärke, verläßt mich gänzlich. Wie das Spiegelbild eines

Tetraeders aussehen soll, ist mir unbegreiflich. Musisches hält länger vor, Rhythmus und Ton sind dem Stammhirn näher, Sprache ist Routine. Aber schon bei der Grammatik bin ich am Anschlag. Einfachste Gesellschaftsspiele verliere ich in kürzester Zeit. Als mir ein Schüler, den ich von klein auf betreue, ins Gesicht grinst: »Sie sind keine Herausforderung mehr für mich«, muß ich an die frische Luft.

Um nicht aufzufallen, rauche ich eine Zigarette nach der anderen am Aschenbecher, der am Eingang in die Mauer eingelassen ist. Wo ist denn eigentlich mein Problem? Meine Kinder und Enkel sind gesund, Probleme waren mir letzte Woche noch ein Fremdwort. Mit welchem Recht spiele ich den Leidenden?

Als ich anfange, die Namen langjähriger Schüler zu verwechseln, gehe ich auf der Stelle nach Hause. Beim Stationsrapport am anderen Tag zeige ich mich noch einmal, um nach einem dramatisch geratenen Abschied in den Ausstand zu treten, den ich, kaum auf der Straße, am liebsten widerrufen hätte. Was nun? Was soll ich zu Hause?

Mit Galgenhumor beginne ich im Garten Laub zu rechen, um in kürzester Zeit wieder schweißüberströmt innezuhalten. Hatte nicht mein Cousin seiner plötzlichen Schweißausbrüche wegen sein Büro verlassen müssen und war nie mehr zurückgekehrt? War er nicht, so wie ich, als Opfer unserer Chorea Huntingtonschen Familienkrankheit zum alle belastenden Frührentner geworden? Bin ich auch betroffen? Sind die Zeichen nicht eindeutig?

Vorläufig ist abgemacht, daß ich nach einem Monat, zu Neujahr, die Arbeit wiederaufnehme. Alle haben sie Verständnis, ja sind betroffen vom plötzlichen Rückzug. Nur wer gebrannt hat, kann sich ausgebrannt fühlen, sagt eine Arbeitskollegin mit einem Blumenstrauß unter der Tür. Hatte ich tatsächlich gebrannt?

Meinem viel geäußerten Glaubenssatz folgend, wonach ein Therapeut energetisch nicht schlechter daherkommen dürfe als seine Klienten, gebe ich sofort auch alle privaten heilpädagogischen Seminare, Gruppen und Einzelsitzungen ab, wohl wissend, daß der plötzliche Freipaß nicht gut sein kann. Aber soll man sich am Ende noch lächerlich machen?

Wer ins Dunkel fällt, wird, wie gesagt, bald mit Gestalten Bekanntschaft machen, die man gemeinhin den Fabeln und biblischen Schriften zuordnet – oder, wenn sie von Irren ins Gespräch gebracht werden, mit einem wissenden Lächeln quittiert. Kein Taggänger kann verstehen, wie den aufgeklärten Partygänger auf einmal ein alttestamentarischer Ernst ergreifen kann. Was redet der jetzt plötzlich von Sünde und Verdammnis! Ist der nicht immer den Pfaffen am heftigsten an den Karren gefahren, wegen solcher Klamotten?

Wohl ist noch niemand, im Diesseits zumindest, Gott in Person begegnet, und er hat sich mir selbst im tiefsten Nachtwald nicht persönlich gezeigt, geschweige der Teufel. Ziemlich sicher ist auch noch niemand von einem Werwolf angesprungen worden – wenn Projektion auch durchaus einen Grad erreichen kann, daß man weiße Mäuse über den Teppich trippeln sieht.

Aber wer permanent unter extremstem Streß und dauerndem Adrenalinausstoß leidet, und wessen Drüsen sich durchgehend in einem archaischen Bedrohungszustand wähnen, der mag an sich entdecken, wie sein Körper sich mehr und mehr behaart, wie die Fingernägel eine krallenartige Festigkeit bekommen und beim leichtesten Kratzen gleich rote Striemen oder blutige Spuren hinterlassen. Der Unterkiefer wird bedrohliche Muskelpakete bilden, der Biß wird sich verschieben, der Mund austrocknen, die Zahnhygiene wird sich verschlechtern, was bei Panikattacken den einen oder anderen Zahn oder Zahnteil kostet, und die Ausdünstung wird sich sofort versäuern. Das Haar wird weiß werden fast über Nacht, die Stimme kratzig, der Blick gefährlich, der Gang schleichend, dann wieder polternd – kein Wunder, daß mich die bisher so anschmiegsame Hauskatze plötzlich anfaucht und ins Nachbarhaus wechselt, daß der Enkel zu schreien beginnt, weil ich ihn auf die Arme nehme. – Es soll keinen Teufel geben? Da ist er, wer denn Augen hat zu sehen! Es ist der Erfahrende selbst, nicht die Erfahrung, steht in den verbotenen Schriften.

Und nicht, daß ich auch nur einmal erkältet gewesen wäre. Unglaublich, was ein Immunsystem im archaischen Kriegszustand allmählich in der Lage ist abzuwehren, selbst wenn an der Heimatfront gehungert wird und der Krieg als verloren gelten muß. Höllenqualen entsprechen Höllenkräften, und der Vorrat reicht bis ans Ende der Welt.

Himmel, Hölle, Engel, Teufel, Vampire, Zombis, Werwölfe, Hexen, Zauberer, erfährt der Nachtgänger ein für allemal, sind Projektionen, die real erlebbaren Zuständen menschlichen Seins entspringen. Wie man darauf kommen kann, ein Fegefeuer zu postulieren, erstaunt den Nachtgänger in seinem Schuldwahn schon gar nicht. Wer tief in eine Depression sinkt, erlebt in Realität, was ein Untoter ist.

Es gibt kein richtiges Leben im Falschen, wie mein Verleger, einen Hausphilosophen zitierend, gerne sagte: Jetzt wo ich einen Monat lang nur ausruhen könnte, von zusammenhängendem Schlaf keine Spur mehr. Panikattacken im Stundentakt. Schreien und Auf-Kissen-Schlagen im hauseigenen Therapieraum will nichts helfen, außer daß es eine gewisse Erschöpfung bringt, die wieder etwas Schlaf ermöglicht. Die aufgewühlten Grundängste aber sind nicht mehr zu besänftigen, an Schlaf ist bald gar nicht mehr zu denken, was den archetypischen Dunkelgestalten trotz hell erleuchtetem Schlafzimmer erst recht

Tür und Tor öffnet. Die Umpolung der Kategorien geschieht unmittelbar und total: aus Gut wird Böse, aus Großmut wird Geiz, aus Genuß wird Leiden, aus Gott wird Teufel – verbunden mit der tiefsten Überzeugung, jetzt erst zum wirklich wahren Wesen der Welt vorgestoßen zu sein. Von heute auf morgen tauchen sie auf, die Dämonen, beim rasenden Rewind des Lebensfilms durch die am Hirnstamm abgelagerten Jahrhunderte bis in die Antike mit ihren personifizierten Innenwelten. Später ist erst kurz vor dem Stadium der Würmer und Pilze Schluß. Darin haben wir recht: Einem Menschen sind tatsächlich keine Grenzen gesetzt.

Da sitzt er, der Teufel in Gestalt eines älteren langhaarigen Therapeuten, mit seinem Höllenhund zu Füßen, dem er in Abständen Knochen zuwirft, und dessen Praxis riecht wie eine Hundehütte. Draußen lungern die Drogensüchtigen und drängen sich in den Eingang, wenn eine Razzia droht. Im Eingang daneben das Asyl des stadtbekannten Armenpfarrers, aus dem der Mief überheizter Zimmer auf die Straße quillt. Hier ist das Deadend der Stadt, und hier sitzt der erste Psychiater in meinem Leben, dem Stadtheiligen nebenan zum Verwechseln gleich. Warum haben mich meine wohlmeinenden alten Freunde ausgerechnet hierher empfohlen? Ausgerechnet hier soll ich wieder zu mir finden! Was führen sie im Schilde hinter ihren Heilandsbärten und Wallemänteln, die Gutmenschen der ehemals linken Szene? Was würde ich hier in dieser dürren Ecke suchen, wenn mich meine Liebsten nicht geradezu erpreßt hätten, professionelle Hilfe anzunehmen? Also bitte, da bin ich! Wenn ihr meint, daß das helfen soll, dann los!

Und wie zu vermuten war, redet vor allem er selbst und ausgerechnet von der Lehre seines Gurus, der gerade im Gefängnis sitze, dessen Thesen aber völlig mißverstanden würden, wobei man in einigen Jahren sehen werde, wie recht er habe. Meinetwegen und immer wieder: Warum bin ich nur hier gelandet, bei den Rufern in der Wüste! Hatte ich zum selben Klub heiliger Egomanen gehört, die den Gestrauchelten auch noch überfallen mit ihren Konzepten? Wenn die linken und feministischen Sterne verblassen, gibt es ja noch die Esoterik, wo der eigene Größenwahn im großen Wahn aufs beste aufgehoben ist. Hauptsache das Ego leidet keinen Schaden.

Jedesmal Spießrutenlaufen durch die dealenden Kleinhändler vor dem Hanfladen neben dem albanischen Reisebüro tut ein übriges. Aber vorerst redet schon wieder Luzifer. In der zweiten Stunde geht es darum, was außer meinem lächerlich privaten Kartenhäuschen nächstens im globalen Rahmen noch alles zusammenbrechen werde. Apokalyptisches steht an! Und irgendwo werde der erste Dominostein fallen. Kommt mein Verkünder darauf, weil dieser Stein vor ihm sitzt? War ich etwa all die Jahre nichtsahnend von nichtsahnenden Protagonisten zu einem Träger des tödlichen apokalyptischen Virus aufgebaut worden, das nun zum Ausbruch kommt? Geeignete biographische, historische und soziale Umstände können und müssen hin und wieder zu einer konzentrierten Manifestation des Bösen führen. Man verführe mehrere hundert abhängige Klienten und Schüler dazu, einem ihre Seele zu verschreiben und ihre Kraft zu schenken; man kaufe an geopolitisch höchst delikaten Orten Terrain und lasse die mit letztem malefizischen Geschick errichteten Towers im richtigen Moment mit einem hämischen Lachen zusammenbrechen, was alle mit in den Strudel reißt und eine Staublawine auslöst, die sich ausbreitet, bis alles, was vormals von Wert war, auf einem globalen Ground Zero begraben liegt.

Wer allein lacht, lacht mit dem Teufel, und lache ich noch anders als allein? Ist meine Arroganz noch zu überbieten, wie ich meinem beflissenen Therapeuten gegenüber im abgewetzten

Polsterstuhl hänge und braungebrannt von Todesängsten fasle, an einem Ort, wo sich die tatsächlich Todgeweihten die Klinke in die Hand geben? Was für eine Vermessenheit, diese Arroganz auch noch kokett zu thematisieren – auf Kosten der Versicherung, die die Graugestalten im Wartezimmer und im Hausgang längst ausgeschlossen hat. Kommt aus dem Sonnenquartier der Stadt in die Niederungen des verkommenen Industrieviertels, um sich über die Frontmänner der sozialen Hilfsstationen erhaben zu fühlen! Unentschuldbare Arroganz, die jetzt nur klar an die Oberfläche kommt, aber immer schon meine Handlungen bestimmt haben muß!
Die andere Möglichkeit: Ich war immer schon schizophren, man hat es nur nicht gemerkt, ich am allerwenigsten. Wie der Nationaldichter, der mit fünfzig die Diagnose Schizophrenie gestellt bekam und den Rest seines Lebens in Anstalten verbrachte. Ist die Spaltung, die sich überdeutlich durch mein Leben zieht, etwas anderes als schizophren? Kann man anders dermaßen an sich vorbeileben, daß man mit fünfzig in einen solchen Zwiespalt gerät? Die Ausrede käme gelegen.

Von einem Kino ins andere Von Sterbenden sagt man, daß sie ihr Leben nochmals wie einen Film im Zeitraffer vor ihrem geistigen Auge ablaufen sehen. Bergsteiger berichten das gleiche über die Sekunden des freien Falls vor dem rettenden Felskopf. In Talkshows sitzen sie alsbald, die Davongekommenen, und berichten von Lichtwesen, die sie wieder auf die Erde zurückgeschickt hätten. Auf dem Sofa daneben die heiteren Sterbeprofis, die die neuesten Untersuchungen aus Kalifornien zitieren und so tun, als wäre Sterben nichts weiter, als von einem Kino ins andere zu wechseln.

Wie auch immer, am dunkelsten Ende einer Depression wird das Filmschauen zu einer ungewollten, beängstigenden Dauerbeschäftigung, orchestriert vom heftigsten Bedauern über die in jeder Hinsicht verpaßten Chancen, aus seinem Leben etwas Anständiges gemacht zu haben. Alles dahin und eine Wiederholung nicht möglich! Das ist das Schlimmste, schlimmer als alles andere.
Der Tod sei ein Skandal, sagte einer. Falsch! Nicht sterben können ist ein Skandal. Der Tod ist abstrakt. Sterben wäre auch nicht schlimm, wenn es leicht und in Frieden ginge. Die schlimmste aller Ängste ist nicht die Todesangst, merkt der Nachtgänger, sondern die Angst, nicht sterben zu können und als schuldbeladener Untoter durch die unaufgeräumten Dimensionen des Daseins zu geistern. Unendliche Agonie in Schuld und Schrecken ist das Problem.
Verdammt zu sein in Ewigkeit, lehrte mich ein katholischer Internatslehrer im falschestmöglichen Moment, heißt, so lange lebendigen Leibes im Feuer zu brennen, wie ein Schmetterling braucht, um eine Stahlkugel so groß wie das Universum mit seinen Flügeln abzuwetzen. Und da die sieben Todsünden überlappend alles abdecken, was leben will, fing ich zu beten an wie ein Verrückter, kaum daß ich mich ertappte, nur schon daran denken zu wollen, meiner pubertierenden Natur einen Millimeter nachzugeben. Einzig mein der Natürlichkeit verpflichteter Vater bewahrte mich durch sein Vorbild vor dem Schlimmsten.
Trotzdem, ich hätte mir nicht träumen lassen, daß er dereinst wiedererwachen sollte, der mittelalterliche Dichter, den jener Lehrer mit der ganzen Saftigkeit eines ins protestantische Feindesland strafversetzten Verkünders herüberbrachte, daß uns onanierenden Jünglingen die Münder offenstanden.
Ich sehe also in den ersten schlaflosen Nächten mit aller Klar-

heit und in unheimlicher Detailtreue, wie sie sonst nur Träumen eignet, die Szene, wie ich in der sechsten Schulklasse stumm und feige bei der schweigenden Mehrheit stehe, als das mit den Ladendiebstählen auffliegt und der Ungeschickteste unserer Bande ins Erziehungsheim geschickt wird. Ich sehe das Muster der Krawatte meines Lehrers und die unsäglich unappetitlichen Schaumecken in seinen Mundwinkeln, die manchmal Fäden ziehen und alles Dozierte sogleich Lügen strafen. Ich sehe den Eidotterfleck auf seinem Morgenmantel, als wir ihn auf der Schulreise aus dem Hotelzimmer klopfen, weil sich der Sündenbock der Klasse in einem epileptischen Anfall die Zunge halb abgebissen hat. Alles sehe ich, als wäre es gerade jetzt, und in einer Lückenlosigkeit und Schärfe, die das Langzeitgedächtnis fortan behalten wird.

Wer dem Tod noch einmal von der Schippe fällt, darf offenbar die Kopie seines Films zur freien Verwendung behalten.

Wie oberflächlich und parteiisch war doch das Material, das man früher auf der Couch als seine Biographie herausplapperte. Hatte ich mich nicht, wie alle meine Therapeuten auch, durch die dramatisch belastete Familienlinie des Vaters in die Irre führen lassen? Brachte nicht erst die Zeit allein mit der alten Mutter in meinem einsam gewordenen Haus die Wahrheit ans Licht? Und wie anders hätte sie ans Licht kommen können, wäre ich nicht tatsächlich, körperlich, in einen fast vorgeburtlichen Zustand zurückgefallen, während die Mutter zur Babymutter regredierte und kurz davorstand, mir den Löffel wieder an den Mund zu führen?

Nichts geht verloren, kein Haar fällt vom Kopf, ohne daß der Herr es weiß, ganz richtig. Das ganze verfehlte Leben ist aufgezeichnet, die roten Zahlen sind aufgelistet, und sie werden präsentiert, dem einen früher, dem anderen später, spätestens auf dem Sterbebett oder in den letzten Zehntelsekunden vor dem

Crash. Niemand, der gewissensfähig ist, entgeht diesem Gericht, und die ärgsten Lebensfeiglinge – da sie ja auch das Sterben nicht zustande bringen – sind dazu verdammt, sich ihren Film auf ewig und immer wieder anzuschauen, Station um Station, ohne Recht auf Einwände. So ist die Hölle: Ihre Folterknechte und Fleischroste sind die gesammelten Feigheiten, die wir unter den Teppich kehrten. Da sieh, was du angerichtet hast mit deiner einmaligen Chance, in diesem Universum als sich selbst erkennendes Energiesystem Mensch existieren zu dürfen. Belegen nicht die jüngsten Resultate der Kosmologischen Forschung, wie einmalig Leben als Mensch mit seinen Möglichkeiten im Universum ist? Mein Zustand und meine neu beleuchtete Biographie bedürfen keiner amerikanischen Untersuchung zur Bestätigung, daß ich sie verraten und verpaßt habe, diese Chance, ohne Möglichkeit der Korrektur. Wen kümmert's, Gott hat noch ein paar Milliarden andere Kandidaten. Ein Taggänger wird gerade aus dem Verkehr gezogen und konstatiert das kümmerliche Ergebnis der Inventur seines Lebens, nichts weiter. Einmal ist das Band voll, dann wird automatisch zurückgespult, wie im Kino oder beim nächsten Therapeuten, der eine Videokamera benutzt, damit ich mir zuhause mein erbärmliches Gestammel noch einmal ansehen kann. Happy End oder nicht, wen kümmert's außer den Darsteller selbst; der Kinobesitzer verdient so oder so, die Zuschauer belastet es nicht lange, sie gehen in die nächste Bar, der Filmvorführer spult ungerührt zurück – aber ich bin zufällig gemeint und kein anderer! Für den echten Al Capone, der sein Lebensende in einem gestreiften Pyjama auf der Veranda in Florida verdämmerte, war das auch nicht lustig, jedem einzelnen, den er umgenietet hat, ins Gesicht sehen zu müssen. Die Archive der Psyche sind erbarmungsloser als die gestrengsten Richter. An der Pforte zum Himmel stehen wir selbst. Und wir

kommen in die Höllen, an die wir glauben. Es sei denn, man gehört zu den Beneidenswerten, die scheinbar kein Gewissen haben, an denen weder im guten noch im schlechten das geringste haften bleibt, die mit kindlicher Unschuld anderen in die Gärten treten, die selbst im Totenbett nicht Bilanz ziehen, weil sie nie Konten eröffnet haben. Aber es muß gleichwohl ausgeglichen werden, wenn nicht durch den Vater, dann durch die Kinder. Der Existenz ist es egal, wer bezahlt.
Aber alle amüsieren sich noch in ihren Filmen rundum, nur meiner läuft zurück. »Ich sterbe wirklich!« würde der fortgeschrittene Nachtgänger jedem zurufen, wenn er es nicht allmählich aufgegeben hätte, Taggängern den Ernst seiner Lage klarzumachen. Wie soll man auch einem glauben, der noch seine Hosen anhat und mit einer Fernbedienung umgehen kann. Wie hätten wir merken können, daß unser braver Nachbar seine Familie auslöschen wollte? Was sind die Anzeichen, fragt der Moderator den Jugendpsychologen, daß ein Schüler vorhat, die Lehrerschaft niederzumähen?
Sterben hat anders auszusehen, das ist das Pech des depressiven Nachtgängers und suizidalen Rationalisten. Bevor er nicht an der Decke baumelt, glaubt ihm keiner. Solange er noch mit der Einkaufstasche gesehen wird, kann es doch nicht zum ärgsten stehen. Wer Hose und Hemd trägt und einigermaßen gerade stehen kann, gehört zum Leben. Das sieht der Nachtgänger selbst so, darum glaubt er, der einzige zu sein, der wirklich leidet.
Mit Hemd und Hose also steht der Nachtgänger auf den Plätzen der Stadt herum, wenn er wieder schwach genug war, sich zu einer Verabredung überreden zu lassen, und verflucht sich unablässig, sich das immer noch anzutun, als wäre davon das Geringste zu erwarten.
Da sitze ich vor dem bekannten Boulevardcafé unter den Le-

benden, die es sich leisten können, einander die Hand aufs Knie zu legen, schaue, um nicht aufzufallen, in eine Zeitung, deren Inhalt ich weder verstehe noch mich im geringsten interessiert, weil darin von eben dem Leben die Rede ist, das mich ja schon längst überholt hat, und versuche verzweifelt die störrischen Zeitungsblätter wieder in den Holzrahmen zurückzubringen, aus dem sie gefallen sind. Sicher bemerken schon alle, daß ich mich an den Haltenägeln übel gestochen habe. Das gehört jetzt auch zu meinem Alltag, daß ich mich mehrmals am Tag zum Bluten bringe und inzwischen auch entsprechend aussehe. Nun liegt die Zeitung verheddert und verschmiert unter dem Cafétisch und ist nur noch mit einem verstohlenen Wischen eines Fußes unter die Sitzbank und aus dem öffentlichen Blickfeld zu bringen. Zahlen mit der blutenden Hand ist nicht möglich, also irgendwelches Geld hinlegen und verschwinden, wie schon immer, wenn es brenzlig wurde und die Sache nur noch so konfliktfrei zu regeln war. Aber wohin? Vor kurzem, als ich die Zeitung noch zusammenlegen konnte, gab es immer eine nächste Bar, eine nächste Frau, einen nächsten Tag – jetzt stehe ich außer Sichtweite jenes Cafés seit einer Stunde auf dem selben Fleck und kann weder vor noch zurück.
Der gutmeinende Freund, der mich in diese Situation gebracht hat, ist längst schon verpaßt, dabei hatte er sich extra frei genommen, um mir einen schönen Nachmittag zu bescheren. Einer mehr in der Reihe derer, die ich verschaukle und versetze, nur daß ich es jetzt zum erstenmal merke. Langsam wird es wohl auch auffallen, daß da einer nichts als nur dasteht. Also hin- und hergehen zwischen den beiden Literatencafés, ein Zombie, ein Untoter, ein Judas am Leben und an der Freundschaft, ein Liebeszyniker, ein auf ewig vom Sippenfeuer Verbannter – Kain, vom Fluch behaftet, vom Austausch abgeschnitten, unstet, gezeichnet und getrieben, nicht einmal für

wert befunden, umgelegt zu werden. Ist es verwunderlich, daß sich mir durch das pausenlose Denken mitten auf der Stirn eine punktgroße Region zum Kainsmal verdichtet?

Wenn wenigstens ein Bier noch mundete oder eine Zigarette noch etwas Genuß verspräche. Gleichviel, ob ich in einer Stunde ein ganzes Päckchen verdrücke, um wenigstens mit etwas beschäftigt zu sein, oder es tagelang nicht für wert halte, vom Bett aufzustehen, um das Feuerzeug vom Fensterbrett zu greifen. Was mich jetzt umtreibt, ist längst jenseits von Sucht und Freiheit, geschweige denn von Genuß. Irgend etwas tun, was den Stillstand noch etwas hinauszögert, der mit absoluter Sicherheit kommt, wenn ich auch nicht weiß, wozu ein Verlängern der Agonie noch gut sein soll. Egal ist egal. Also sich weiter aufkratzen, sich eine Zigarette an der anderen anstecken, Blätter, Tannennadeln, Gräser kauen, Fusseln von den Teppichen picken, Hemden zerreißen, Papier und Karton kauen, nur um nicht unmittelbar wahnsinnig zu werden. Koste es auch den einen oder anderen gutgepflegten Zahn, den ich jetzt ausspucke wie einen lästigen Olivenkern, gäbe auch das eine oder andere Organ seinen Geist auf – der Körper hat sich über Jahre daran gewöhnt zu leben, jetzt tut er es einfach noch eine Weile weiter.

Irgendwann wird, hoffentlich gleich gründlich, der terminale Schlag im Hirn oder Herz dieser Dauerfolter ein schnelles Ende bereiten und zudem die Schande eines offensichtlichen Suizids vor Freunden, Kindern und Enkelkindern vertuschen. Herzschläge stecken sich die Manager doch als bunte Federn an Hut und Grabsteine, etwas Glanz wird doch wohl für einen Nachtgänger noch abfallen, der in seiner Matratzengruft einem unrühmlichen Exodus durch Vertrocknung entgegensieht.

Zumindest wird es dann heißen, er sei am Leben selbst zerbrochen, was ja kein Wunder ist, in solchen Zeiten. Alles und lieber tot, als weiterhin am Leben sein und dauernd ins Schwarze Loch starren zu müssen. Was, wenn sogar die Stimme versagt, wenn sich unsichtbare Hände um den Hals legen und nur noch ein Flüstern übrigbleibt oder nicht einmal mehr das? Oder wenn man beim besten Willen keinen Schritt mehr tun kann, als stünde man im heftigsten Gegenwind?

Absturz Sollte man mich im nachhinein verstehen wollen, so war mein Handeln vom Filmriß in der Tankstelle an nur noch davon bestimmt, von einer klaustrophobischen Situation in eine vermeintlich etwas weniger schlimme zu flüchten. Aber worin besteht die Panik des Nachtgängers denn eigentlich? Niemand, der nicht klaustrophobisch ist, kann verstehen, warum man in einem Korridor Platzangst haben soll. Rundherum keine ersichtliche Gefahr, und der andere schlottert und schwitzt. Wie soll man verstehen, daß einer bei heiterem Sonnenschein, umgeben von freundlichen Menschen, versorgt mit allem Nötigen eine derart abgrundtiefe Panik entwickeln kann, daß nicht einmal mehr stundenlanges Schreien ein passender Ausdruck dafür ist. Im Kopf mag man es erklären können: Der ist wohl als Kind einmal in einer Röhre stecken geblieben, oder man hat ihn auf weitem Feld allein vergessen. Aber der Klaustrophobiker bleibt allein mit seiner Panik; mehr als einen Tick gesteht man ihm nicht zu.
Ich, der ich als Festungsartillerist hundert Meter im Berg im verschraubten Schutzanzug und bei völliger Dunkelheit in bedenklichste Schächte hinabgestiegen war und den Kameraden festgezurrt auf der Bahre als simuliertes Opfer diente, konnte jetzt geschlossene Türen kaum noch ertragen. Die Vorstellung, als Folge eines klaustrophobischen Anfalls in der Isolierzelle

einer Klinik zu landen – wo sonst! –, trieb mich tagelang Gänge auf und ab. Draußen, allein auf weitem Feld litt ich nicht weniger. Wie wahr! Nicht wirklich gelernt zu haben, sich rundum selbst auszuhalten, kommt einen immer teuer zu stehen.

Besser noch nachzuvollziehen ist Höhenangst; wen hat es nicht schon geschaudert vor einer gähnenden Tiefe. Man hat sich bei einer Bergwanderung verstiegen und klebt ohne Sicherung in einem Felshang. Allmählich kommt man ins Rutschen und weiß, es gibt kein Halten mehr. Da vorne fällt der Fels fünfhundert Meter ins Tal ab, und über diese Kante wird man jetzt zwangsläufig hinunterrutschen. Keine Macht dieser Welt kann es aufhalten. Und das Schlimmste: Man ist bei vollem Bewußtsein, ja wacher denn je. Alle zum Überleben notwendigen Sinne sind bis zum äußersten aktiviert, alles geht unendlich langsam und viel zu schnell. Unten im Tal sieht man die Stelle, wo man aufschlagen wird, und das wird in einigen Sekunden unweigerlich der Fall sein.

Und es trifft dich und keinen anderen. Man ist ungeheuer beleidigt und erschrocken. Ich doch nicht! Aber das ist kein Traum und keine freiwillige Übung, das ist der Ernstfall; keine Gelegenheit mehr, es hinterher frisch geduscht im Kreis der Seminarteilnehmer zu besprechen oder am Stammtisch bei einem Glas Wein. Es ist tatsächlich aus! Das war's! Alles weitere verpaßt!

Wer das bizarre Verhalten eines Nachtgängers verstehen will, sollte versuchen, dieses Gefühl nachzuvollziehen, und sich vorstellen, wie es wäre, wenn es sich dabei nicht um Sekunden, sondern um Stunden, Wochen und Jahre handelte. Gleichzeitig würden einen liebe Freunde auffordern, doch wieder einmal spazieren zu gehen, etwas zu essen oder gar ins Kino zu kommen. Es würden einem Massagen empfohlen, Musiktherapie und Singen oder Werkeln mit Farben und Plastilin. Man solle

es mit Johannisöl probieren, Reformkost essen, oder feuerlaufen und Birkenrinden auflegen und vor allem positiv denken – Zucker drüber! Astrologisch gesehen hätte ich sowieso eine tolle Zeit haben sollen. Und niemand würde angesichts dieses Verhältnisblödsinns den Zynismus verstehen, den man plötzlich selbst den liebsten und aufopferndsten Freunden entgegenbringt.
Drei Jahre hatte ich permanent dieses Gefühl: Jetzt rutschst du dann gleich über die Kante. Und es ist mir im nachhinein ein Rätsel, wie ich es schaffte, mit diesem Schock in den Knochen überhaupt soweit gesellschaftskonform zu leben, daß ich nicht mehr als fünf Mal in einer Klinik landete. Im Verhältnis dazu waren alle Leistungen in meinem Vorleben begleitete Sonntagsspaziergänge. Was dich nicht umbringt, macht dich stark, war das Motto des Bauernstandes, aus dem ich stamme. Die Elastizität, die mir meine Brüder als Überlebensnische gelassen hatten, befähigte mich später dazu, mich noch auf den äußersten Ästen des Leidens irgendwie einzurichten – erst recht, als ich mich nicht mehr zu Tode zu bringen im Stande war.
Und wie will man Tagmenschen klar machen, daß es eine innere Notwendigkeit gibt, die stärker ist als Wille, Moral und Logik, daß es eine innere Gravitation gibt, die ebenso unerbittlich vollzieht wie die äußere und die nichts in der Menschenmacht Stehende duldet, den Vollzug aufzuhalten. Entweder ich stürze jetzt ab oder es gibt, nicht einsichtbar, unterhalb der Klippe eine Wurzel, an der ich mich noch halten kann. Es ist ganz der Gleichgültigkeit des Universums überlassen, ob es so ist oder nicht. Entweder das Huhn pickt die Ameise auf oder sie hat Glück. Und diese Ameise bin ich.
Wenn der Nachtgänger das Glück hat, die rettende Wurzel vorzufinden, wird er vielleicht ein Buch über seinen Ewigkeiten dauernden Todesschrecken schreiben. Die Tagmenschen wer-

den es lesen und denken: Jeder kann in einen Nachtwald geraten, aber man kommt auch wieder heraus, wie schlimm es auch sein mag. Das sagen schließlich alle. – Alle, die ihren Nachtgang überlebt haben! Würden die Abgestürzten noch imstande sein, Bücher zu schreiben, ergäbe das ein ernüchternderes Bild. Die Sieger schreiben die Geschichte, nicht die Toten. Und Lesende sind Tagmenschen, und Tagmenschen stehen mit der Überzeugung auf, daß ihnen das Schicksal wohlgesonnen ist. Dieser Illusion kann sich auch der Nachtgänger nicht ganz entziehen, sobald er zurückgekehrt ist und genügend lang wieder unter Tagmenschen gelebt hat. Mag er noch so eindrücklich versichern, daß er dasselbe durchlitten habe, kein Nachtmensch wird ihm glauben. Er ist ja nicht abgestürzt, das ist Gegenbeweis genug.

Was ich dann erst verstand: Warum das letzte Tor in der »Unendlichen Geschichte« eine größere Herausforderung darstellen sollte als das erste, das doch Mut verlangt. Sich selbst aushalten, ohne jede Ausflucht, erträgt freiwillig niemand, auch nicht ein paar Sekunden. Das ganze Gesicht ist zu schrecklich. Solange das Ungeheuer nicht eigene Züge trägt, kann man es bekämpfen. Selbst an die Sphinx, die beliebige Deutungen zuläßt und zur Ablenkung geradezu einlädt, kann man sich gewöhnen. Was aber, wenn niemand mehr ist? Nur noch ich, der ich auch kaum mehr bin, mit einem Gegenüber, das Nichts heißt? Wer bin ich, wenn Nichts keine Metapher mehr ist, sondern die Gewißheit, daß nach dem Schließen der Haustür tatsächlich nichts mehr sein wird? Mein Leben wird nicht mehr weitergehen, weil das Weiter den Rahmen von Dimensionen erforderte, die im Angesicht des Nichts als Denkkonstrukte zerfallen.

Wenn ich jetzt diese Garderobe betrete, endet mein Leben mangels Anhaltspunkten. Nachdem sich die Gefühle, die Emp-

findungen, nachdem sich das logische Denken und Sprechen verabschiedet haben, bleiben noch gerade die Hosen, die mir die Routine verpaßte. Wenn auch noch die Kraft schwindet, sie hochzuziehen, ist selbst dieser Vorrat aus dem Vorleben aufgebraucht. Hätte man Fotos in diesen Situationen gemacht, sie zeigten bloß einen etwas verrutscht angezogenen, finsteren Mann in den fünfzigern, nichts weiter. Was sollte schon sein? Nichts! Dabei war noch eben Fülle. Wer soll das fassen!
Offenbar ist Nichts auch etwas, wie es in den einschlägigen Büchern bedeutungsschwanger heißt. Jedenfalls ging das Leben irgendwie weiter. Ich muß aus dieser Garderobe wieder herausgekommen sein, ich bin nachweisbar von jenem Sofa wieder aufgestanden. Wie man so weitertrottet, im Warten auf Godot. Wäre nicht ein kleinster Rest von Warten gewesen, hätte der Faden reißen müssen. Plötzlicher Kindstod.
Es wird wohl trotz aller Ohnmacht noch der minimale Rest eines Kämpfens gewesen sein. Nicht umsonst hatte ich schon damals, als Kind im Stallgraben, geschworen, fortan alles selbst in die Hand zu nehmen. Dem Kind, das vom Pferd halb totgeschlagen im Mist liegt, hilft niemand, wenn die großen Menschen alle auf dem Feld die letzten Ähren zusammenkratzen müssen, damit es über den Winter reicht. Man kommt allein auf die Welt und muß allein von ihr, und wenn man zwischendurch fast abdankt, ist man gleichwohl allein. Der Nächste, das ist der Unbekannte, der vielleicht da ist in deinem wichtigsten Moment. Wie recht er hatte: Es würde die Welt verändern, wenn wir danach lebten! Seine Liebsten zu lieben ist jedenfalls keine Kunst.
»Die Hölle, das sind die anderen«, sagte ein anderer. Und da sitzen sie dann in den Cafeterias, die lieben Verwandten und Bekannten, mit ihrem bleichen, verwirrten Sorgenkind im Morgenmantel, und beschäftigen sich, über seine Schultern

hinweg, vorwiegend mit sich selbst. Da sind die beiden gut erzogenen Kinder, denen die Farbe der Trinkhalme offensichtlich wichtiger ist, als der ihnen fremd gewordene Vater. Da ist die adrette Gattin, die jetzt allein schläft in ihrem Rattanbett, zumindest vorderhand, daneben der aufgekratzte Arbeitskollege, der nicht warten kann, das Geschenk der Firma mit den gesammelten Unterschriften anzubringen, als könnte es einen Versager freuen zu sehen, wie viele von seinem Aufenthalt im kantonalen Irrenhaus wissen, wie es auf den alten Küchentüchern noch so schön heißt. Und da ist schließlich die Schwiegermutter in ihrem besten Kostüm, als wäre es ein Feiertag, ihren ehemals verehrten Schwiegersohn in dieser Umgebung zu sehen, und die Schwester ist ebenfalls gekommen, mit ihrem neuen Lebenspartner, der auch einmal in einer Klinik war, wie er geflissentlich bekennt – alles liebste, fremde Menschen, die sich ihren Sonntag auch anders vorstellen könnten, als mit einem stummen Phantom seiner selbst in der Cafeteria einer Klinik zu sitzen und die Anstandsstunde hinter sich zu bringen, nach der man wieder gehen kann. Alles liebste Menschen, wenn sie doch nur endlich führen, in ihrem neuen Kombi.

Der Schlüssel heißt Hoffnungslosigkeit

Ganz recht: Hoffnung ist ein Prinzip, ein Überlebensprinzip, und der Schlüssel zum Verständnis eines Depressiven heißt Hoffnungslosigkeit. Einem schwer Depressiven Hoffnung machen zu wollen ist das Sinnloseste auf der Welt, auch wenn es die häufigste Bemühung ist in seiner Nähe. Es macht für ihn nicht einmal Sinn, sich noch die Schuhe zu binden. Wenn er es trotzdem tut, dann aus Gewohnheit; wenn er trotzdem weiterlebt, dann aus einer Reserve an Gesundheit. Und da er täglich feststellen kann, wie seine Reserve schwindet, sieht er erst recht keinen Grund, sich vor dem absolut sicheren Ende noch die Zähne zu putzen oder aus dem Bett zu steigen. Wenn er trotzdem aufsteht, dann darum, weil es ihm ein Rest antrainierten Anstands verbietet, ins Bett zu urinieren.

»Es gibt berechtigte Hoffnung, daß auch Ihre Depression vorbeigeht«, wird der Chef der vierten Klinik sagen, in der ich lande. Statistisch mag das stimmen, aber was ist Statistik! Statistiker zählen an den Haupteingängen – was durch die Hintertür ein- und ausgeht, bleibt unbeachtet, erst recht in der Nacht. Wer die Statistik hinlänglich studiert hat, weiß: Wenn der Jäger erst links am Hasen vorbeischießt und nachher rechts, ist der Hase statistisch tot. Der Nachtgänger ist statistisch am Leben. Und er sieht im grellen Licht der Korridore die lebenden Karteileichen, er liest in den Todesanzeigen die Namen der endgültig nicht mehr Wiederkehrenden, darunter, mit zunehmendem Alter, Freunde und Bekannte. Und mit jedem Tag werden es mehr. Es ist sinnlos, einem Nachtgänger etwas vormachen zu wollen. Manches mag er überschätzen in seinen Wahnattakken, aber im großen ganzen ist er dem Ernst des Lebens näher als der Taggänger. Er täuscht sich vielleicht über die Häufigkeit der Fallgruben auf seinem Blindgang, aber es gibt sie nachweisbar, und jeder kleinste Fehltritt kann bei einem solchen Balanceakt sofort eine tödliche Katastrophe werden. Seine Hypersensibilität ist berechtigt. Blinde müssen übertreiben. Jedenfalls ist es sinnlos, einem Nachtgänger Hoffnung machen zu wollen, wo er doch besser als jeder Taggänger weiß, wie schnell sie verloren geht. Die tröstenden Taggänger sind schlecht informiert, das ist alles.

Insofern will dieses Buch nicht die Hoffnung wecken, ein Nachtgang sei zu überstehen. Es ist höchstens möglich, daß der Ballon genügend Ballast verliert, um noch einmal aufzusteigen

und dem erschreckten Piloten etwas Zeit zu lassen, die ultimative Landung beim zweiten Mal besser einzuleiten. Aber es ist mit und ohne Statistik sicher, daß wir alle herunterkommen. Wir gehen nachweisbar in den Kompost zurück, aus dem wir hervorgegangen sind, die einen früher, die anderen später. Möglich, daß das Gehirn in den allerletzten Lebensminuten durch einen Ausstoß an geeigneten Botenstoffen eine Lichtvision erzeugt, eine Art verzückenden Höhenrausch, um das letzte Anklammern ans Leben noch zu lösen. Wer in einem Spital gearbeitet hat, kann jedoch bestätigen, daß Sterben in der Regel keineswegs schön ist. Selbst kleine Kinder sterben oft sinnlos kämpfend in Angst und Schrecken. Sollte eine Lichtmutter auf der anderen Seite des Tunnels warten, wird sie wenig Mitleid mit uns verängstigten Menschenkindern haben.
Ein Buch über den Nachtgang eines Depressiven kann bestenfalls die ganz andere Logik darstellen, die sich dem Einsamen mit dem Einfallen der Nacht umgehend manifestiert. Es kann die Eigenart der Möblierung der dunklen Wohnung beschreiben, wo man vor lauter sich Stoßen so leicht das Wahrnehmen vergißt. Mit der Kenntnis dieser Logik mögen einige mehr bis zum Morgen durchhalten, gegen jede Vernunft, aber einfach durchhalten, bis zum Morgen, der so unerbittlich kommt wie die Nacht, mit oder ohne uns. Leiden ohne Selbstwahrnehmung ist ohne Lerneffekt, ohne jeden Sinn, nur schrecklich.

Entwurf Depression ist ein Risiko. Das Risiko des Kämpfers ist die Heftigkeit. Das Risiko eines Aussitzers ist das Dahindümpeln auf halber Tiefe. Das Risiko des Verwirrers ist das Hin und Zurück ohne Einsicht. Das Risiko des Ausdauernden ist das sinnlose Geradeausschwimmen an der Oberfläche. –

Die Weisen und Schlauen wußten: Ein paar Fingerbewegungen genügen, um an der Oberfläche des Flusses zu bleiben. Und ins alles lindernde Meer münden wir alle, ob wir strampeln oder nicht.
Was den Kämpfer betrifft, so kann ihn sein Depot an Verdrängtem eines Tages in eine Gegend katapultieren, die er theoretisch und therapeutisch durchaus ausgedeutet haben mag, aber praktisch absolut nicht kennt. Im Dunkel eines fremden Hauses aufzuwachen macht jedes Wissen um Dunkelheit augenblicklich zu Makulatur. Ja, der Kämpfer schämt sich heftigst für sein Wissen, das er eben noch stolz referierte und anderen als Therapeut und Lehrer für gutes Geld verkaufte – als Vorsorge gegen das Dunkel, nota bene. Aber auf die Logik im Dunkeln könnte nur reflektierte Erfahrung vorbereiten, und die ist im Rahmen von Seminaren nicht zu holen. Es gibt kein Erste-Hilfe-Set gegen den Tod, es gibt nur die Überlebenserfahrung vieler kleiner, realer Sterbeprozesse, die einem jedesmal jegliche Art von Set aus der Hand schlagen.
Kann man sich hauptamtlich mit seinem Seelenheil beschäftigen, wie es eifrige Esoteriker und Christen machen? Beschäftigen sich Tiere und Pflanzen mit ihrer Entwicklung? Indem sie fressen und das Spiel ihres Lebens nach bestem Vermögen spielen, wachsen sie und tragen eines Tages Früchte. Es wäre tödlich, wenn ein Engerling meinte, vor der Zeit fliegen zu müssen, und an die Oberfläche kröche. Er würde zwar fliegen, aber im Schnabel eines Vogels mitsamt seiner ganzen Theorie übers Fliegen. Es geht nun einmal nicht auf direktem Weg. Es gibt Halbtöne in der Sphäre. Der Raum ist gekrümmt.
Man muß Mist ansammeln, nicht Weihrauch und Myrrhe, bevor Rosen wachsen. Hat sich Jesus mit seiner spirituellen Entwicklung befaßt, bevor ihn Schüler bedrängten? Vor allem war er im Milieu gut bekannt, wie es scheint. Bäume, die nicht tief

genug in der Hölle gründen, haben keinen Halt, in den Himmel zu wachsen.
Nur wer seine Determiniertheit bescheiden bejaht, statt sie mit Idealen von Freiheit zu drapieren, gewinnt die größtmögliche Freiheit. Wählen, was sowieso ansteht, hält im Fluß, und Fließendes kann niemals Depression werden. Die Goldmarie wählt das Anstehende und wird gesegnet, die Pechmarie taktiert auf Segen hin und verliert. Spiritualität in der Form, wie sie zumeist daherkommt, ist reine Taktik zur Überlistung der Himmelspförtner. Aber deren Fragen sind zu einfach, als daß aus Spekulation und selbstgewählten Übungen Gewonnenes die Antwort sein könnte. Und so boomt das Heils- und Beratungsgeschäft in alle Richtungen. Wie die Mittel immer ausufern, wenn keines hilft.
Was hilft, ist allein, frei zu werden für die Leichtigkeit des Seins. Der Auftrieb ist immer da, naturgesetzlich. Um ihn zu erfahren, muß keiner bis zum Grund abtauchen, er muß nur aufhören nach unten zu strampeln. Den meisten genügt es, ab und zu unter Wasser zu geraten, um sich daran zu erinnern. Der Kämpfer wird erst am Grund belehrt, daß es keinen Sinn mehr macht, weiter um etwas zu kämpfen, was durch Kämpfen nie zu erreichen war. Zu Tode erschöpft und vom Druck bis zur Unkenntlichkeit deformiert, gibt er auf. Und siehe da, es geht auch ohne Kämpfen weiter, sogar nach oben.

Anderer Leute Kleider Der neu in den Nachtwald Eintretende macht seltsame Erfahrungen. So erfährt er zum Beispiel bald, daß es offenbar selbstverständlich ist, ihm jederzeit an den Kopf zu greifen, sei es, um ihn zu trösten, sei es um etwas zu bekräftigen, indem man seine Backen zwischen Daumen und Zeigefinger kneift und schüttelt. Er bietet sich dazu auch an, durch seine Regression in die kindlichsten Verhaltensweisen, die er vor allem bei Frauen als den letzten Trumpf noch zum Einsatz bringt: das Appellieren an die Mutterinstinkte, die Mutterliebe, die fast alles verzeiht. Die Mutter ist die letzte, die den Kämpfer verläßt: Wenn ich die Freundin zur Mutter mache, wird sie bleiben. Aber die Freundin ist nicht die Mutter, also wird sie gehen, es ist nur eine Frage der Zeit.

Ebensowenig können Freunde jemals Väter sein oder umgekehrt. Aber der Nachtgänger erzwingt den Rollentausch, der für alle Beteiligten im mildesten Fall einfach peinlich ist. Von Männern wird, neben dem Streicheln des Haars und dem Backenkneifen, vor allem das Kinn bevorzugt, das sie in die Hand nehmen und mit kräftigem Griff etwas hin und her wiegen. Auffällig ist auch bei mir, daß ich keine Hüte mehr tragen mag, höchstens Mützen, die eher vorkommen in den Spaziergärten der Kliniken und den geschützten Ateliers. Dabei sitzt die Mütze bei den meisten so, wie sie ihnen am Morgen übergezogen wurde, den ganzen Tag. Es ist, als hindere sie noch immer ein mütterliches Verbot daran, den Rand über die Ohren zu ziehen. Andere folgen brav der Empfehlung des Pflegers, ihren Garderobenschlüssel an der Schnur um den Hals zu tragen. Den Deppen und den Großbauern soll man von weitem unterscheiden können. Ist es ihm zu verübeln, dem hilfsbereiten Nachbarn, mit dem ich früher über die Hecke von Hausbesitzer zu Hausbesitzer beratschlagt habe, daß er mich nun an der Hand nimmt und durch seinen Garten führt? Ganz zu schweigen von der Mutter, für die der Hilfsbedürftige nie etwas anderes war und sein wird als ihr Kind, wie sie ankommt mit Tragetaschen voll Unterwäsche und Hemden, die ich früher sofort der Winterhilfe weitergereicht hätte. Was soll's, die Hosen vom Vorjahr passen sowieso nicht mehr über den Bauch, der sich unmerklich gebildet hat, und wenn die noch kaum getragenen Hosen aus dem Nachlaß verhindern, daß ich im Pyjama zur Apotheke hinuntergehe, sollen sie recht sein. Kleider machen Leute, und anderer Leute Kleider machen Sklaven. Was macht's noch!

Die schützende Aura des Nachtgängers ist weg, jeder kann ihn anfassen und bekleiden, mit Pflastern versehen, an den Schultern in medizinische Apparaturen schieben. Keine Kunst, einen Nachtgänger auf hundert Meter selbst durch die angelaufene Tramscheibe bei Dämmerung zu erkennen: Das ist auch einer, wie der geht, ob er jetzt den Garderobenschlüssel um den Hals trägt oder nicht.

Die Strahlung nach außen ist fort, die Energie geht nach innen, wie bei Blinden, die man auch von weitem erkennt. Erschrekkend wie viele wir sind, die wir da jeder für sich gehen. Von Wir keine Spur. Nur die Alkoholiker neben den Parkbänken stehen beisammen im Kreis und schreien einander an, weil sie völlig richtig davon ausgehen, daß keiner mehr zuhört. Herrschte unter den Gebrochenen nicht das Gegenteil von Solidarität, sie wären die stärkste Lobby in der Stadt. Aber so gehen wir vor uns hin oder stehen an zentralen Haltestellen und Bahnhöfen herum, weil uns da jeder wahrnimmt und uns einen Hauch von Bestätigung geben kann, daß auch wir noch so etwas wie existieren. Mag das Obdachlosenheim am Stadtrand leer stehen, wir erfrieren lieber auf der Steinbank, als daß wir uns vom Straßenpfarrer überreden ließen, in den Sammelbus zu steigen. Und am Bahnhof ist jeder eine Spur gleich. Auch Tagmenschen stehen da und warten. Auch Tagmenschen sehen da verklebt und zerknittert aus, schlafen auf Bänken, essen beim Gehen. Und weil hier Nähe herrscht, herrscht Förmlichkeit. Niemand greift einem Nachtgänger einfach an den Kopf.

Hier werden sie recht bekommen Und dann steht man, innerhalb dreier Tage aus dem vollen Leben gerissen, im nikotingelben Korridor eines Irrenhauses, hat noch den Blütenstaub saftiger Wiesen auf sich und sieht auf Gestalten, denen die Aura längst abhanden gekommen ist. Ein noch Blühender unter erloschenen, verkrüppelten, geifernden, vor sich hin sprechenden, nachts schreienden Schattengestalten. Der Nachtgänger findet das Irrenhaus genau so vor, wie er es sich vorgestellt hat. Literatur und Kino hatten nicht übertrieben, es ist so: laut, schrill, dumpf, stickig, klebrig, lähmend, schwer. Ein Horror für jeden, der unvermittelt von der Straße weg in einer Akutabteilung steht. Hier laufen Männer in Frauenkleidern herum, wickeln sich Verstörte Tücher um den Kopf, hängen abgehalfterte Transvestiten auf den Bänken und zupfen an ihren Haaren. Eine Woche hier, denke ich, und ich bin das, wofür sie mich eingeliefert haben: irr. Dann ist die Falle zu. Der Oberarzt, der mich bei der Einweisung im Vorbeigehen drei Sekunden angesehen hat und von dessen Urteil allein mein Austritt abhängt, wird recht bekommen: Vor so einem wie mir wird die Welt geschützt werden müssen. Also wird er mich hier behalten auf immer, wie die Gestalten in den unteren Abteilungen, die tagein, tagaus Kopfhörer reinigen für die Fluggesellschaft, mit der sie noch vor ein paar Monaten braungebrannt aus den Ferien zurückgeflogen sind. Die Falle ist zu. Hier werden sie recht bekommen, die Verwandten, Freunde, Ärzte und Behörden, mit jedem Tag mehr. In diesem Spital wirst du dich mit der tödlichen Krankheit anstecken, vor der sie dich per behördlicher Verfügung schützen wollten.

Du wolltest trotz aller kindischer Gegenwehr vor der versammelten Familie doch endlich Ruhe haben, im Nebel dämpfender Medikamente endlich schlafen, den ganzen Krempel nur noch hinschmeißen mit einer letzten grandiosen Geste. Waren

nicht die Besten in Philosophie und Kunst im Irrenhaus gelandet? Oder hatten sich dahin geflüchtet? Das Irrenhaus als der Imagerettung letzter Akt.
Da stehe ich am Fenster der Abteilung A2, umgeben von Gestalten, die es der Mühe nicht mehr wert erachten, ihre verbeulten Trainingsanzüge unaufgefordert zu wechseln. Hier sitzen sie, die Söhne und Töchter, die es nicht schafften, aus dem Schatten ihrer Vorbilder und Ernährer zu treten, da sind sie, um durch das Drama ihres Verrücktseins etwas von der Größe abzubekommen, die jene hereinbringen, die an ihrer Risikobereitschaft scheiterten oder von ihren ewig zornigen Kindern um den Verstand gebracht wurden. Im Irrenhaus kann ihnen niemand mehr ausweichen, das wissen die Kleinen insgeheim und warten. Eines Tages werden sie dem auf die Schultern klopfen, den sie noch gestern um ein Autogramm gebeten haben. Die Klinik ist die Falle, in die Große und Kleine, Junge und Alte tappen, das ist nur eine Frage der Zeit. Und ihre teuren Privatzimmer können die Großen nicht schützen. Sie müssen herauskommen von Zeit zu Zeit auf die Korridore, ihr auf dem Eßwagen durchgeschütteltes Extramenü ein Witz. Was nützt dir der Fernseher auf dem Zimmer, du bist selbst im Irrenhaus. Fegefeuer erster Klasse ist ein Widerspruch in sich. Wer es so weit kommen läßt, daß er eingeschlossen werden muß, steht vor dem entscheidenden Entweder-Oder, nicht dem um erste oder zweite Klasse.
Der Rückzug war offenbar überzeugend inszeniert: Da stehe ich jetzt. Nur gibt es einen Haken: Hier herrscht keineswegs die wohlige, entspannte Gleichgültigkeit, in der man einzutauchen und zu verschwinden hoffte. Hier ist es schrill und laut, hier werden die Sinne nicht geschont, sondern ständig gereizt. Das alles in ein süßes Dämmern versetzende Medikament ist auch noch nicht verabreicht worden. Arztvisite sei erst übermorgen.

Und das Heublumenbad, das der mitfühlende Pfleger anbietet, hätte ich auch zu Hause haben können. Nein, hier zerrt alles an den Nerven, so daß man sich in das dumpfe Nachtlager daheim zurücksehnt, aus dem man sich behördlich hat ausweisen lassen. Hier herrscht zudem ein Reglement, merkt man nach ein paar narrenfreien Tagen, das den Rückzug keineswegs zu einem süßen Ruhekissen macht. Keine Edelsuite unendlicher Beliebigkeit, wie sie die Theaterleute für »Die Physiker« auf die Bühne zaubern. Im Gegenteil, man soll ja in Bewegung bleiben. Also ruft immer wieder ein Termin bei dieser oder jener Therapeutin, zu dieser oder jener Beschäftigung. Man wollte in Frieden dahinsterben, nun soll man sich fit halten! Ich, der ich mich im Militär lieber einsperren ließ, als auf Befehl Lieder zu schmettern, soll nun singen in der Singgruppe mit dem munteren Pfleger und seiner verstimmten Gitarre. Der Umgang mit Modellierton soll die kreativen Kräfte wecken. Alles andere lieber als das! Aber dem Betrieb zuliebe wählt man das Minimum der am wenigsten zu quälen versprechenden Therapien, um sich möglichst schnell wieder aufs Bett legen zu können. Man wollte endlich schweigen dürfen, nun soll man reden, was doch ohnehin in Manipulation ausarten muß. Was muß ich sagen, damit ich möglichst in Ruhe gelassen werde oder dahin komme, wo man mich endlich in Ruhe läßt? Was für einen Eindruck muß ich erwecken, damit ich übers Wochenende nach Hause kann? Wie komme ich zu jenem Bett dort in der Ecke, wo ich aus dem Blickfeld der Pfleger bin?

Also geht das Spiel weiter wie draußen, wo auch nichts anderes als Kämpfen und Taktieren angesagt war. Gibt es denn nirgends eine Nische, in die sich der am Harakiri gehinderte und gedemütigte Krieger zurückziehen kann? Wäre überhaupt Ruhe im Tod? Oder geht es auch dort weiter mit Büßen und Abarbeiten, womöglich bis in alle Ewigkeit? Dann lieber noch einmal zurück zum Start, wie es die Modelle der Esoteriker für Versager vorsehen. Ist es am Ende gut, daß meine massiven und konkreten Selbstvernichtungsaktionen gescheitert sind? Ist es vielleicht so, daß das Universum niemals Ruhe gewährt, außer die Ruhe nach dem Sturm, dem man sich gestellt hat? Wie auch immer, hier ist keine Ruhe und der Kampf besteht darin, nach der dritten Aufforderung aus dem Bett zu steigen oder die Füße zu heben, damit die portugiesische Putzfrau mit dem Wischer darunter durch kann. Hier ist ein Niemandsland mit minimalen lebenserhaltenden Gesetzen für Einwohner, die gar nicht leben wollen. Und sie machen es gut, die Lebenserhalter, ich hatte nichts zu klagen.

Für einen Furchtgepeinigten ist die Akutstation das Schlimmste, was ihm passieren kann. Was er immer befürchtet hat, bestätigt sich hier aufs drastischste. Hier ist die Angst zu Hause, und die Vorstellung, nicht mehr wegzukommen, steigert sie zur Paranoia. Abgesehen davon, daß er hier vor sich selbst geschützt wird und er dämpfende Neuroleptika bekommt, statt wie früher die Handfessel, ist er auf der Akutstation therapeutisch am denkbar falschesten Ort. Nur, wer wollte ihn draußen aushalten in einem Land, das wie kaum ein anderes sich von seinem Schatten abwendet? Würde er sich denn selber aushalten wollen?

Osterbrot Da sitzt er plötzlich, der Weltenlehrer, der verehrte Professor, der Geheimtip der Szene, ohne seine Mappe in der eigenen Tinte, hilflos wie ein Kind im Keller. Psychiatrische! Welche Schande! Wer sich selbst erhöht, wird erniedrigt werden. Hatte er das nicht eben erst gepredigt? Es werden seine Schüler kommen, sich unversehens als Meister outen und

ihm Ratschläge erteilen, die sie von ihm selber aufgesogen haben. Sogar seine eigenen Kinder werden ihn belehren, mit einer Altklugheit, die zum Himmel stinkt, und er wird sich nicht wehren können in seiner Pfütze. Er wird sogar froh sein, daß überhaupt jemand da ist, selbst wenn er innerlich betet, daß ihre Standpauken endlich ein Ende haben. Er wird froh sein, daß wenigstens Aasgeier um ihn herumhüpfen, Hauptsache es bewegt sich etwas in seiner Nähe. Er wird vergeblich um etwas Respekt bitten, so wie er auf dem Teppich kriecht. Er wird zulassen müssen, wie Scharen halbverhungerter Helfer sich unverzüglich daran machen, ihm zu helfen, ob er will oder nicht, wobei sie sich großzügig aus der Hauskasse bedienen. Dieselben werden ihm noch Jahre später, falls er wieder auftaucht, ihre Rechnungen präsentieren, auf Heller und Pfennig und etwas mehr. Er wird sein wahres Wunder erleben, was sich ehemalige Freunde in seiner Nähe an Taktlosigkeiten erlauben. Alle werden sie ihre Kredite zurückholen, sogar einige, bei denen er nie in der Kreide stand. Unglück zieht Unglückliche an wie die Fliegen. Auf seinem Anrufbeantworter werden bald nur noch Spinner singen und kichern und noch diesen letzten Kanal nach außen verstopfen. Und alle werden sie ihm Rat, also Schläge erteilen, verletzend milde oder unverschämt direkt, und dabei ungefragt Ecken aus dem Brot pflücken, das er unter Aufbietung aller Kräfte gerade vom Bäcker geholt hat, um wenigstens das Nötigste zu haben über die Ostertage.
Da sitzt er, der Schwager, dem man hundertmal aus der Patsche geholfen hat, materiell und in Freundesehren, und klaubt schon wieder ein zünftiges Stück ofenwarmes Brot aus dem Seidenpapier. Da sitzt er, der Kollege, und läßt den Zahnstocher, den er ungefragt aufstehend vom Kaminsims aus der Dose fischt, nach Gebrauch einfach unter den Tisch fallen, weil das jetzt nicht so wichtig ist, bei dem Wichtigen, das er zu sagen

hat über die nächsten praktischen Schritte, bei denen er sich selbstredend als Manager anbietet, aus reiner Freundschaft. Nur meine diversen Codes müsse er gelegentlich haben, damit er die nötigen Maßnahmen unverzüglich einleiten könne. Dazu müsse er sich natürlich mehrmals frei nehmen von seinen anderen wichtigen Geschäften, aber das wolle er aus Liebe tun und zum Selbstkostenpreis. Daß seine eigenen Geschäfte miserabel gehen, wie jeder weiß, ist Nebensache. Er glüht vor lauter Rettungseifer und neuer Ressourcen, die sich ihm unverhofft auftun. Er erlaubt seinem handlungsunfähigen Freund, gleichberechtigter Partner zu werden bei seinen Verlusten, und will umgehend wiederkommen mit den nötigen Unterlagen. Und ich sitze da, stumm und grummelnd in zweckloser Abwehr. Weg ist der Stolz, der mich früher die Geier mit Steinen bewerfen ließ. Ich sitze da, vor dem halbzerpflückten Brot, und bete dafür und dagegen, daß der Hochstapler noch etwas bleiben möge, bevor die bleiernen Ostertage mit ihrem blendenden Reisewetter vollends beginnen und der Brotklauber ins Tessin muß in mein Ferienhaus zu seiner Freundin, und den Gartenweg hinuntereilt mit der anderen Hälfte des Brotes unterm Arm, weil er meinetwegen den Ladenschluß verpaßt hat.
Ich sehe das alles bei vollem Bewußtsein und mit gelähmten Fäusten, hellwach mit Mundmaske, während mir der geschätzte Chirurg das falsche Bein amputiert, und ich kann nichts tun, so sehr ich mit den Augen rolle. Es wird alles gut, sagt der Assistent, vertrauen Sie uns.
Aber der Kämpfer hatte noch nie das mindeste Vertrauen, sonst wäre er nicht Kämpfer geworden. Und hatte er den Stil nicht selbst vorgegeben, daß man sich in seiner Nähe fröhlich und großherzoglich bedienen soll? Wozu also das Theater wegen eines Brotes! Seinem Sohn hat er ständig das ihm einmal zukommende Erbe unter die Nase gehalten – was Wunder, daß

der es jetzt unterschrieben haben will, bevor es irgendwelchen dubiosen Fledderern in die Hände fällt. Ist es verwunderlich, daß eine alte Bekannte, mit der ihn eine schnelle Bettgeschichte verbindet, die bei ihm aber nie landen konnte, jetzt stundenlang neben seinem Bett sitzt und nur von sich redet? Das hat man von Frauen, die man in petto hielt für alle Fälle – der Fall ist eingetreten, nur anders, als er sich das ausgerechnet hatte. Aber da sitzt sie und saugt dem siechen Kämpfer noch das Letzte aus Mark und Bein.

Und sie meinen es alle nur gut, wie er es selber immer nur gut meinte. Sie spielen alle nur sein eigenes Spiel zu Ende. »Das bist du«, will ein Mantra. Schau hin, wie blind du warst! Und ob er will oder nicht, jetzt muß er hinsehen. Sein innerer Beobachter läßt nichts durch. Der ist nicht depressiv. »Seelig sind die Armen im Geiste«, wie wahr! Die Wissenden haben sich die Latte selbst gelegt, über die sie nun springen müssen, und sie liegt immer noch einen Zentimeter höher, je drastischer das Leiden zur Besinnung ruft.

Entwurf Depression ist eine Erpressung zur Liebe. Sie drückt das Ego aus dem Mittelpunkt des narzißtischen Interesses. Sich selbst erkennen und seinen Nächsten lieben, das sei das Wichtigste, soll der Rabbi aus Nazareth gesagt haben, und es steht, so oder andersherum formuliert, in den Schriften der Weltreligionen. Den anderen annehmen, wie er ist, setzt voraus, daß man sich selbst annimmt, wie man ist, Schatten inklusive. Der Nachtgang ist eine Erziehung zum Mitgefühl. Depression erzieht zur Milde gegenüber den Macken der anderen, die einem vorher als Hindernis allseits herzlicher Beziehungen erschienen waren.

Irgendwann setzt sich ein jeder die Krone selber auf. Erst recht derjenige, der fortan auf alle Rangabzeichen verzichtet, um sich auch noch von den dicken Marschällen abzuheben. Aber sie muß herunter, wie die Geschichte lehrt. Arroganz ist die Krankheit und Depression das heilende oder tötende Fieber. »Ueli der Knecht« darf vom Totenbett ins Leben zurück, als er seinem Vreneli verspricht, die erschlichene Kuh dem armen Nachbarn zurückzugeben. Kälte wird mit Hitze kuriert, notfalls in der Hölle, wenn gemäßigtere Hinweise nicht gehört werden wollen. Wer Gottes Kurieren die Tür weist, weil er vom Chef persönlich empfangen werden will, wird eines Tages von der Adreßliste gestrichen. Vielleicht hatte der eine Kurier eine zu lange Nase und der andere verstand nichts von Scholastik oder Brieftauben; vielleicht stahl er zu ungeschickt oder log zu offen, und schon waren sie alle durchgefallen. Bleibt nur die Splendid Isolation im Single-Loft mit rotem Telefon zum Starpsychiater, bis die Aktien über Nacht in den Keller fallen und wir unversehens in Prada-Unterhosen zwecks Eintrittsuntersuchung vor dem gewöhnlichen diensthabenden Doktor einer Notfallklinik stehen, einem Studenten auf Bereitschaft womöglich, der einem, nicht älter als der eigene Sohn, an die Hoden greift.

Depression ist die Folge eines simplen Verstoßes gegen das wichtigste der Gebote. Es ist von jeher gesagt worden, und da man Ohren hatte, hätte man es hören können. Nur, was zwingt einen im Getöse eines jahrzehntelangen Booms auf allen Ebenen, auf vergilbte Gebote zu achten? Zen ist eh schicker und läßt gar nichts gelten, was übersättigten Zynikern bequem entgegenkommt. Buddhismus gefällt besser in Kalifornien. Aber wieviel verlangt gerade dieser Weg! Im multikulturellen Supermarkt der Religionen gibt es für jeden etwas, passend zum Lifestyle, Hauptsache es ist unverbindlich. »Patchworkreligion«

ist nichts als maßgeschneiderter Egoismus, das Gegenteil von Religion.
Depression aber will zu Liebe erziehen, die nichts gelten läßt außer der Hingabe des letzten Hemdes. Und die Liebe läßt nicht locker und kommt wieder mit immer größeren Hämmern und penetranteren Boten. »Wer Ohren hat zu hören, der höre!« – Wie groß mußte meine Ignoranz gewesen sein, daß sie mich halb totschlagen mußte, bevor ich endlich begriff!

Die dreißig Silberlinge einem Hilfswerk spenden

Trennt man Licht- und Schattenwelt, wie wir es gewohnt sind zu tun, stellt man Judas einem Jesus, Luzifer Gott gegenüber, obwohl schon dessen Name sagt, daß das nicht möglich ist. Frau Holle ist Hölle und Himmel, es liegt an mir. Im Schattenland aber, das im Kopf existiert und ins Außen projiziert wird, gibt es sehr wohl den Judas, den Verräter, und das bin ich, wie ich nach der fünften durchwachten Nacht, aufrecht im Bett stehend, das Kartenhaus meiner bisherigen Selbstinterpretation zusammenbrechen sehe: Verräter an der Freundin, an den Kindern und Enkeln, an den Eltern und Freunden, und das ein für allemal. Verraten ist verraten. Wie kann ein Judas noch einmal zu den Römern gehen und sagen, er nehme alles zurück! Lächerlich auch, die dreißig Silberlinge einem Hilfswerk zu spenden, wie es gemeinhin üblich ist, wenn sich der Verrat ausgezahlt hat – was nie wirklich der Fall sein kann. Verrat ist das schlimmste, mag der Boß korrupt sein wie er will und mag der kleine Angestellte noch so meinen, seinem Gewissen folgen und die inkriminierenden Papiere vor dem Schredder retten zu müssen. Er tut niemandem einen Gefallen, sich am allerwenigsten. Es geht nicht um Wahrheit, die Kronzeugen können sich gleich erschießen, sie sind erledigt von Anfang an. Verräter brauchen denn auch den Priester, nicht den Therapeuten. »Es schaut auch ein Pfarrer vorbei«, sagt die Freundin, die meinen Schuldwahn hautnah abbekommen hat, beiläufig vor dem Anschlagbrett der Klinik. Keine Chance. Mir ist nicht mehr zu helfen. Auch Pfarrer stehen auf der Seite des Establishments, der stärkeren Partei, nicht der Gottes. Ihr Gott ist ein Politiker, er segnet stets die besseren Waffen. Bleibt noch Gott, der gleichgültige Richter; aber hat man je gehört, daß Luzifer vor Gott eine Chance gehabt hätte? Hiob darf mit Demut bezahlen, weil der rechtschaffen war. Betrüger von aller Anfang an sind verloren, definitiv. So sitze ich auf der Bettkante in Erwartung der Lichttherapeutin.

Nein, der Beste ist tot, ermordet, und nur noch in der Phantasie der Jünger zur Auferstehung zu bringen. Judas hat mit seinem Kuß den Fluch aller Urväter und folgenden Generationen auf sich gezogen. Auch er hat als Vernichter vor seinem Richter stehen müssen. Er hat mit dem Verrat an dem Besten das Beste an sich selbst verraten, unwiderruflich auf ewig. Keine Läuterung auf dem Scheiterhaufen oder im Fegefeuer kann die Schande noch wettmachen, mit fünfzig einsehen zu müssen, das einmalige Geschenk des Lebens verpraßt und verspielt zu haben – und schlimmer noch: als Lehrer und Vorzeigetherapeut Hunderte von gerechten, vertrauenden Seelen an sich gezogen und in einem Rundumschlag vernichtet zu haben.

Mag Judas ein Produkt des Geistes sein, der Körper folgt dem Geist. Du schaust den Leuten nicht mehr in die Augen, sagt die Freundin.

Sternstunde Einsicht genügte, aber das ist offenbar das letzte, was wir wollen.
Käme die Triebkraft nicht aus dem Untergrund, und hätte Einsicht nur mit Wissen zu tun, sie wäre die Wende, möglich in jedem Stadium und zu jeder Zeit. Nimm nichts wichtiger, sagt die Schattengestalt, als das: dich selbst zu erkennen bis in den hintersten Winkel – nicht um ein anderer zu werden, sondern um ein Liebender zu werden, der die Schatten der anderen verzeihen kann, weil er seine eigenen kennt. Arroganz und Kälte sind nichts anderes als Ignoranz gegenüber den Leichen im eigenen Keller, und die ist in intellektuellen Kreisen am meisten verbreitet.
Ein je nach Abteilung und Klinik kleinerer oder größerer Teil der Bewohner sind nicht Nachtgänger, sondern Taggänger, die vor sich selbst geschützt werden müssen, weil sie ein Suchtproblem haben oder schlicht zu dumm sind fürs Leben. Sie fallen auf jeden Trick herein und leiden am ausgestreckten Arm des erstbesten Dealers. Nicht umsonst wird die Klapsmühle in Witzen oft mit Dummheit in Verbindung gebracht. Früher halfen sie auf Bauernhöfen aus, heute füllen sie die Kliniken, weil sie niemand mehr braucht.
Heißt die Kur der Süchtigen Einsicht und Disziplin, ist gegen Dummheit leider wirklich kein Kraut gewachsen. Und so grassiert sie ungebremst in den Revieren der professionellen Schützer und macht auch vor dem Intellektuellen nicht halt, der sich sein Intelligenzblatt in die Klinik umleiten läßt. Die Kur des depressiven Intellektuellen besteht gerade darin, daß er es in den Kliniken mit Dummheit zu tun bekommt. Er wird zu schwach, um sich gegen die Arroganz der anderen Dummen wehren zu können. Er bekommt es mit ignoranten Ärzten und Pflegern zu tun, er liegt neben ignoranten Patienten, die auf ihn einschwatzen. Selber ein Schwieriger, ist er hier schutzlos dem

Diktat der Schwierigen ausgesetzt. Er wird im Aufenthaltsraum überstimmt von denen, die statt der »Sternstunde« die Schunkel-Sendung hören wollen. Er wird beim Ausflug am Wochenende ins »Swiss Miniatur« geführt oder in den fröstelligen Keller des Hauswarts, eines Modelleisenbahnbastlers, der nicht müde wird, noch eine AE44-Lok aus der Vitrine zu holen. Sein Intellekt wird so lange gebeutelt und mit Gartenzwergen traktiert, bis er im Innersten anerkennt, daß Intelligenz eine Verbindung zur Liebe hat, und einsieht, daß Intelligenz das Anerkennen aller Eigenschaften bedeutet, wobei Intellekt nur eine neben anderen ist. Insofern gibt es für dumm gehaltene Menschen, die jedoch ein intelligentes Leben führen. Und es gibt offensichtlich Intellektuelle, die rundum dumm im Leben stehen – in der Klinik zumal, wo sich kein Schwein um die tausend Vorbehalte eines Gehirnhypochonders kümmert.
In der Klinik ist die Chance des Intellektuellen vertan. Niemand hält seine Arroganz mehr zurück. Einer meiner Zimmergenossen hielt sich für so wichtig, daß er annahm, die CIA vergifte sein Essen. In jeder Klinik sind welche zu finden, die von der ganzen Welt gejagt werden wollen. Einer schrieb täglich Briefe an die Präsidenten der Welt. Ein anderer kam immer gerade von einem Ausflug zu den Außerirdischen zurück. Wahlweise kannst du dich für Jesus halten – »Hallo Jesus!« sagt der Junkie im Badezimmer beim Zähneputzen. Der eine glaubt, er sei Jesus, der andere glaubt, er sei intelligent, wobei ein Jesus noch eher in der Klinik zu finden ist als ein intelligenter Zeitgenosse. Intelligenz und Klinik schließen sich per Definition aus. Wer seine Schatten und Grenzen kennt und in Rechnung stellt, hat in der Regel wenig Grund, in einer Klinik belehrt zu werden. Das wäre Intelligenz. Das wäre seine Sternstunde.

Eines Tages strauchelt er über seine Peitsche

Es ist nicht so, daß der Intellektuelle nicht um seine Schatten wissen kann. Es gibt regelrechte Experten auf dem Gebiet des Schattens, die nicht minder gefährdet sind, in Kliniken zu landen. Meistens landen gefährdete Intellektuelle auf der Betreuerseite der Klinikinsassen, wo sie den ganzen Tag die gleiche Luft atmen, die gleichen Räume begehen, das gleiche Neonlicht ertragen und abends, wenn die Irren fernsehen, noch bis Mitternacht Akten durchsehen. Wer um Schatten weiß, sie aber nicht tatsächlich abgeschritten hat, ist blinder als einer, der nichts von Schatten weiß. Wer nichts von Schatten weiß, bringt sich wohl leichter in Gefahr, sie kennen zu lernen, als einer, der um die Gefahrenzonen wissend sie wohlweislich umgehen kann, solange seine Kraft noch reicht. Aber der Wissende kann sich und andere damit betrügen, daß er ja im Schattenreich arbeitet und nichts anderes tut, als sich mit Schatten auseinanderzusetzen. Und genau darum ist er weiter von der Schattenerfahrung entfernt als jeder andere. Er ist der Schattendompteur, der eines schwachen Tages vom Raubtier gefressen wird. Einmal strauchelt er über seine Peitsche, und weg ist der Experte.

Experten orten den Balken im Auge des anderen so klar, weil sie selbst einen im Auge haben. Ihre Seele weiß um die Verdrängung und lenkt den Instinkt untrüglich auf die wunden Punkte der anderen. Ihr Spürsinn wird legendär, der Zulauf enorm: »Da ist einer, der sich auskennt. Wo der hinzeigt, sitzt's, seine Diagnosen – fabelhaft, von übersinnlichen Autoritäten geleitet!« usw. Das alles ist doch wohl nicht möglich, wenn einer sich selber nicht kennt, sollte man meinen. Und so glaubt es der Experte allmählich selbst. Ja, er wird wohl das Tal des Todes durchschritten haben, denkt er eines Tages selbstgefällig, womöglich in einem früheren Leben schon, wenn es ihm für dieses

Leben an konkreten Hinweisen mangelt. Und daß Seminare immer gelingen, weil sich sofort ein archaisches Abhängigkeitsmuster einspielt, kaum daß einer vorgibt, Bescheid zu wissen, tut das weitere. Ja, ich bin es wohl, wird der Guru eines Tages befinden, ich muß den Platz einnehmen, der mir gebührt. Die Fallhöhe ist kaum zu überleben.

Schon die Biographien der großen Begründer der Wissenschaft vom Unbewußten zeigen bei genauerer Betrachtung ein panisches Fortrennen vor allem, was nach Hingabe, also Tod riecht. Der Großmeister der Schattentheorie und einst Arzt in einer der Kliniken, die ich durchlief, entwickelte geradezu eine Phobie davor, nach Ägypten, ins Land des Totenkultes, zu reisen. Gerade ihre Panik machte sie so hellsichtig – und ihren Patienten, denen sie die ganz heißen Daten abhörten und sich dafür noch fürstlich bezahlen ließen, gleich! Unser Entwicklungsgewissen, die Seele, weiß untrüglich um Ängste, die altersgemäß Früchte tragen sollten, und meldet es, wenn auch fein, so doch eindringlich, an alle zuständigen Hirnteile zur gefälligen Kenntnisnahme. Diese melden es Nase, Ohren und Augen, sie melden es den Organen, der Haut zwecks Schärfung der Aufmerksamkeit. Der Körper weiß es bis in die letzte Faser, hingegen blocken der Verstand und der Wille vollständig und lassen die Körperteile wissen, daß sie sich ab sofort unempfindlich zu machen hätten, was diese umgehend ausführen. So breitet sich eine allgemeine Anästhesie aus, was der erfolgreiche Experte mit Gelassenheit verwechselt und sich ein zweites Mal in seiner Großartigkeit bestätigt fühlt.

Nur sind Gelassene, wie sie in den Schriften mit Recht als die Höchsten gepriesen werden, alles andere als distanziert. Es sind Liebende im eigentlichen Sinn, die täglich, von keiner Schwäche unversucht, vor allem den Balken im eigenen Auge sehen und daraus schließend, vielleicht auf Anfrage, den Splitter im Auge eines anderen bestimmen. Mehr nicht. Keiner kann wissen, ob er das Tal des Todes durchschritten hat, ob er die Tests in der Wüste bestanden hat. Und hätte er selbst das Diplom der Diplome, wäre mit den Narben der ganzen Welt übersät, er wäre selbst dann nicht vor der nächsten Dummheit gefeit. Der Weise weiß nur, daß er nichts weiß und daß es damit seine Richtigkeit hat. »Es isch wies isch«, sagte mein Großvater nur immer am Schluß.

Warum schreibst du nicht ein Buch? »Warum schreibst du nicht ein Buch?« empfiehlt mir ein guter Freund. »Jetzt hast du ja alle Zeit der Welt«. Tatsächlich kann man sich wohl kaum eine erfreulichere Situation als meine vorstellen, um endlich einmal das zu tun, was man schon lange tun wollte: Vom Arbeitgeber ein volles Jahr geschenkt zu bekommen, um nichts als auszuruhen! – »Wir wollen einen so tollen Pädagogen noch möglichst lange behalten, erholen Sie sich, nehmen Sie ein Sabbatjahr, genießen Sie den Urlaub, auf Wiedersehen«, sagt der Personalchef, zwei Flaschen Wein mit extra gestaltetem Etikett in der Hand. Da ist außerdem ein schuldenfreies Haus mit parkähnlichem Garten im besten und ruhigsten Quartier der Stadt; ein geräumiges, ruhiges Haus in der Sonnenstube des Landes inklusive Alphütten, die geradezu nach schöpferischem Rückzug rufen; dazu passend das Angebot eines Verlegers, doch wieder einmal ein Buch für ihn zu machen, Angebote von Musikern, mit ihnen zu spielen, Freunde in aller Welt, die er ohne weiteres besuchen könnte, eine großartige Freundin, die sein Schaffen und Wirken mit Wohlwollen und Wissen unterstützen würde. Was will man mehr! Ja nicht einmal schreiben müßte ich, es läge schon genug fertig auf dem

Tisch. Ich müßte es nur noch öffentlich vertreten, mir sozusagen mein Comeback managen lassen. Das wäre sogar von Paris oder San Salvador aus machbar, wie bei meinem ersten Buch vor Jahrzehnten, das einfach in den Schaufenstern lag, als ich wieder einmal vom Trampen nach Hause kam, um Muttern die Wäsche hinzuwerfen und gleich wieder abzuhauen.
Ganz abgesehen davon, daß die Therapeuten in der Klinik nichts lieber sähen als kreatives Arbeiten ihrer Patienten. Und wenn schon nicht kreativ, dann wenigstens repetitiv, in der Gärtnerei zum Beispiel oder beim Anstaltsschreiner. Deshalb wischen und jäten alle ein bißchen in den Klinikarealen. Langzeitpatienten oder ewige Wiederkehrer werden gerne auf Höfe in der Umgebung umgesiedelt, wo alkoholgefährdete Manager plötzlich melken lernen. Auf diesem Gebiet haben die Handwerker das Sagen. Wer nicht weiß, was eine Nut ist, kann einpacken, Soziologiestudium hin oder her. An die Motorsägen wird sowieso kein Intellektueller gelassen, es sei denn, er hat einen gültigen Sägekurs absolviert. Akademiker dürfen höchstens mit Schürzchen an den Lötgeräten oder den elektrischen Laubsägen hantieren, wo sie nichts Dummes anstellen können. Die starken Motoren und Hochspannungsmaschinen sind für die echten Männer im Overall.
Gut gemeint, aber kreativ zu sein ist das letzte, was ein zutiefst Hoffnungsloser leisten kann und will. Der schwer Depressive ist dem Tod, nicht dem Leben geweiht. Jedes Käsebrettchen, in das wir mit dem Lötkolben hübsche Rosen oder die Namen unserer Kinder und Enkel brennen, ist eine Ode an Gott, den immerwährenden Schöpfer, und sie zu singen nach der Logik eines Nachtgängers ein Sakrileg. Er singt nicht einmal Hymnen auf Gottes Vasallen, den Teufel. Er singt gar nicht mehr. Und alles im früheren Leben Geschriebene ist sowieso wertlos geworden, ja geradezu ein Hohn, verglichen mit der aktuellen Si-

tuation. Ist er selbst nicht die schlagendste Widerlegung seiner therapeutischen und religionspädagogischen Bücher! Sieht so das Resultat seiner Ratschläge aus? Dann, nein danke! Einer mehr, der Wein predigte und jetzt nicht einmal Wasser bieten kann. Seht ihn euch an, den Experten der Körpersprache – andere hat er gedeutet, sich selber verstand er offenbar überhaupt nicht, so wie der daherkommt!
Nicht daß ich in den ersten Tagen zuhause nicht versucht hätte, selbstgefällige Sätze zu verfertigen, als meine Schrift noch leserlich war. Aber beim Wiederlesen wurde mir immer übler, der Seitenblick des Tagebuchschreibers auf seine Nachkommen – wer schreibt schon ein Tagebuch für sich! – mit jeder Seite unerträglicher. »Das war meine Depression« – wie interessant!
Am ehesten konnten meine Gedichte und Lieder noch gelten, die für Bekannte und Freunde immer schon überraschend pessimistisch klangen. Mein liebstes Lied, das einen schwarzen Reiter besang, der zum Tode lockte, war geradezu die Prophetie meines kommenden Absturzes. Und ein Gedicht, vor Jahrzehnten geschrieben, nahm den gefährlichsten Moment meiner späteren Biographie in gespenstischer Weise vorweg. Ich schrieb:

mit der Welle des Vorhangs
im halboffenen Fenster

verschwinden

mit der Trommel der Vorstadtbahn

da ist es wieder
das hilflose Gewicht
in der auslaufenden Wanne

verschwinden

zwischen den Beinen

ungelebt

Man wunderte sich schon immer, wie die permanente Frohnatur dazu kam, so schwermütige Texte zu schreiben. Sie war offenbar schon immer da, die depressive Grundströmung, durfte aber um Himmels willen keine Geltung haben, außer in lyrischen Texten, die sowieso niemand versteht. Auch die Bilder, die ich vor Jahrzehnten malte, hatten diese Distanz, sogar Kälte. Die Seelenfenster meiner Figuren, die Augen, waren allesamt leer. Meine Liederplatte war fast nur in Moll gehalten. Einzig in der Rockgruppe und in meinen Fastnachtsexzessen unter Schminke kam vorübergehend eine verdächtig direkte Vitalität zum Vorschein. Ich gehörte offenbar in die Kategorie jener Humoristen, die sich von heute auf morgen umbringen und alle können bestätigen, daß sie noch den ganzen Tag lang Witze gemacht haben.
Wozu jetzt noch kreativ sein? Habe ich über Jahrzehnte überhaupt etwas anderes gemacht als kreiert von früh bis spät? Und was hat es gebracht, außer der Förderung meiner Talente? Talente versus Entwicklung! Was heißt es schon, ein kreativer Tausendsassa zu sein und dabei Schaden zu nehmen an seiner Seele. Wozu also weiterbauen an Türmen auf Sand! Kreative Arbeiten sind für die, die immer noch oder schon wieder ans Leben glauben. Denen im Zwischenreich, den Untoten, geht jeder Sinn dafür ab, irgend etwas zur Verlängerung ihrer Agonie beizutragen.
Um so mehr werkeln denn die Suchtgefährdeten und Maniker an den Drehscheiben und Schwachstromgeräten, daß die unför-

migen Vasen und Schalen nicht nachkommen wollen zu trocknen. Nicht genug, am liebsten würden sie die ganze Klinik umstrukturieren, sehen da und dort Managementfehler, schreiben Theaterstücke, wobei jeder Arzt und Patient nach ihren Anweisungen sich selber spielen soll. Sie wollen alles verändern außer sich selbst und da sie jeden Tag aufs neue abblitzen mit ihren nervigen Ideen, basteln sie halt drauf los, daß es kracht. Jeden Tag eine Madonna oder ein Delphin, daß sich die Gestelle biegen unter dem Gewicht des willigen Specksteins – Hauptsache man ist abgelenkt von der Ursache der Trunksucht, deren Interpretation gerne dem kundigen Psychologen überlassen wird. So darf denn der Wirt eines stadtbekannten Eßlokals auf eine beachtliche Sammlung an Figuren zurückblicken, die er am Entlassungstag natürlich abzuholen vergißt, wie die meisten, wenn sich das Tor zur Welt der ernstzunehmenden Produktion wieder öffnet. »Wenn die Sachen nach drei Wochen nicht abgeholt worden sind, müssen sie entsorgt werden«, hat der sanfte Werklehrer neben das verstaubte Telefon geschrieben, das immer wieder schrillt, um einen Patienten zur Therapie abzurufen.
Keine Angst, wo nichts ist, kann auch nichts entsorgt werden. Außer einer Früchteschale aus Pappelholz, die ich, um ihnen zu zeigen, was ich könnte, wenn ich noch an Leistungen glauben würde, in einem Nachmittag rundum fertiggestellt habe, anstatt mir die fünf Tage Zeit zu nehmen, die der Werklehrer veranschlagt hatte, ziert nichts weiteres mein Gestell. Die Vasen aus dem furchtbar geschmeidigen Modellierton drücke ich jeden Abend kurz vor halb sechs wieder zu einem Klumpen zusammen, was meine Leidensgenossen als eine Art Verrat an der Stimmung betrachten. Aber was soll ich mit all dem Ramsch! Sind meine Häuser nicht schon voll von unnützem Ballast. Und keiner der Freunde freut sich, einen Aschenbecher aus dem Irrenhaus geschenkt zu bekommen.

Dieser Gegner ist von einem anderen Planeten

Tag und Nacht haben ihre je eigenen Gesetze. Jeder hat seine Mühe, sich in der Nacht zurechtzufinden, aber nicht jeder ist gleich. Es gibt Nachtblinde, Hysterische, Lautsänger, Dunkelpfeifer, Kämpfer, Ausdauernde, Zusammenbrecher, Aussitzer und viele Charaktere mehr, nicht anders als am Tag. Im allgemeinen geht es allen gleich, Nacht ist Nacht, aber ihr Verhalten ist individuell gefärbt und so werden verschiedene Nachtgänger ihr Erleben verschieden erzählen. Dies hier ist der Bericht vom Nachtgang eines Kämpfers und Manipulators, dem die Übung »Nacht« therapeutisch auf den Leib geschneidert ist. Denn für den Kämpfer gibt es nichts Schlimmeres als den Kontrollverlust, die Unmöglichkeit und Unfähigkeit, etwas zu entscheiden und zu tun. Das Boot läuft aus dem Ruder, die Segel fliegen davon, der Mast ist geknickt, und jede siebte Welle kann das Boot zum Kentern bringen. Der Kämpfer klammert sich an den Rest des Masts und ist dazu verdammt, seinen Untergang zu erwarten, von dem er als Realist mit absoluter Sicherheit ausgeht. Wozu die dämliche Schwimmweste anziehen, sie wird die Agonie nur verlängern. Gescheitert, aus.

Das Schlimmste für den Kämpfer ist das Versagen, und die Niederlage ist dieses Mal total. Mit einem solchen Gegner hat er nicht gerechnet, ja sich im Traum nicht vorstellen können, daß es einen solchen Gegner überhaupt gibt. Man hatte bisher mit Seinesgleichen und ihren Tricks zu tun. Die Schlachtordnung wurde respektiert. Aber das? An alles denken die Kämpfer, nur nicht ans Wetter. Gegen Schlamm und Schnee hilft kein Gebrüll. Dieser Gegner ist feige, er weicht zurück, ist dafür immer da, bis der Held an seinem eigenen Gewicht verendet. Durch diesen Gegner fällt man nicht, man wird allmählich vermißt. Dieser Gegner ist von einem anderen Planeten, er kämpft mit

unbekannten Waffen. Hier kämpft ein Blinder gegen einen Sehenden, der Ausgang ist auszurechnen.
Oder was zwangsläufig eintreten muß: Der Kämpfer, der inneren Routine weiter folgend, beginnt sich selbst zu bekämpfen, wenn sich der äußere Gegner bedeckt. Hauptsache Kampf. Um Himmels willen Staub in der Luft, auf daß er nicht sehe.
Einen letzten taktischen Sprung zur Seite, der mir deutlich in Erinnerung ist, könnte man als Kapitulation vor dem echten Gefühl bezeichnen, was immer man darunter verstehen mag. Man glaubt ja sich und seinen Lieben schuldig zu sein, Rechenschaft darüber abzulegen, wie es einem gerade so geht. Daß die meisten darin nicht redlich sind, ist das eine. Aber trotzdem muß etwas Verlaß darauf sein, daß mein Freund tatsächlich Schmerzen hat, wenn er dies sagt oder zu erkennen gibt. Ich möchte mich darauf verlassen können, daß mein Arbeitskollege tatsächlich krank ist, wenn ich schon seinetwegen Überstunden mache. Um des kollektiven Jagdglücks willen muß klar sein, ab wann Solidarität gefragt ist.
Wer auf sein Image bedacht ist wie der Schaukämpfer, wird aber in Versuchung geraten zu schummeln, wenn er plötzlich vor seiner Angst steht und zugeben müßte, daß alles Unsinn war, was er bisher über Ängste und deren Bewältigung sagte und schrieb. Bevor ihn das Leben sein Gesicht tatsächlich verlieren läßt, wird er ein Drama inszenieren, was ihm bisher undenkbar gewesen wäre. Der Feldherr wird Durchfall simulieren, damit es nicht heißt, er habe sich vor dem Feind in die Hose gemacht.
Hatte ich nicht über Jahre ein feines Gespür dafür entwickelt, ab wann ein Schüler eine Show abzog anstatt auszuhalten, was war? »Bleib dabei«, war einer der Sätze, die mir geläufig waren. Ich kann auf die Sekunde genau benennen, wann mir die Angst zu verlieren zu unerträglich erschien, als daß ich sie noch auszu-

halten gewillt war. Anderen Charaktertypen mag es so geläufig sein, Drama zu spielen, daß sie es gar nicht mehr merken, wenn sie die anderen damit erpressen. Der Samurai kann es sich nicht verzeihen. Aber was soll er tun, wenn er erkennen muß, daß er zu feige ist, dem Gegner ins Schwert zu laufen, um sein Desertieren zu kaschieren? Oder wenn er den richtigen Moment verpaßt, wo es ihm in der Leidenschaft des Kampfgetümmels noch leicht gefallen wäre? Der glanzlose Grabenkampf ist nichts für den Blender. Wenn der Krieg zum zermürbenden Alltag wird, die Ekstase des Angriffs vom Mief der Routine erstickt wird, sind andere Talente gefragt. Jetzt ist die Stunde der Feigen gekommen, der Überlebenskünstler, die aus einer Fahne ein Zelt zu machen verstehen. Es ist auch die Stunde der Zähen und Treuen, der Bescheidenen und Bauern, die es gewohnt sind, für die feinen Leutnants den Kopf hinzuhalten.

Es war in einem Restaurant mit meiner Freundin, als ich zahlte und aufstand. Ich war nicht plötzlich in einem anderen Land wie beim ersten Absturz, ich wechselte von der Mitte des fremden Landes auf die Seite. Es war eine Spaltung inmitten der Entfremdung. Von da an gab es das Leid und das Drama gleichermaßen. Und was sich als Drittes hinzugesellte, war das Gefühl der Schuld, andere zu bescheißen, zu erpressen, zu belügen. So beginnen Teufelspakte, die einzulösen sein werden. Meine innere Not war zum Schreien, aber ich konnte von einem Moment zum anderen mit dem Schreien aufhören, um den Fernseher anzustellen. Es gab nur noch den inneren Druck und das Drama mangels Gefühl. Mein äußeres Verhalten war von diesem Moment der Abspaltung an in keiner Weise mehr repräsentativ für das, was in meinem Innern vorging, und im Innern war Panik, ob ich in eine Zeitung starrte oder auf Kissen einschlug, ob ich mit übergeschlagenem Bein beim Psychiater saß oder mich in der Ecke blutig kratzte. Drei Jahre lebte ich damit, daß ich meine Liebsten, Bekannten und Ärzte nur noch betrog, ja um die Bosheit vollzumachen, auch noch zynisch belächelte in ihrer Naivität. War ich Mephisto, so war ich Mephisto! »Ja, du bist einem falschen Engel aufgesessen, der dich mit in die Tiefe nimmt. Pech gehabt, Kleines!« Eigentlich bin ich gar nicht depressiv, es ist nur Theater – das halt, was mir auch andere Depressive in der Klinik immer wieder vertraulich zuraunten, egal ob man sie auf hundert Meter als Depressive erkannte. Bin ich nicht Gott, bin ich wenigstens der Teufel, Hauptsache Größenwahn. So war ich übrigens immer, ihr habt es nur nicht gemerkt!

Blumen Unser natürliches Anpassungsverhalten bringt es offenbar mit sich, daß alle wissen, wie man nach einem bestimmten öffentlichen Ereignis zu fühlen hat. Wenn am selben Ort zur selben Zeit eine bestimmte Anzahl Menschen umkommt, hat man ab sofort betroffen zu sein. Es gibt regelrechte Betroffenheitsprofis, die mit Sicherheit im nächstmöglichen Sendegefäß ihre Sprachlosigkeit zur Sprache bringen, oft in mehreren Sendungen hintereinander, wenn sie schon mal im Studio sind. Längst gehört es zur Checkliste jedes Krisenmanagements proportional zur Anzahl der Toten eine bestimmte Anzahl Psychologen und Trauerexperten ins Feld zu schicken, die wissen, was richtige Trauerarbeit ist. Wenn die Psychologen die Betroffenen einsammeln, kann man zügiger aufräumen und sich das eigene Betroffensein sparen. Zum Standard fast eines jeden Spitalrapports gehört der Satz: »Schicken wir den Psychologen vorbei.« Damit kann jeder aufatmen, für die Ersatz-Mama ist ja gesorgt, die Zeit drängt, man kann zum nächsten Patienten übergehen.

Bei privaten Katastrophen, der plötzlichen Depression eines Angehörigen etwa, geht es nicht ganz anders zu. Der Schock über die Brüchigkeit des Terrains, auf dem wir alle stehen, ist zu stark, als daß wir ohne Bewältigungsschemata auskämen.
Das letzte, was ein Depressiver sehen mag, sind Blumen. Aber sie kommen zuhauf. Was will er mit all den Rosen, deren Stile er auch noch schneiden und mit heißem Wasser anbrühen soll! Was will er mit all den besinnlichen Kärtchen und buddhistischen Weisheiten! Was soll er in einem Haus, das allmählich nach einer Aussegnungshalle aussieht! Was soll der Verräter an Familie und Gesellschaft mit so viel Ehre! Als wäre der Fall nicht schlimm genug, wird er noch mit Hohn überhäuft. Alle wissen offenbar aus dem Stand, wie man zu fühlen hat. »Das freut dich jetzt«, sagt die alte Tante, die mir das neueste Foto meines zweiten Enkels bringt, als wäre es nicht schon schlimm genug, sein Geburtstagsfest, zu dem die ganze Schwiegerfamilie anreiste, nicht ertragen zu können. War er vorher der große Anwesende, ist er jetzt der große Abwesende. »Du hast noch gefehlt«, heißt es jetzt. Nein, was dir gefehlt hat, war Demut, sagen die Blumen, die langsam zu stinken beginnen, in ihren Vasen. Da gibt es den Unternehmer, der sich zu Weihnachten von seinen Angestellten feiern läßt, obwohl er weiß, daß die Firma auf Januar zum Konkurs angemeldet ist. Und sie klatschen. Nur nicht anhalten beim Ritt über den Bodensee, vielleicht kommt man ja unverhofft wieder auf festen Grund.
Was die anderen zwar ahnen, aber gründlichst verdrängen, will dem Gefallenen nicht mehr gelingen. Er weiß, daß da Eis und nicht etwa fester Boden unter seinen Füßen ist. Seine Unschuld ist verloren und mit nichts auf der Welt wiederherzustellen – einzig im traumlosen Schlaf. Schlaftabletten wirken, und wollte ihm einer wirklich helfen, müßte er ihn schütteln und ohrfeigen, statt mit Blumen überhäufen. Aber wenige sind reif

genug für diese Art von Hilfe. »Du wirst alles verlieren, und das ist gut so«, sagte mir der beste meiner Freunde geradeaus ins Gesicht, »auch mich wirst du verlieren«.

Wie hätte es auch anders kommen sollen, mit dem Kind, das sich, wenn es von der Leiter fiel, erst umsah, ob es nicht jemand gesehen hatte, bevor es sich gestattete zu weinen. Oder sich lieber totschlagen ließ, als den Kampf mit dem Schläger der Schule aufzugeben. Wäre es nicht lieber tot gewesen, als der Unterlegene vor seinen Freunden?

Wie sollte er jetzt aufgeben können, selbst im Wissen, daß alles längst verloren ist! Wenige wollen offenbar hören, daß nichts als gefrorenes Wasser unter seinen Bühnen ist, auf die er noch immer gestoßen wird. Der größte Bankrotteur des Landes hätte sein Börsenimperium vermutlich ans sichere Ufer retten können, wären die Aktionäre nicht durch einen inkriminierenden Zeitungsartikel verunsichert worden. Der Glaube darf nicht in Gefahr kommen, wissen alle Würdenträger und schüren die Angst vor der Wahrheit. Und so kommen weiterhin Blumen und Gebinde. Sogar eine blauweiße Kranzschlaufe wird dargebracht, mit einem sinnigen Spruch, und ein Kind spielt auf der Trompete. Daß es nur ja nicht still werde unter den Scheintoten! Am Ende wird nur noch das Gerumpel des Verstandes helfen, die Panik am Abgrund zu ertragen. Aber das Ende ist noch lange nicht erreicht, solange noch Blumen kommen.

Auffällig, wie lebendig sie plötzlich werden, die Abhängigen, wenn der Sugardaddy ins Koma fällt. Rührend, wie seine Kinder und Enkelkinder Vater- und Mutterinstinkte entwickeln und unverhohlen ausleben, wenn es etwas zu helfen gibt. Sie kommen mit übergeschwapptem Tee in der randvollen Untertasse und füttern die Katze zum Erbrechen. Die echten Mütter streichen sich die Schürzen und haben ja immer gewußt, daß all diese verwöhnten Freundinnen nichts taugten. Die neuen Rollen scheinen rundum zu behagen. Man fühlt sich gut, wenn man die Stadttauben gefüttert hat, auch wenn sie der Taubenwart eine halbe Stunde später vom Dach schießt, weil es zu viele werden.

Entwurf Depression ist die Pubertät zum Tode. Sie ist eine Beschleunigung als Reaktion auf einen Rückstand an Reife in einer bestimmten Lebensepoche. Diese Lebensepoche kann die im Zeitraffer erlebte Entwicklung von der Kaulquappe zum Menschenbaby sein, die in ihrer Anfälligkeit für jede Menge traumatischer Störungen offen ist. Es kann auch die Epoche des Kleinkindes oder der Pubertät sein oder der Entwicklung des Rebellen und Liebhabers zum Familienvater oder des Vaters zum Großvater und Förderer. Depression als Befreiung aus dem Druck und der Enge eines alten Konzepts, als konzentrierte Nachreifung. Die Natur erlaubt sich, das Hormonsystem des Überfälligen zu stören, damit er aneckt und aus dem Nest geschmissen wird, in dem er nicht weiter wachsen kann; sie verpaßt ihm eine chemische Keule, damit er aufwacht. Insofern ist Depression ein Prozeß, der nicht gestört werden sollte, keine Krankheit, die der Heilung bedarf. Depression ruft nach Begleitung. Depression muß von beiden Seiten ausgehalten werden wie die Pubertät, die ja auch keine Krankheit ist. Depression ist eine Prüfung für beide Seiten. Wovon man gemeinhin nicht spricht: sie macht nicht nur den Jüngling zum Mann, sie macht auch seine Eltern zu Großeltern. Und wenn die nicht dazu bereit ist, muß es der Lehrer oder das Vaterland.
Wachstum ist ein Hindernislauf, wobei es nicht darum geht, die Hindernisse zu beseitigen, sondern sie zu meistern. Ein Er-

folg bedeutet freie Bahn für ein neues Kapitel, wobei die bewährten Begleiter auf dem Rücken des Phönix mitreiten sollten, wenn er aus der Asche steigt. Sie abzuschütteln beim Aufstieg wäre der größte Fehler, den der Prüfling begehen könnte. Er würde sich an der Sonne die Flügel verbrennen und erneut abstürzen. Eine Rückkehr aus der Unterwelt ist ein Segen für alle oder er ist gar keiner. Der Nachtgang eines Mitmenschen kann hinterher in gleichem Maße alle erleichtern, wie er vorher alle belastet hat. Ein Nachtgänger nimmt insofern nicht nur seine eigenen Sünden ins Fegefeuer mit, er stirbt und aufersteht für alle. Im besten Fall. Und in aller Bescheidenheit, wie man sagt.

Die Mutter des Verrats Da steht er, der gute Mond, zwischen den Jalousien voll und rund. Der Gute, der Tröster der Tagmenschen in der Nacht, den Nachtmenschen ein Verräter. Früher ein Freund, besungen an Lagerfeuern, ein Mitwissender in Liebesnächten, ein Verzauberer auf Skitouren, ein Verläßlicher, ein treuer Lebensbegleiter. Und jetzt seht er da, über dem Gefängnishof, gleichgültig auf die Tatsache leuchtend, daß man hilflos und langsam abkratzen muß. Da schaut er herab, als ob nichts wäre, gleichgültig wie er immer war, der Täuscher. Ebenso der Schnee, die Morgensonne, der See. Wie können sie zulassen, daß ich zugrunde gehe, ich, der sie immer so freundlich begrüßte. Wie kann es der Welt gleichgültig sein, ob ich bin oder nicht!

Genauso muß es meinen Liebsten mit mir ergehen, der ich ihnen ein Fels war in der Brandung, ein Verlaß in Notfällen. Der Schneefall, nächtliche Verheißung wirbelnd unter dem Laternenlicht – morgen wird alles verzaubert sein. Dabei fiel er den

Verratenen in Stalingrad in den Rücken, tarnte die Konzentrationslager, die Gulags. Alles Täuschung, kindlicher Unsinn. Der Sternenhimmel sei phantastisch und bewiese alles; wir seien aus Sternenstaub, flüstern die Fernsehwissenschaftler in die Kamera. Schön, nur ist er leider etwas kalt für die fernen Erdenwesen, die einen Vulkan beackern und feurige Herzen in sich tragen.

Gefühle sind nicht die Wahrheit, wir suchen bloß Halt im endlosen Fall, und wer sich seines Falls gewahr wird, kann nur noch schreien. Es ist kein Verlaß. Das wußte das Kind zu früh. Wenn aber nicht auf Menschen, so soll doch auf die Natur Verlaß sein. Der Mond kommt mit absoluter Gewißheit, das Meer, die Berge, die Flüsse sollen meine Freunde sein. Gott soll mein Freund sein, er wird mich nie verlassen, auch wenn ich die Kirche verlasse. Ich bin gemeint, ich werde gesehen, mein Leben ist etwas Besonderes. Nicht umsonst geht es mir gut, während die anderen Probleme haben. Wie sollte auf sie Verlaß sein, auf die Wankelmütigen. Ich gehöre zu den Bergen, zu den Gleichmütigen, zu den ewig Erhabenen. Daß mich zuletzt auch Mutter Erde im Stich läßt, ist die Mutter des Verrats.

Satellitenpeiler »Im Knast bist du noch wer«, sagt der Tätowierte, »hier in der Klapsmühle bist du eine Null«. Die Fremdenlegion oder geklaute Millionen imponieren in der Klinik tatsächlich niemandem. Die Angst vor dem anderen ist längst der Angst vor dem ganz anderen gewichen. Im Dunkeln fürchtet man das Tier, jeder Räuber wäre willkommen.

»Ich bin ein Räuber. Ich bin ein Mörder«, das treibt den Nachtgänger um. Warum sollte er seinesgleichen fürchten? Ich hätte nicht die geringste Mühe, neben einem Massenmörder zu schlafen. Neben mir steht Tag und Nacht ein hoch gewachsener junger Mann, der außer Wasser und etwas Zwieback alles verweigert, was ins Leben zurückführen könnte. Niemand schafft es, ihn ins Bett zu bringen. Er steht unansprechbar in seinen hängenden Unterhosen einfach da, eine Stehlampe, um die man mit der Zeit grußlos herumgeht. Bis er unvermittelt alles Greifbare in Stücke schlägt und nur noch von der Jüngsten der Schwestern durch den Türspalt zu beruhigen ist. »Der andere hat die Loge demoliert«, heißt es im Raucherabteil. Kein Grund, vom Kreuzworträtsel aufzusehen.

Helden sind hier nicht mehr gefragt, weder im negativen noch im positiven Sinn. Anders als im Gefängnis, kann man sich im Ghetto des Irrsinns frei bewegen. Wir schauen nicht mit Haß und Verachtung über die Mauern, wie die schweren Jungs. Wir sind domestizierte Bären, die jede Rübe annehmen. Genug, daß wir die wechselnden Wärter gerade so erkennen. Der Rest ist Publikum, die anderen, die Rübenwerfer. Und wie ein Bärengraben sieht er aus, der alte Hörsaal der Klinik, eher hoch als breit, eine Arena voller Doktoren, über ihnen die Porträts der verflossenen Direktoren, im Brennpunkt der Professor mit dem Tier. Immerhin darf man die Kleider anbehalten und die Koryphäe ist nicht unfreundlich. Man muß es gut finden. Forschung kommt schließlich dem Patienten zugute. Keine Zwangsjacken und Wassergüsse mehr, wer kann es bestreiten. Die Mittel werden raffinierter und mit ihnen das Bakterium. Alles macht Fortschritte: der Geheimdienst und die Hacker, das Patientengut und die Pflege. Kaum einer, der nicht schon meditiert oder gefastet hätte. Nur nimmt bei all dem Fortschritt die Pflegebedürftigkeit keineswegs ab, im Gegenteil. Die Übergänge sind fließend geworden, die Anstaltsmauern gefallen, die Landesgrenzen offen, aber die Kontrollen finden im Innern statt. Pfleger und zu Pflegende sind beide auf dieselben Medikamente angewiesen. Vorbei die Zeit, als sich der Gendarm äußerlich noch vom Lumpen unterschied, der Wärter mit der Gummischürze vom Irren im Irrenhemd. Niemand hindert heute einen Taggänger daran, von der Straße weg in die Korridore der Anstalten einzutreten und an die Zimmer zu klopfen. In den fortschrittlicheren Kliniken sind selbst die geschlossenen Abteilungen je nach Brisanz der Insassen tagsüber ungehindert betretbar. Der Besucher mag sich wundern, wie unkompliziert er seinen Freund abends in der Mittwochsdisco antreffen kann. Da sitzt er, rauchend auf dem Lüftungsschacht des Luftschutzkellers, und läßt die Beine baumeln. So hat sich der Besucher eine Klinik nicht vorgestellt. Sonntags nach dem Brunch ist ein reges Ein und Aus. Kinder turnen auf den Sofas herum, der Kollege sitzt zum Spaß auf dem obligaten Fitneßrad, Freundinnen plaudern mit Ärzten und Pflegern, die sie aus der Shiazu-Gruppe kennen. Fehlte noch, daß einer sagte, so schön wolle er es auch einmal haben.

Sicher, niemand will im Ernst die alten Zeiten zurückhaben, als Gefangene und Irre noch Eisenkugeln an den Füßen trugen. Aber ist heute freier, wer in Halbgefangenschaft einen Satellitenpeiler am Fußgelenk trägt?

Das Spiel ist dasselbe geblieben. Die Seele will reifen. Ist gerade leere Bühne angesagt, ersetzt die Projektion. Auch Hamlet im Straßenanzug stellt sich die ewig gleiche Frage. Der Geist seines Vaters, ob als Gespenst oder als »grauer Mann aus der Masse«, ist und bleibt der Geist seines Vaters. Er fordert die Einlösung der Schuld, ob mit Schwert oder durch Psychoterror.

Allen Ernstes vermißt der Kämpfer das Büßergewand. Es würde es ihm erleichtern, auf der anderen Seite weiterzukämpfen. Egal ob der Söldner die Namen seiner Geldgeber korrekt aussprechen kann – Hauptsache, er kann kämpfen und es ist an der Uniform zu erkennen, gegen wen gerade. Der

Kämpfer ist der altmodischste unter den Patienten. Er holt Stühle für die Damen in die Diskussionsrunde und würde dem Schlosser helfen, das Gitter zu reparieren, das ihn einsperrt. Er schleppt die Einkaufstaschen der Kochgruppe die Bergstraße hinauf, während die Übergewichtigen aus dem Taxi winken, das die Fürsorge bezahlt. Braucht der Kämpfer ein Taxi, dann nicht, weil er zu faul ist, sondern weil sich seine Seele weigert zu gehen. Seine unsichtbare Fessel ist die Lähmung. Er kann nicht mehr wollen, wie es auf einem Buchtitel treffend heißt.

Was aber, wenn Depression zum Wald wird, den wir durch Aussperren umgehen. Und die Grenze ist erreicht, die Anstalten können die schiere Masse der Ausgesperrten nicht mehr fassen. Sie kommen vorzeitig frei und manifestieren das Risiko, das immer schon war.

Und tschüs! Und nur niemanden um etwas fragen, das hieße ja eine Art »bitte« äußern zu müssen, ein gar deutliches Zeichen von Lebenswillen. Nur nicht den Eindruck erwecken, man halte seine Situation nicht für aussichtslos! Vor allem die Nächsten könnten sonst soweit kommen, sich recht zu geben mit ihren Stereotypen wie: »Das siehst du jetzt so. Das kommt schon wieder. Depressionen gehen vorüber. Ich kannte auch einen, der ... und der jetzt wieder ...« usw. Neben der Anstrengung, trotz allem zu atmen, geht ja die zweitmeiste Energie in die hoffnungslose Bemühung, seinen Angehörigen den tatsächlichen Ernst der Lage klarmachen zu wollen. Muß ich erst ins Koma fallen, wie mein japanischer Freund, damit ihr glaubt, wie unerbittlich psychische Konstanten ihr Recht einfordern? Hatte nicht auch er seinen unbelehrbaren Willen geltend gemacht, die Welt nach seinem Bilde zu zwingen? Hatte es

uns erstaunt, daß diese konstante Weigerung »zu essen, was auf den Tisch kommt«, mittels Hirnschlag in einem dreijährigen Koma endete, das die Pflege in einem ausländischen Spital erforderlich machte, seine Familie ruinierte und seine Freunde zu Interkontinentalflügen nötigte? Hatte ich bei einem Aperitif nicht sinngemäß dahingesagt, sein Koma sei nur die Fortsetzung seiner früheren Erpressungen? Und er würde bei so viel internationalem Erfolg kaum aus dem Koma in den mühsamen Alltag zurückkehren wollen? Wird nicht gerichtet, wer selber richtet, und zwar nach seinen eigenen Worten?
Muß meine Herzraserei und der astronomisch hohe Blutdruck nicht schon morgen zum gleichen führen? Habe ich nicht insgeheim vor, ausgerechnet die Angehörigen, die mir trotz allem noch beistehen, in den terminalen Kollaps mitzureißen? »Freunde und Verwandte ließen Therapeuten verhungern!« »Freunde und Therapeuten ließen schwerst Depressiven wochenlang allein in dunklem Haus!« »Sein Freund und Arzt XY will nichts bemerkt haben, obwohl er ihn noch drei Tage vorher besuchte!« »Akut Suizidgefährdeten einfach alleingelassen!« und dergleichen würde anderntags in der Zeitung stehen. Woher dieser hämische, nie für möglich gehaltene Rachegeist, dieser Wunsch nach einem posthumen Rundumschlag, der Vernichtung jedes guten Gedenkens? »Flieh, so weit du kannst, und bevor du dich in meine Geschichte verwickelst und drinhängst«, höre ich mich wörtlich zu einem Nahestehenden sagen.
Was für eine Größe, so leicht und fröhlich zu sterben wie jener Freund, der im Reinen mit Hausstand und Seele und ohne Drama einfach friedlich hinüberschlief! Wie groß muß mein Manko sein, daß ich entweder als Heiliger oder als Misanthrop in die Analen kommen will, Hauptsache unvergeßlich! Wie kindisch und feige, das eigene Scheitern am Leben auf meine

Kinder und Enkel abwälzen zu wollen bis ins »vierzigste Glied«, wie es heißt. Kann man seinen Angehörigen etwas Schlimmeres ins optische und geruchliche Gedächtnis setzen wollen als eine halbverweste Leiche in einem unaufgeräumten Zimmer? Was wäre es für eine Gemeinheit, ihnen nach all den Jahren der schönen Weisheitsreden und Lebensberatungen diese »Ätschnase« zu drehen! Leider seid ihr dem Falschen gefolgt. Na ja, kann vorkommen. Und »tschüs«!

Dies alles glasklar zu sehen und doch nicht anders zu können, als noch immer einen Schritt weiterzugehen, den Blutdruck noch höher hinaufzupeitschen, die Sturheit noch weiter zu treiben, sich als Therapeut und Pädagoge noch deutlicher zu widerlegen, um, wenn schon nicht ins Licht, so doch in die Umnachtung zu gehen, Hauptsache gehen. Wann ist die Geduld Gottes endlich am Ende! Wann ist der Punkt erreicht, an dem ein Grad mehr an Negativität sich endgültig nicht mehr mit einem lebendigen Menschenkörper verträgt, allenfalls noch mit einem langsam im Koma verlöschenden Aschehaufen. Was dann?

Natürlich weiß der aufgeklärte Geist, daß die Nachfahren allein die Scheiße am Hals haben. Die Verstorbenen, wie auch immer sie sterben, haben es wohl hinter sich. Wenn wir weiterleben, dann in den anderen, denen wir unseren Stempel aufgedrückt haben. Sie partizipieren nicht erst nach meinem Niedergang an meinem Schicksal, sie waren mir immer schon verbunden. Die kleinste Erschütterung überträgt sich sogleich auf alle Gefäße. Wer theoretisch noch daran gezweifelt hatte, wird im überwachen Halbkoma mit repetitiver Eindeutigkeit daran erinnert. Die Botschaften unseres Befindens übertragen sich in »no time« auf das ganze Netz. Schließe ich mein Gerät an, drängen die Nachrichten herein. Und der chronisch erschöpfte Nachtgänger hat keine Energie mehr, sich vor ihnen

zu schützen, er ist auf Gedeih und Verderb online. Er wird unabwendbar und schutzlos zum Opfer seines Karmas. Er kann nur noch zusehen, wie ihm geschieht.
Was habe ich mir selber aufgeladen, und was haben mir meine Ahnen an den Hals gehängt? Will ich meinem Großvater mütterlicherseits nachfolgen, der es mit fünfzig vorzog, durch einen Infarkt zu verschwinden, und meine Mutter schutzlos dem Ehrgeiz meiner Großmutter überließ? Bin ich als Kind in den Sog der unerfüllbaren Bedürftigkeit meiner Mutter geraten, mit allen Konsequenzen eines solchen Umstands? Oder zieht es mich auf die Vaterseite, wo einer nach dem anderen an Chorea Huntington, früher Veitstanz genannt, verzappelt? Will ich meinem Bruder nach, dessen Krankheitsausbruch auffällig mit dem Beginn meiner Depression zusammenfiel? Aber warum brachte dann der Bescheid des negativen Testergebnisses nicht die erlösende Wende? Wenn ich also doch eher dem zu früh verstorbenen Großvater nachschlage, wie weit würde ich ihm folgen müssen? Muß ich zur Tür hinaus oder darf ich noch auf der Bühne bleiben? Könnte eine das Publikum zu Tränen rührende, jedoch sichtlich verknorzte Verbeugung im Kreis der Ahnen das Geringste bewirken, wenn sich einer nicht einmal mit dem Verhalten seiner Hauskatze versöhnen kann! Natürlich wären Versöhnung und Dankbarkeit der Schlüssel zur Abnabelung, aber wie soll jemand etwas von Herzen tun, dessen Herz seit Jahren eingefroren ist? Und wie sollte ein Ritual heilen, das nicht dem Herz entspringt?
Also hoffnungslos. Und wieder ein Morgen! Seit drei Tagen angezogen auf dem Bett. Wozu unter die Decke kriechen. Das würde ja heißen, man hoffe, sich zu erholen. Wozu zum Kühlschrank gehen, dessen Tür seit Tagen offensteht und der außer einer zerknüllten Parfait-Tube und zu Zwieback verkrümmten Toastschnitten nichts weiter enthält. Wozu den Wecker abstel-

len, der in der noch immer unausgepackten Tasche vom letzten Klinikaufenthalt regelmäßig läutet. Wozu die Haustür schließen, die seit der Rückkehr offen steht, mit den von der Mutter gekauften, achtlos abgestreiften Schuhen auf der Schwelle. Was sollte ein Dieb hier noch stehlen! Wen könnte ein Mörder noch umbringen! Er würde diese wandelnde Leiche, die meinen Namen trägt, nur endlich erlösen.

Routine bis zum Letzten Die Gefahr: Routine verzerrt das Erscheinungsbild des Nachtgängers. Er mag einen Millimeter vor dem terminalen Absturz oder dem verhängnisvollen Amoklauf stehen und niemand würde es vermuten, da er doch ordnungsgemäß sein Auto rückwärts in die Parklücke steuert. Der manipulative Patient wird seine Routine schamlos ins Spiel bringen, wenn es darum geht, dem neuen Assistenzarzt ein freies Wochenende abzutricksen. Hat er auch seit Tagen weder gegessen noch getrunken und ist kaum noch in der Lage, ein Datum zu begreifen, kann er doch den durch die offene Tür eintretenden Briefträger noch immer über jeden Verdacht hinwegtäuschen, es könnte in diesem Haus etwas nicht in Ordnung sein. Wer unterschreibt schon unter der Tür eine Nachnahme leserlich. Und wer sich vom Chefarzt dabei ertappen läßt, wie er mit seinem Handy spielt, darf doch hoffen, auf die offenere Abteilung verlegt zu werden.
Wie sollen überforderte Ärzte und entnervte Angehörige diese Mimikry einkalkulieren! Daß man ihn überhaupt noch Autofahren läßt in seinem Zustand, wundern sich die Freunde. Aber wer will überprüfen, ob ein Patient noch Auto fährt oder nicht? Aus der Klinik, aus dem Sinn. Wie auch anders, bei dem Andrang an Patientengut, wie es in der Fachsprache heißt.

Da stehe ich jedenfalls einmal mehr mit Sack und Pack auf dem Parkplatz der Anstalt, lade ein und schlage den Kofferraum zu, als wollte ich gerade in die Ferien fahren. Ich habe tatsächlich wieder einmal erreicht, was ich gar nicht will oder auszuhalten imstande bin: Urlaub. Zu dumm, sich selber ins Potemkinsche Dorf zu locken! Was nun?

Wie immer, wenn eine Routine ans Ende kommt, steht oder liegt der Nachtgänger beliebig lange an einem Ort, bis ihn die ferne Erinnerung einer neuen Routine zu einer neuen Handlung verleitet. Langsam beginnt die Kugel wieder anzurollen, Gott weiß wohin. Meistens endet die Fahrt auf einem neuen Parkplatz, wo ich wieder stundenlang sitze, gleichsam auf einer öffentlichen Ofenbank im Schutz eines Faradayschen Käfigs aus Blech und Glas, meiner letzten Insel der Selbstbestimmung. Man hört die Welt gedämpft wie das Murmeln der Anderen in der Stube, bevor man einschläft im Stuhl. Sterbende wollen Angehörige um sich haben. Verlassene Nachtgänger müssen sie aufsuchen, in Bahnhöfen und eben auf Parkplätzen.

Dort ist der Behinderte rehabilitiert. Auf dem Parkplatz zu sein heißt, einen Mindeststandard an kontrolliertem Verhalten vorzuweisen. Selbst der Serienkiller parkt seinen Wagen ordnungsgemäß. Auf dem Parkplatz sind alle gleich, ob Besucher oder Patient. Und kaum ein anderer Ort, wo jede Form von Begegnung, jedes Verbrechen augenblicklich möglich ist. Nur Toiletten sind noch gleicher, wie mir einst ein Journalist bestätigte, der plötzlich neben dem Hauptfeind der USA im Pissoir stand.

Nein, Autofahren, obwohl jeder zweite Beipackzettel davor warnt, ist nicht das Problem. Autofahren ist etwas vom letzten, was ein Nachtgänger verlernt. Autofahren ist wie Schuhebinden, was sogar ein zum Tode Verurteilter noch beherrscht, bevor er seine letzten Schritte tut. Routine bis zum Letzten! In sauber zugeknöpften Hemden geht es in die bereitstehende Kiste. Sie sind bloß etwas aus der Fassung, nach dem Erschießen. Ihr Hemd etwas verrutscht und befleckt, der Hut etwas zur Seite gerollt. Aber sonst ist von außen nichts weiter zu sehen als etwas aus der Form geratene Routine. Sind wir viel mehr als Routine? Routine sind wir bis zur letzten Sekunde, und Routine herrscht nach der ersten Stunde eines weiteren mißglückten Suizids. Ums »Autofahren und Maschinen-Bedienen«, wie es stereotyp auf den Beipackzetteln heißt, braucht sich tatsächlich niemand Sorgen zu machen. Gewohnheit hält. Es sind, außer Zufällen, andere Gründe, die Unfälle auslösen. Unfälle und Krankheiten, will die Seele, sollen die Routine durchbrechen. »Von Unterbrechungen Ihrer Gewohnheiten ist abzuraten, solange Sie dieses Medikament einnehmen«, sollte es auf den Packungsbeilagen heißen. »Es könnte sonst sein, daß Sie es nicht mehr brauchen.«

Weizen von Spreu Dann gibt es die Davongekommenen, die unterscheiden zwischen Freunden und Verwandten, die durchgehalten haben, und solchen, die abgesprungen sind. In der Not erkenne man seine Freunde. Als wären es nicht die Feinde, denen man das meiste verdankt. Natürlich wird man seine Adreßliste korrigieren, wenn man wieder auftaucht, schon deshalb, weil einer, der aus seiner Auszeit zu lernen gewillt war, auch in den Kliniken neue Freundschaften gewonnen hat, wenn er auch erst hinterher in der Lage ist, diese zu pflegen.

Ist es nicht der Dealer gewesen, der mich in die Runde um das zerschlissene Sofa eingeladen und der Ufo-Gläubige, der im entscheidenden Moment gequasselt hat im Raucherraum, bis die Pfleger kamen? Und haben mir nicht Leute weitergeholfen, die ich im selbstbestimmten Alltag tunlichst vermieden hatte, weil sie eine andere Musik hörten als ich, weil sie eine andere Sprache sprachen als ich, weil sie das gleiche Spiel anders spielten als ich? Hat mich nicht der Stricher in die Bahnhofsapotheke gebracht?

Die Neubeurteilung meiner Mitmenschen aus der Schattensicht war nicht nur Projektion; sie hält im nachhinein in vielem durchaus stand. Um das ganze Ausmaß der Schatten- und Sonnenseiten der anderen zu sehen, muß man erst in den eigenen Schatten gefallen sein. Not lehrt nicht nur beten, sondern auch sehen. Der Blick auf den eigenen Wahnsinn schärft den Blick für den Wahnsinn der anderen. Vorurteile sind das fragwürdige Privileg der vermeintlich Gesicherten.

Sind wir auch von Natur aus in einem Maß allein, das wir nicht sehen wollen – ohne Freunde, ob alte oder neue, schafft es keiner, unter den Lebenden zu bleiben. Die ganz und gar Beziehungsunfähigen haben keine Chance. Mich holte ein befreundetes Paar strikt jeden zweiten Sonntag zum Essen ab, ob ich wollte oder nicht. Die Mutter meiner Tochter ließ gleichfalls nicht locker. Die anderen mögen der Himmel sein oder die Hölle – der Rest an Identität, der allen Demontagen widerstanden hat, definiert sich auch im Irrenhaus an zumindest einem Du.

Da ich mich vor anderen fürchte, rede ich mit mir selbst, wie so viele Außenseiter. Andere reden mit Gott oder dem Teufel oder mit Michelangelo, der sie in einem Vorleben waren. Aber ohne ein Du geht nichts. Nur mit den freundlichen Tamilen, die das Essen bringen, spricht keiner. Und die Putzleute wischen gekonnt um uns herum, als gehörten wir zum Mobiliar. Es käme auch keinem in den Sinn, in seinem Vorleben ein srilankischer

Bauer oder eine Putzfrau gewesen zu sein. Aber keiner hält es mit sich selbst aus. Und die Verwandten haben gar keine Wahl; sie bleiben dem Nachtgänger verbunden, ob sie in der Klinik vorbeikommen oder nicht. Sie stehen am Bett, ob sie überhaupt wissen, daß ihr Bruder oder Enkel in der Klinik ist oder nicht. Oft sind es gerade die Nächsten, die es zuletzt erfahren sollen. Keine Sippe schmückt sich gern mit einem Irren. Und die Verwandten, weiß der Gefallene, sind aus naheliegenden Gründen die schlechtesten Helfer.

Wer ist Weizen, wer ist Spreu? Jeder ist wohl Weizen für die Partner, auf die er die blinden Flecken seiner Biographie projiziert, und Spreu für seine gleichgelagerten Zwillinge. Je näher einer der Gnade kommt, durch eine Depression seine blinden Flecke zu kurieren, desto eher erlöst er sich gleichzeitig von seinen Freunden und Feinden. Eine im guten überstandene Depression verringert auf jeden Fall die Anzahl seiner Partner, seien sie nun abgefallen, weil sie gar nie wirklich verbunden waren oder weil die Metamorphose des Nachtgängers die Bande gelöst hat. Wer aber hinterher nur noch mit seinen wahren Freunden verkehrt, pokert noch höher als vorher. Sein nächster Fall kann tödlich sein. Die wahren Freunde wie auch die abgefallenen haben ja nichts weiter als ihre Menschenpflicht getan. Beiden ist zu danken. Die Abgefallenen haben mich in den Schatten fallen lassen, die Treuen haben mich dabei begleitet. Sie gehören zum gleichen Spiel. »La luce illumina, l'ombra insegna«: Das Licht erleuchtet, der Schatten lehrt, das hatte ich eigenhändig über die Sonnenuhr auf meine Hausfassade geschrieben – allerdings ohne zu wissen, was mich die Einlösung der zweiten Hälfte einmal kosten sollte.

Alle spekulieren: die Sünder auf die Welt, die Asketen auf den Himmel, die Unbescheidenen auf etwas irdischen Tand, die Bescheidenen auf nichts weniger als ewige Himmelsehren. Und jeder hat die Hitlisten seiner Liebschaften und Freundschaften auf dem neuesten Stand. Und revidiert sie in Sekundenschnelle, wenn ein neuer Partygast durch die Tür kommt. Und für den sind die möglichen Matches ebenfalls nach dem ersten Rundumblick im Kasten.

So funktioniert unser Gehirn nun einmal. Dieser Planet ist trotz seiner Schönheit zu schrecklich und zu karg, als daß wir nicht alle rechnen müßten. Schade nur, daß wir noch nicht anders können, als mit dem Moralfinger ausgerechnet auf jene zu zeigen, die am offensten abrechnen, wie die Prostituierten, die ihren Stundenpreis an die Tür schreiben, anstatt ihn hinterher durch den Scheidungsanwalt zehnfach einzufordern. Jeder schickt andere zum Anschaffen und jeder prostituiert sich hundertmal am Tag. Wir verkaufen uns auf viel bedenklicheren Ebenen als der sexuellen. Was lassen wir nicht alles fortgesetzt über uns ergehen für ein wenig Sicherheit, was fordern wir nicht fortgesetzt über Jahre und Jahrzehnte, wenn andere sich einbürgern möchten in unseren Kreis. Man müßte die Prostituierten ehren statt verfolgen, wenn es mit rechten Dingen zuginge, um so mehr, als sie niemand für die Sozialarbeit bezahlt, die sie vorher und nachher auf der Bettkante oder am Tresen noch zusätzlich leisten.

Der Depressive und seine Angehörigen haben jedenfalls keine stillen Reserven mehr. Die Abschreibungen greifen oder nicht, die Investitionen haben sich gelohnt oder nicht. Jede Ausbesserung kommt ans Licht. Wer noch bescheißen will, muß zumindest das System noch begreifen, wer lügen will, muß noch ein intaktes Gedächtnis haben. Der Depressive ist oft froh, sein Geburtsdatum nicht mit der Gewehrnummer aus der Rekrutenzeit zu verwechseln. Er kennt plötzlich die Namen seiner Kindergartenfreunde wieder und weiß gleichzeitig nicht mehr, wie seine Enkel heißen. Die Verbindungen zu vergessenen Freunden werden hochaktuell, und aktuelle Freunde, die gerade eine Woche Ferien opfern, um ihm beizuspringen, rücken in den Hintergrund. Nur der Name des neuen Oberarztes, von dessen Urteil mehr abhängt als je in meinem Leben, hält alle meine Sinne bis zur Obsession wach. Nur raus hier! Wer mir dabei hilft, ist mein Freund, und wenn er Stalin oder Hitler hieße.

Sie meinen es ja alle gut Sie meinen es ja alle gut und sind hilflos gegenüber der urplötzlichen Verwandlung ihres Freundes zum Nachtzombie. Also wird einem von allen Seiten unablässig »der goldrichtige Therapeut« empfohlen, den man unbedingt kennenlernen muß. Mit viel Glück und Beziehung sei vielleicht noch ein Platz auf der Warteliste des Meisters zu ergattern, der es nun wirklich bringe. Aber so richtig der goldrichtige Therapeut auch immer sein mag – solange die richtige Diagnose »aufgeblähtes Ego« heißt, was meistens der Fall ist, ist der goldrichtige Therapeut der falscheste, egal was er sagt oder tut. Das Heil liegt generell nicht in der Besonderheit. Nur schon die Idee, ein weniger als absolut genialer Therapeut könne dem eigenen, einzigartigen Problem nicht gewachsen sein, setzt einen Größenwahn voraus, den goldrichtige Therapeuten am schlechtesten zu heilen imstande sind.
Ich hatte eine ganze Serie bester Therapeuten und Ärzte, die alle im Rahmen ihrer mir im voraus bekannten Spezialmethode das Beste an mir probierten und nichts erreichten außer der Bekräftigung meiner Ansicht, daß mir eben wirklich nicht zu helfen sei. Koryphäen, die extra ihre Terminplaner umschrieben, ja zwei Psychiater auf einmal mußten es sein, die beide ihr Wartezimmer im Stich ließen, um notfallmäßig auf mich einzureden. Wenn die es nicht schafften, wer dann!

Es ist sicher nicht falsch, zum besseren Arzt zu gehen, solange man an seiner Genesung interessiert ist, solange es Nacht sein muß, ist der beste Arzt umsonst.

Ich kannte einen Therapeuten, der aufgeblähte Klienten dazu aufforderte, eine bestimmte Bückübung zu tun, und ihnen dann unvermittelt und wortlos in den Hintern trat. Ein anderer arbeitete zuweilen mit Ohrfeigen. Das wären dann die allerletzten goldrichtigen Adressen gewesen, die auch nichts genutzt hätten. Denn ich hatte neben ein paar unzimperlichen Freunden, die kein Blatt vor den Mund nahmen, einen, immerhin selbstgewählten Therapeuten, der zumindest verbal nichts anderes tat, als mir in den Hintern zu treten. Darum hatte ich ihn ja gewählt: damit er gefälligst trete. Wahrscheinlich wäre eine professionelle Domina aus dem Sexanzeiger billiger gewesen, wenngleich auch sie chancenlos. Mein Masochismus war von fremder Seite nicht mehr steigerbar. Ein Verhalten, das mir im früheren Leben absolut unbekannt war. »Nichts dümmer, als sich selbst zu schaden und es auch noch zu genießen«, schrieb ich damals, völlig richtig. Masochismus mag der größte denkbare Luxus sein oder die feinste der intellektuellen Pralinen, in Wahrheit ist er wie der Selbststrangulierer, der sich, angetan mit Strapsen und Latexhöschen, in einem Gewirr von Riemen und Schlaufen versehentlich selber zu Tode brachte, weil er komplett die Übersicht verlor. Kein Besucher des Kriminalmuseums kann sich vor der Vitrine mit seinem Foto des Schmunzelns erwehren. Aber was tat ich anderes in meinem selbstinszenierten Horrorkabinett ausgesuchter Kränkungen? Dagegen waren seine materiellen Installationen die reinste Stümperei und sein Tod von geradezu rührender Direktheit.

Nicht daß ich früher etwas anderes getan hätte, als mich zu quälen mit den tausend gleichzeitigen Beweisführungen meiner Potenz auf allen Ebenen. Das konnte sich ja bei Licht sehen lassen und erweckte nicht den geringsten Verdacht masochistischen Verhaltens. Im ganzen betrachtet war mein Treiben jedoch nicht weniger sonderbar als die Riemenmasturbationsinstallation jenes bedauernswerten Latexjüngers.

Nur eben, gegen Masochismus ist jeder Therapeut machtlos. Das lernten wir als Psychologiestudenten schon im ersten Semester. Der ausgeprägt masochistische Charakter zieht jeden Therapeuten in seinen Sumpf, die goldrichtigsten mit dem größten Vergnügen. Allerdings scheint der geradezu flächendeckend verbreitete Masochismus in der Therapieszene am hartnäckigsten ignoriert werden zu wollen, was den Verdacht nahelegt, daß auch Therapeuten – allerdings bei gleichzeitig wachsenden Konten – masochistische Züge dadurch ausleben, daß sie Untherapierbare behandeln. Wie anders könnte es einer ertragen, sich über Jahre das gesammelte Gejammer eines Klienten anzuhören, ohne ihn spätestens nach der zehnten Sitzung vor die Tür zu stellen, wenn er nicht zeigt, daß er an der konkreten Besserung seiner Lage tatsächlich interessiert ist.

Einen Quantensprung nach unten brachte im Verlauf meines Tauchgangs einzig ein Therapeut zustande, der meine damalige Freundin unvermittelt und ohne mein Zutun zum Gespräch bestellte und sie dringend dazu aufforderte, mich zu verlassen, bevor sie aus lauter Erschöpfung einen Verkehrsunfall riskiere. Das tat sie richtigerweise und mit der Rückendeckung des Therapeuten konsequent – wenn auch nicht allein mit seiner. Ich konnte es nicht lassen, ihrem zukünftigen Freund, von dem sie schon schwanger war, und ihrem gebrechlichen Vater, der extra aus dem Ausland angereist kam, auf dem Gartenweg zu begegnen, als sie die Bananenschachteln zum Auto trugen. Ich hätte es vermeiden können. Das Angebot einer Freundin, in ihrer Wohnung unterzukommen, um den Anblick

des Auszugs zu vermeiden, bestand. Aber etwas hielt mich an diesem Morgen mit aller Kraft im Haus, bis die Umzugsleute kamen und mein hilfloses Herumstehen mit ansehen mußten. Solange das Ego brennen muß, ist die Seele findig. Sie läßt kein Setting aus, das den Ofen anzuheizen verspricht. Bevor ich es nicht mit angesehen hatte, wie sie weinend ihre Kleider in den Koffer schmiß und ihre Katze ins Körbchen packte, war kein Weiter. Und mein Nachhausekommen nach drei Tagen in die leeren Zimmer tat das Übrige. Nun blieb nur noch, die Mutter abzurufen, die auch umgehend den Platz meiner Freundin in dem Zimmer einnahm, das ich mit ihr geteilt hatte.
Die Regression ist nicht aufzuhalten, bevor nicht das letzte Eingemachte verzehrt ist. Ablaufdatum hin oder her. Als ich es zustande gebracht hatte, auch die Mutter noch hinauszuekeln, waren nur mehr die gelblichen Zimmerpflanzen hilflos genug, meine Mißhandlung hinzunehmen. Hätte ich Kakteen gehabt, die Yuccas wären ohne Chance gewesen.

Die »Schweizerkrankheit« Natürlich zeigte sich der Schatten früher schon. Rückblickend zeigte er sich sogar erstaunlich deutlich auf alle möglichen Weisen, aber auch gerade so dezent, daß ich ihn nicht wirklich sehen mußte. Zum Beispiel, wie gesagt, im Kreativen, den Gedichten, den Liedern und Bildern. Oder bei meinem Ausflug in die Schauspielerei. Ich hatte in einigen Filmen kleinere Rollen und sollte nun in einem größeren Liebesdrama, das in Japan spielte, einen Musiker mit Hang zur Meditation darstellen. Als ich ankam, war den Japanern schlagartig klar, daß ich dafür die falsche Besetzung war und viel besser in die Rolle des eifersüchtigen Nebenbuhlers paßte, der zu Schlägereien neigt und sich die Sinnsuche an den Hut steckt, wenn das pralle Leben ruft. Die Japaner sahen offenbar auf Anhieb, wo mein Hund begraben lag. Ich war selbst erstaunt, wie leicht mir die größere, ganz andere Rolle fiel, obwohl ich mich zu Hause für fehlbesetzt gehalten hätte.

Meine Vitalität war viel eher ein Trotzdem als ein Vor-allem. »Zum Trotz na eis jödele« heißt ein bekanntes Schweizerlied. Und ein französischer Schriftsteller, der mit einer Schweizerin verheiratet war und es wissen mußte, meinte, die Schweizer gingen zwar zum Bahnhof, reisten aber nie ab. Melancholie war auch die Krankheit der Schweizer Söldner. Es gab sogar Studien darüber, zu einer Zeit, als Studie noch ein Fremdwort war. Man könnte die Schweizerkrankheit auch gut als in Vitalität verpackte Depression bezeichnen. Nicht daß Depression in anderen, vergleichbaren Ländern viel seltener wäre. Und ich weiß wohl, daß die Wurzeln einer Depression vor allem in einem selbst und nicht in einem Nationalkarma zu suchen sind. Dennoch will es mir im Nachhinein scheinen, als habe die Vorgeschichte meines Absturzes auch etwas typisch Schweizerisches.

Als Folge geographischer und kultureller Vielfalt auf engstem Raum kommt es in der Schweiz vor allem anderen immer zuerst zum Kompromiß. Die mögliche Reaktion des anderen wird vorweggenommen, bevor sich dieser überhaupt gerührt hat. Das Ureigenste, keinem Ausländer Erklärbare, ist die sogenannte »Zauberformel«, nach der unsere Landesregierung zusammengesetzt ist. Sie ist die in Fingerspitzengefühl verdichtete Einsicht, daß Zwerge wohl keifen, aber nicht streiten dürfen. So ist vor der Wahl schon klar, in welchem Rahmen sich die Resultate zu halten haben. Es gibt wohl kein anderes Land, in dem Minderheiten so liebevoll dazu eingeladen werden, der Mehrheit doch bitte etwas Macht abzunehmen. Der Erfolg gibt recht: Das Rezept Schweiz ist ungeschlagen. Liefe der Hase immer nach der besseren Seite, sollte Europa der Schweiz beitreten, nicht umgekehrt. Ist es ein Zufall, daß das einzige Großreich, das in der Schweiz seinen Anfang nahm, die Habsburgerdynastie, eher durch Kompromisse und geschickte Heiraten, denn durch Kriege reüssierte?

Aber Erfolg im Politischen ist nicht das Maß aller Dinge, weder im Reich der National- noch der Individualseele. Die Konflikte, Zerstörungen und Verirrungen, die sich rauflustige Riesen einhandeln, bringen auch Frische und Wachstum. Darum sind es Riesen geworden. Das Aufatmen der Schweizer beim Übertreten der Landesgrenzen ist längst aktenkundig. Man kommt aus einer nicht enden wollenden Baustelle endlich auf freies Gelände hinaus, das groß genug ist, auch Verfall zuzulassen, wo man wachsen kann, weil Sterben sein darf, wo man einatmen kann, weil man ausatmen darf. Nicht wachsen zu dürfen aus Rücksicht auf die noch kleineren Zwerge hat einen hohen Preis: Trotz des mit Abstand höchsten Lebensstandards muß die Schweiz laut Statistik als eines der unglücklichsten Länder der Welt gelten. Die Suizidrate ist erschreckend und bezeichnenderweise im kleineren Teil des kleinsten Doppelkantons am höchsten. Kein Tourist kann verstehen, warum sich diese so gesund aussehenden, knorrigen Bergler hinter den Geranien und Gottessegensprüchen aufhängen, erschießen, ertränken und zu Tode ärgern. Würde er genau hinhören, wie sie singen, selbst wenn sie sprechen, er würde sich wundern, wie ihre Jodellieder unvermittelt abkippen. Urplötzlich kommt die Idylle in Schräglage, werden die Vorgärten zu Friedhöfen, die Kiefernholzstuben zu Prangerstöcken, das Paradies zur Hölle.

Depression muß einer der ältesten Begleiter des Menschen sein, durch alle Klimazonen und Breiten. Gleichwohl ist sie auch ein

Luxus für jene, die sich das Ausweichen vor Anpassungskonflikten leisten können. Im großen wie im kleinen. Wie steht man wohl zur Beschäftigungstherapie in Ländern, wo jeder Handgriff Essensbeschaffung heißt?
Die Schweiz war vor wenigen Generationen eines der ärmsten Länder der Welt. Trotzdem grassierte die Schwermut, oft einfach Söldnerheimweh genannt, ob zuhause oder in spanischen Diensten. Depression als Heimweh? Nach welcher verlorenen Heimat? Was ist das Manko in meiner Schweizer Herkunft, das das Thema Heimat hierzulande zu einem Dauerbrenner macht?

Innen wie außen »Innen wie außen« heißt einer der simplen Grundsätze alter Lehren. Der Zustand der Welt ist der Zustand unserer Seelen. Wie es in deinem Haus aussieht, so sieht es in dir aus. Besonders aufschlußreich ist das Schlafzimmer, die Seele, die Höhle, in der der letzte Lebensfunke in den zerknüllten Duvets überdauert oder verglüht.
Freunde wunderten sich zwar, daß trotz des doch offensichtlichen inneren Chaos mein Haus, entgegen meiner Widerrede, nicht unaufgeräumt aussehen wollte. Aber es hatte die leblose Ordnung eines verstaubten Museums, mit dem Bett, in dem Casanova schlief, hinter der Kordel. Es »tötele« spürbar, sagten manche, aber keiner fand, das Haus sei im Zustand des Zerfalls, wie ich es obsessiv behauptete. Es setze Staub an, stellten die Hausfrauen wohl fest, und man müßte einmal wieder ... aber sonst sah es drei Jahre lang aus wie ein Kinderzimmer, dessen Ordnung die Mutter nicht stören mag, obwohl das Kind längst gestorben ist. Wäre wirklich Unordnung entstanden, wäre etwas in Fluß gewesen. Dagegen ertrug ich es je län-

ger, um so weniger, wenn jemand sich erfrechte, Brosamen zu hinterlassen, wenn er für mich das mitgebrachte Brot aufschnitt. Wollte jemand für mich kochen, stand ich mit dem Lappen daneben und putzte flugs die Tomatenspritzer weg, die auf den Kacheln landeten. Nichts sollte den Tatort verändern. Hier lebte von . . . bis . . . mein altes Ich. Die Bartstoppeln waren noch im Rasierer, die Stimme auf dem Anrufbeantworter versprühte noch den alten Optimismus, an der Autotür klebten noch die Smilies meiner Tochter. Ich war der Affenkönig im »Dschungelbuch«, der mit aller Kraft versucht, den Tempel zu stützen, obwohl er nur noch zwei Steine in den Händen stemmt. Vergeblich.

»In deinem Haus sieht es aus, als würde gleich ein Seminar beginnen«, sagte ein Freund. Allerdings wollte die Kerze im Eingang nicht mehr brennen, verschwanden sukzessive die Sitzkissen und Meditationsschemel in irgendwelchen Schränken und die Zettel mit den hauswartlichen Hinweisen von Wänden und Thermoskrügen. Therapie würde niemals mehr angesagt sein! Unvorstellbar, je wieder andere Leute zum Schwitzen, Heulen und Singen zu nötigen. Stimmten die Botschaften des Körpers, woran kein Zweifel war, mußte meine letzte Stunde über Nacht schlagen. Wie mir ein Nachbar später gestand, hatte er einmal lange neben mir gestanden, ohne mich wiederzuerkennen. Verwandte gingen an mir vorüber, ehemalige Schüler saßen in der gleichen Tram, ohne mich zu grüßen, zumindest ohne sich zu erkennen geben zu wollen. Dieses Wrack soll mein Lehrer gewesen sein? Im Namen dessen, was er mich gelehrt hat, darf das nicht wahr sein! »Du hast das alles nur inszeniert, um uns zu prüfen, nicht wahr?«, sollte eine treue Teilnehmerin meiner Wochengruppen später sagen. Nur keine Enttäuschung! Bleib gefälligst der Alte, sonst muß ich mich am Ende selber noch in Frage stellen!

Wenn auch der Geiz, der sich überraschend schnell einschlich, und der Zahn der Zeit Verschleißspuren an Haus und Hof hinterließen – bis zur völligen inneren Aufgabe meiner beiden Häuser wurden keine Möbel verschoben. Geschweige, daß jemand eingezogen wäre in eines der vielen leeren Zimmer, in denen früher Gäste und Seminarteilnehmer nächtigten. Wer noch um sein Image kämpft, wird kein Leben um sich zulassen, das noch mehr die ohnehin schon rissigen Fassaden gefährdet. Ordnung muß sein, vor allem auf den Friedhöfen.
Mir als berufsmäßig Bewandertem in der Sprache der Zeichen und Umstände mußte der Ernst der Lage als erstem ins Auge fallen. Das hatte ich jetzt davon! Was für ein Glück, nicht merken zu müssen, daß die Stunde geschlagen hat, wie der kettenrauchende Beinamputierte, der seine frischen Stümpfe jedem Cafeteriabesucher schamlos an den Tisch schiebt, um seine Feuerzeuge zu verkaufen, der singende Idiot am Haupteingang der Klinik, verstrubbelten Alten aus der Geriatrie mit ihren Teddybären und armlosen Puppen. Euer Verstand darf schlafen! Was für ein Segen!
Als Energetiker wußte ich wohl um die Macht der Ausstrahlung eines funktionierenden Systems, sah ich wohl das flächendeckende Muster filigranster Zusammenhänge. Ein nicht mehr eingenommener Platz wird sofort von außen erobert. Fremde Katzen tauchen im Garten und sogar im Haus auf, wenn die Hauskatze kränkelt und schließlich evakuiert werden muß. Hausierer und Abzocker erscheinen an der Tür, wenn die abschreckend vielen improvisierten Namensschilder am Briefkasten allmählich auf das eine, solide Messingschildchen des Besitzers zurückschrumpfen. Wohnungssucher stehen plötzlich im Garten, wenn zu lange die Läden geschlossen bleiben. Kaufinteressierte erkundigen sich nach dem Motorrad, das seit Monaten im Regen steht. Unter dem Scheibenwischer des angero-

steten Toyota klemmt schon wieder ein vor Fehlern strotzender Zettel: Bevor man den Bus zum Verschrotten gebe, würde er gratis abgeholt. Klar, daß die vielen halbaufgegessenen Pizzas auf dem Kompost eine Ratte anziehen, die natürlich immer gerade dann über den Gartenweg huscht, wenn sie von Schritten aufgeschreckt wird.

Die Todesboten werden nicht geschickt, sie werden eingeladen. Außen wie innen – wir produzieren die Erfahrung, auf die wir uns dann berufen. So werden Wirklichkeiten geschaffen. Das Neue kann nur unerwartet aus dem ganz Großen kommen.

Die schwarzen Boten fallen auf, weil ich sie jetzt wahrnehmen will, und gleichzeitig fallen sie auf, weil sie tatsächlich gehäufter auftreten. Es geschehen Zeichen, aber keine Wunder. Der Vollzug der Dinge geschieht nach naturgesetzlicher Nüchternheit. Wer in esoterische Erklärungen abschweift, weil er ein kurzes Gedächtnis pflegt, kann auf Selbsttäuschung noch nicht verzichten. Die Existenz ist groß genug, auch Zufälle zu erlauben. Was für ein Sakrileg in esoterischen Kreisen, unbedacht dahinzusagen, es sei einem zufällig dieses oder jenes widerfahren! Schon wieder einer, der noch nicht so weit ist zu erkennen, daß – aus spirituellen Gründen – kein Vogel zufällig in ein Triebwerk fliegt und den Jet herunterholt. Wie sollte einem so wichtigen Menschen wie mir zufällig etwas zustoßen! Wie sollte ich nicht von Gott persönlich gemeint sein! Nun, natürlich sind wir von Gott gemeint. Nur ist Gott eine Nummer zu groß, als daß mich das tröstete in meiner Höhle.

Entwurf Depression ist eine Chance. Um sich heute in Familie und Gesellschaft behaupten zu können, wird wohl keiner darum herumkommen, sich zu verstellen, und sich den ethischen und moralischen Normen anzupassen. Kleinkinder haben noch keinen Schatten, katholisch müssen sie erst gemacht werden; sie sind noch eins. Auch in der Kindheit der Menschheitsgeschichte, vor dem Entstehen der Religionen und Sippendoktrinen, wird von Gut und Böse kaum die Rede gewesen sein. Schatten ist der Preis der Anpassung, und Anpassung ist die Voraussetzung von Zivilisation. Also haben wir mit Schatten zu leben. Wer sich aber nicht von klein auf immer wieder mit seinem Schatten auseinandersetzen mußte, weil sein Existenzkampf durch Privilegien abgefedert war, der wird von seiner Seele zwangsläufig eines Tages in den Schatten gestoßen. Lange nur Positives zu erfahren verlangt naturgesetzlich den Ausgleich. Es gibt einen Punkt, wo das Gleichgewicht künstlich einfach nicht mehr zu halten ist. Der Sturz vom Seil schlägt uns die Hilfsmittel aus der Hand. Da liegt man dann mit seinen künstlichen Wimpern im uringetränkten Sägemehl und will trotz der Schmerzen noch immer strahlen. Aber hinter dem Vorhang ist dann kein Halten. Und bald auch auf der Bühne nicht mehr.

Wer sich nach einer Erfahrung der Schwerkraft wieder aufrappeln kann, der steigt wohl wieder in die Arena. Warum soll er unbedingt anderswo sein Brot verdienen, wo auch nicht weniger Zirkus ist. Er muß also wieder hinauf aufs Seil. Aber wenn er gescheit ist, geht er diesmal ohne künstlichen Ballast, ohne glitzernde Gestänge und unsichtbare Ösen, in die er sich früher oder später wieder verstricken müßte. Oder er macht aus dem Verheddern bewußt eine Lachnummer. Jetzt wird er erst wirklich gut. Es ist ihm eine Präsenz anzumerken, die vorher nicht da war, er ist durchsetzungsfähig wie ein Kind, das etwas will.

Er macht den Zirkus wieder mit, aber Zirkus ist nicht mehr sein Leben. Er könnte auch anders.

Sisyphus Beobachtbar ist: Je tiefer man sich ins Loch manövriert, desto mehr reduziert sich die Anzahl an Gesichtern, die wir am Tage nach außen hin zeigen. Übrig bleibt der aufs schamloseste reduzierte, ureigenste Wesenskern unter einer mit größter Anstrengung gerade noch aufrechterhaltenen gesellschaftskompatiblen Hülle. Aber da diese Hülle vielleicht noch einmal pro Tag, unter der Tür für den Briefträger, der zum drittenmal den eingeschriebenen Brief anzubringen versucht, zum Einsatz kommt, liegt da eigentlich die ganze Zeit ein nackter Wilder in seiner Höhle und vegetiert durch den Winter. Für die verschiedenen Gesichter, die wir bei Tage den verschiedenen Bekannten und Freunden zeigten, gibt es einfach keine Energie mehr. Da schaut wieder der grimmige, verstrubbelte Wilde aus dem Spiegel, der gestern schon da war und sich je länger, um so weniger verändert. Drei Jahre lang war weder der Ansatz eines Lächelns auszumachen, noch ein Ausdruck von Wut oder Liebe, geschweige denn, daß von den überlebenssichernden charakterlichen Verstellungen mehr als das Allernötigste übriggeblieben war. Wer nichts mehr zu gewinnen hat, braucht sich auch nicht mehr zu verstellen; wozu sein Pokergesicht beibehalten, wenn man vom Tisch ist. Was bleibt in der reizarmen Höhle, ist das Gesicht des Grimmigen. Nichts zu lachen; entweder reicht die angegessene Schicht, bis es taut, oder das Aushalten geht in Agonie über.
Keine Bildung, keine Kultur, keine Religion ist stark genug, den Abfall ins Vegetative zu stoppen, weder der Umstand, daß es um die Ecke Kaviar zu kaufen gäbe, noch die nach wie vor

funktionierende Zentralheizung. Die Seele verlangt nach einem Winter, damit Neues möglich ist.
Unser Innerstes muß das Vegetieren kennen, sonst wäre eine Isolation, wie sie die Depression bescheren kann, nicht zu überstehen. Unglaublich, daß so fragile Menschenwesen Jahre in Konzentrationslagern und Gulags zu überstehen in der Lage sind. Unglaublich, die Entbehrungen der frühen Seefahrt und der Hochwildjagd in Eis und Schnee. Wie überlebten die Kelten in unseren Bergen!
Wie war ein Rückfall möglich von der Hochblüte Pompejis, wo jeder Handwerker schreiben konnte, in die Dumpfheit des Frühmittelalters oder vom maurischen Spanien in die Inquisitionszeit des Katholizismus? Wie war ein Leben nach dem Dreißigjährigen Krieg noch denkbar? Rückschläge sind jederzeit möglich, im großen wie im kleinen. Und manchmal siegt der Barbar und fängt von vorne an, das Rad zu erfinden.
Entweder – oder, mehr ist nicht um den Überwinterer. Wobei der Tod die mildeste aller Varianten darstellt: Leben oder Koma, sollte es heißen, Bewegung oder Starre, Moment oder Ewigkeit. Vor diesen Alternativen fällt jede Maske. Was aus dem Spiegel blickt, ist der bare Ernst des Lebens. Wer zählt die Millionen verhungernder Kinder, die ungehörten Martyrien in Isolationszellen, die Schmerzen der Sterbenden – wer mag den Ernst des Lebens in Rechnung stellen und dann noch sagen: Du schaffst das schon!
Wer den depressiven Psychotiker verstehen will, kann sich nicht genug vor Augen führen, daß für ihn der Spaß endgültig vorbei ist. Er hat verloren und sieht an sich und vor sich alle Konsequenzen einer naturgesetzlichen Niederlage. So erbarmungslos ihn vorher das Leben verwöhnt haben mag, so erbarmungslos fordert es jetzt ein. Je höher der Stein des Sisyphus kam, desto weiter rollt er in die Ebene hinaus. Und die Aufgabe

ist ewig, Sisyphus aber endlich und sein Scheitern sowieso klar. Ein Glück, wenn er schnell, schmerzlos und vollständig von seinem Stein überrollt wird. Pech, wenn seine Seele überrollt und ins namen- und zeitlose Leiden gestoßen wird. Sich als Sisyphus glücklich zu fühlen, wie es jener Schriftsteller und Dramatiker gefordert hat, der nach einem letzten Aufruf an seine Truppe, die Steine nicht ruhen zu lassen, seinem Leben an einem Baum ein schnelles Ende setzte – was für ein Anspruch! Und das von der Ebene aus, von wo aus die ganze Höhe des Berges sichtbar wird! Der Verlierer mag in seiner Verzweiflung zu Wahnbildern neigen, aber er erkennt klar den Grund seiner Flucht: Das Gebirge ist massiv, die Sisyphusse dort oben an ihren Steinen sind blind, sie sehen keinen Meter weit, so nah am Berg, ihre gutgemeinten Ratschläge, die sie sich gegenseitig zurufen, sind lächerlich. Der Ernst des Lebens ist nicht oben am Berg, er wird nirgendwo eher vergessen. Der Ernst des Lebens beginnt in der Ebene, wenn der Stein zum Stillstand kommt: zweiundfünfzig, arbeitslos, geistig vollinvalid, beistands- wenn nicht vormundschaftswürdig, Sozialhilfeempfänger, verwirrt, verwahrlost, schizophrenieverdächtig, vielleicht doch erblich belastet, ein gesellschaftlich abgeschriebenes Kapitel. Zukunftsperspektive: geführtes Heim, halboffene Abteilung, geschützte Werkstatt, vollständiger Herz- oder Hirnkollaps. Ganz zu schweigen vom Elend der mehrfachen Familienväter mit akuten Schuldentürmen, von den Unternehmern, die kündigen müssen, den unheilbar Kranken, die zu der Panik vor ihrem ungeregelten Nachlaß noch die Schmerzen zu ertragen haben. Eine Sekunde vor der absoluten Gleichgültigkeit Gottes, des Universums, des Lebens, der Gesellschaft führt in den definitiven Wahnsinn, den Tod oder zu den Steintreibern zurück. Soll sich Sisyphus glücklich schätzen?

Es geht um Sex Es geht ja erst einmal um Sex. Darin hatte der ernste Wiener Professor wohl rundum recht. Zwei Drittel unserer Gedanken, Träume, Gesten als Taggänger meinen Sex; damals im Korsett, heute unverhohlener, wenn man davon absieht, daß die systemstabilisierende Onanie noch immer als Todsünde gilt, und daß die Prostituierten noch immer verfolgt werden, auch wenn ohne sie die heilige Ehe nie eine solche hätte werden können. Zürich zählt bei rund 360 000 Einwohnern 300 offiziell registrierte Bordelle – vom Rest ganz zu schweigen!
Für Sex riskieren höchste Würdenträger alles. Sex sells, Sex belebt, ist gesund und garantiert größte Freuden. Wird der Sexualtrieb nicht ausgelebt, lehrt uns die Tagespresse, bricht er vergewaltigend durch. Nicht einmal die Aussicht auf ewige Höllenqualen hält Bischöfe davon ab, den Chorknaben in die Hosen zu greifen. Gott hält offenbar wenig von Moral. Die Existenz will Kinder, ob innerhalb oder außerhalb gesellschaftlicher Normen gezeugt. Sex ist das Erste und Letzte, selbst am Galgen, heißt es, wollen die Gene noch schnell in die Breite. Es geht ums Leben, der Tod ist eine Episode.
Außer man gehört zu den an den Rand des Unlebens Gestoßenen, für die vorerst noch Elementareres ins Zentrum rückt, und betrachtet beispielsweise vom Korridor einer Klinik aus die Kaffeerunde der ausnehmend hübschen, gepiercten Pflegerinnen, die uns verschlampte Eunuchen Tag für Tag am Nasenring zu der alten Koryphäe führen, damit uns neue Dämpfer aus dem farbenfrohen Reich der Pillen gemixt werden. Ganze zwei Pfleger in all der Zeit und in allen Kliniken, die ich durchlief, waren über fünfzig Jahre alt. Lange ist es offenbar nicht auszuhalten im direkten Körperkontakt mit Verfallenden. Aber da sitzen sie, unsere Engel, mit den bleichen Pflegern in der zweiten Reihe um einen selbstgekauften Kuchen und wol-

len nicht gestört werden. Auch dringendste Anfragen durch die halboffene Tür werden konsequent abgeschmettert. Jetzt nicht! Man muß sie verstehen; sie haben es nicht leicht mit unserem verschlafenen Haufen, der natürlich nur und gerade dann zu Fragen erwacht, wenn nicht gefragt werden soll. Keine Angst, an ihre Wäsche wollen wir nicht, sie könnten ebensogut nackt dasitzen. Wir würden uns auch nicht schämen hinzusehen. Unter uns Nachtgängern und Tagschläfern spielt Scham keine Rolle mehr. Wen kümmert es, ob einer im dunklen Wald den Hosenladen offen hat oder nicht, und so steht der auch immer wieder offen wie bei kleinen Buben, die noch nicht wissen, was es damit auf sich haben soll.

Wir kommen nicht mehr in Frage. Die Nachtgötter wollen nicht, daß Versuchung sei unter den Verbannten. Das geht auf biochemischem Weg ganz von selbst und bedarf keiner Mithilfe von Medikamenten, die Chefärzte ins Essen streuen lassen, wie es einige gekränkte Machos meinen. Nur Manikern ist es noch gestattet, die göttlichen Gene weiterzugeben, sie meinen ja das Leben selbst. Ihre Spermien müssen Purzelbäume schlagen. Unsere Geschlechtssysteme hingegen vertrocknen zusehends. Beim Pinkeln reicht unser Strahl kaum mehr über den Rand hinein. Die WC-Brillen sind immer wieder mit dikken tiefgelben Tropfen übersät, was die Frauen in der kleinen aber feinen Klinik mit gemeinsamer Toilette regelmäßig zu Protesten veranlaßt. Unstrapazierte Muskeln schwinden erschreckend schnell. Von uns Geschrumpften ist wirklich nichts zu befürchten, außer daß wir Tropfen hinterlassen auf WC-Brillen, weil wir noch zu faul sind, uns hinzusetzen. Wäre es doch Trotz, wie er den richtigen Männern in den Toiletten alternativer Hotels aufwallen kann, wenn sie sich den unbeholfenen Comics gegenübersehen, die einen bärtigen Latzhosenjünger beim sitzenden Pinkeln zeigen! Aber davon ist, außer schlaffer Verweigerung des Notwendigsten, nichts mehr übrig.

Wen kümmert die hübsche Verwirrte aus Zimmer 5, die mit verkotetem Hintern aus der offenen Tür der Isolierzelle gekrochen kommt, wo man ihr Matratzenlager am Boden mit Plastiktüchern abgedeckt hat, auf das sie nach der Kaffeepause mit gelassenen, geübten Handgriffen wieder zurückgetragen wird. Wir sind die häßlichen Hunde am anderen Ende der Leine, die von Top-Beauties gerne als Kontrast gehalten werden, solange wenigstens, wie ihr Fell zur neuen Kollektion paßt. Der Geifer an ihren Lefzen wird gerne in Kauf genommen. Schönheit muß leiden, am besten durch andere. Wir sind im Harem der Häßlichkeit, von Schönheiten umsorgt und von schlüsselbehängten Eunuchen an der Longe geführt. Wie anders soll es des Nachtgängers Logik darstellen, wenn die achtzehnjährige Praktikantin den Rocker aus Zimmer 3 zum Spaziergang führt.

Die Schlüssel! Nirgendwo außer vielleicht in Gefängnissen werden schwerere Schlüsselklumpen auf den Tisch gebracht. Einige haben sie an leuchtfarbenen Spiralleinen an ihren Gürteln befestigt. Einer der Pfleger trägt seinen Bund in einer Art Pistolenhalfter, einer der Psychologen läßt sie baumeln zum Gespräch, ein anderer läßt sie, verträumt mit ihnen spielend, durch die Finger gleiten. Uns hat man die Schlüssel abgenommen, sogar den Nagelklipper, den man noch zur Not an seinem Kettchen hätte baumeln lassen können.

Nein, Sex paßt zu den Schlüsselträgern, die genetische Linie macht einen Bogen um uns Kleckerer und Irre, wie wir da gebeugt durch die Platanenalleen schlurfen und, vorne und hinten von einer Lichtgestalt eskortiert, in den Dorfladen geführt werden, wo wir den spärlichen Inhalt der Kaffeekasse gegen Bohnen umtauschen sollen, ein Geschäft, das unsere Lichtführer ohne weiteres allein abwickeln könnten, uns aber anvertrauen wollen wie Kindern, die man zum ersten Mal allein zum Bäcker schickt, obwohl noch genug Brot im Kasten liegt. Wir kommen nicht in Frage; auch nicht für die hübsche Kassenfrau oder die stramme Bademeisterin im Hallenbad. Wir sind die anderen, die Exoten in diesem zu Tode renovierten Dorf. Man hat sich an uns Irre gewöhnt. Wahrscheinlich mahnt der Pfarrer in Abständen zu Toleranz und der Gemeindepräsident zu ökonomischer Vernunft, wir sind ja auch ganz nett und einträglich, und Gravierendes kann sowieso nicht passieren, solange wir hinten und vorne zusammengehalten und abgezählt werden wie die Moorsoldaten.

Dem alten Casanova im Archiv des norddeutschen Provinzfürsten hatte das Schicksal wenigstens noch die Gabe des Schreibens gelassen. Von unserem Umgang ist gar nichts mehr zu erwarten. Der stadtbekannte linke Platzhirsch aus meinen Studentenjahren, der jeden ersten Mai eine andere beim Umzug durch die Straßen führte, sitzt auf der E2 beim Jassen und stopft sich mit Nüßchen voll. Erotik ist der Staub auf den Flügeln, der Schmetterlinge fliegen macht. Erotik ist Macht, und Macht ist erotisch. Erotik ist die Aura, die sich zuerst verflüchtigt, wenn einer stürzt. Und der Abstürzer merkt es vor allen anderen. Der Schlüssel zum Leben ist ihm aus der Hand gefallen. Noch ist die Tür offen. Aber bald fällt sie ins Schloß, dann ist es aus. Was hindert ihn daran, noch rechtzeitig abzuhauen, wo er schon mit Paß und Geld auf der Treppe steht? Rennen und nicht mehr aufhören, um sein Leben, jetzt gleich, und nicht aufhören, bis das alles herausgestrampelt ist. Ich war zu Beginn mehrmals nahe dran. Aber wäre ich in der Klinik gelandet, wenn Davonrennen etwas Neues gewesen wäre! Nein, Glamour war nicht mehr in mein Leben zu zwingen.

»Du bist nicht mehr zärtlich«, sagte sie.

»Sex ist im Kopf«, lernt man in der Tantragruppe. Und: »Man

ist so anziehend, wie man sich fühlt.« Unser Selbstbewußtsein hat sich selber in die anonyme Pampa verbannt. Durch das Trennfenster sehe ich die Freundin mit dem Chauffeur der Ambulanz in angeregtem Gespräch, während ich hinten angeschnallt im Sitz bei den beiden weißgewandeten Pflegern sitze, die therapeutisch auf mich einsprechen. Abhauen muß man, solange noch Staub auf den Flügeln liegt. Wenigstens das Martinshorn hätten sie einschalten können!

Anstelle des Schlußwortes Humor würde alles sofort umkehren, das merkt jeder Nachtgänger intuitiv. Nichts Entlarvenderes, als wenn ihm unversehens der Schalk aus dem Kasten spränge. Darum meidet er Humor mehr noch als das Kreuz oder das Licht. Nichts fürchteten schon die jungen Linken damals mehr, als daß ich in einer Sitzung oder im »Philosophischen Club« des deutschen Chefmetaphysikers auf meinen Lachsack drücken würde. Mir schwante schon damals, daß Humor stärker sein müsse als alles, was er in Gefahr bringen konnte, auch wenn ich es mir nicht hätte träumen lassen, daß mein angestrengtes Ich irgendwann selbst nichts mehr fürchten sollte als einen simplen Lachsack. Die Tischbombe jedenfalls, die mir meine Tochter zum Fünfzigsten präsentierte, fand ich gar nicht lustig, obwohl ich auch früher die dummen Tischbomben lagerte wie andere Wein.

Wenn es Gott gäbe, wäre er nur als Humorist denkbar, schrieb ich in einem Skript. Nur Humor ist immer noch größer. Humor ist das durchschlagendste Aphrodisiakum bei Frauen, weil einer höher darüber nicht stehen kann. Und ist die nächstliegendste Theorie des Universums nicht die eines sich selbst genügenden Spiels, um nicht zu sagen Witzes? Wem sollte es sonst dienen, wenn nicht dem eigenen Vergnügen? Jener Tscheche, der bei den stalinistischen Schauprozessen anstelle eines Schlußwortes den Richtern seinen Hintern zeigte und sich lachend zu seiner Hinrichtung begab, der hatte verstanden. Jesus zur Rechten muß eifersüchtig geworden sein, bei dem Amüsement seines geliebten Vaters. Es sei denn, der salbige Ernst auf Heilandsdarstellungen wäre eine Fälschung. Wie auch immer, Humor darf dem Nachtgänger nicht passieren, sonst ist er der Nacht augenblicklich verloren und alles wäre nur das Theater gewesen, das es tatsächlich ist. Ernsthaft zu sein heißt, krank zu sein, nicht gesund. Humor überläßt den Fensterladen dem Wind, und hell ist's im Zimmer, basta! Aber wer kann über den Schatten seiner Wichtigkeit springen und zugeben, daß der ganze Kampf ums Licht in Wahrheit dazu dient, den Laden zuzuhalten: fort mit Schaden, weg mit dem Schatten!

Hör mal, Gott! Nur, wenn das so einfach wäre, sich selbst plötzlich als stinkendes, mißmutiges, schlurfendes Monstrum gelassen anzunehmen und sich auch noch darüber zu amüsieren. Wieviel Zeit muß vergehen, bis man sich einfach hinnimmt? Vielleicht ist das der Hauptgrund einer Depression. Aber einmal gibt auch der härteste Schädel nach, wenn man ihn zwei, drei Jahre gegen die Wand knallen läßt. Der Widerstand ist zugleich die wirksamste Therapie. Der Kämpfer klopft sich weich, bis er bescheiden genug geworden ist, den Teufel in sich zu akzeptieren; es unterhält ihn nicht länger, in den Schatten zu starren; das Spiegelkabinett ist hinlänglich bekannt; wenn man hinausfindet, dann an den eigenen Handspuren auf den blanken Spiegeln.

Mehr Distanz zu sich selbst kann der große Gewinn einer Depression sein. Wer dieses kostbare Geschenk nicht verpaßt und es schafft, weiterhin einen Schritt zurückzubleiben, hat wohl das gewonnen, was man in Ashrams, Klöstern und Selbstfindungsgruppen teuer zu erreichen versucht. Erst wenn ich ohne Halteseil der zufälligen Stärke oder Schwäche der Wurzeln eines Ginsterstrauchs an der Klippe ausgeliefert bin, erst wenn es tatsächlich ins Auge gehen kann, erst wenn der Doktor tatsächlich zu mir und niemand anderem sagt, man habe da etwas gefunden auf dem Röntgenbild, und es gäbe durchaus gewisse Chancen zur Heilung . . ., erst wenn ich und kein anderer aus der Röntgenstation in den gleichgültigen Straßenverkehr hinaustrete und weiß, daß das Leben niemals mehr das gleiche sein wird, so oder so – erst dann fängt die Selbstfindung an, wenn sie denn überhaupt gewollt wird.
So gut Encounterkurse und Schattenseminare gemeint sind, sich selbst Erfahrungen oder gar Erleuchtung verpassen zu wollen, hat etwas Gott Versuchendes. Ist ein rechtes Leben nicht Herausforderung genug? Ist der redliche Versuch, Kinder großzuziehen, seine Eltern zu pflegen, die Gemeinde mitzutragen, nicht Seminar genug? Haben selbstgesuchte Grenzerfahrungen nicht etwas Lächerliches mit ihren Sicherheitsschnallen, den Gummiseilen und Reserveflaschen, den Notfalltropfen und Meditationsamuletten? Und passieren nicht gerade dann auffällig viele, oft katastrophale Unfälle, wenn der Respekt vor den Spielregeln des wirklichen Lebens fehlt, wenn Fun und Kick im Vordergrund stehen? Nein, die Instanz im Bauch versteht keinen Spaß, das ist das erste, was der Nachtgänger lernt.
Ich habe jedenfalls in all den Jahren niemanden sich durch solcherweise versuchte Selbstfindung verändern sehen, mich inbegriffen. Jedes Klassentreffen beweist einem ja umgehend, daß das nicht möglich ist. Nicht daß ich diese Zeit des Experi-

mentierens missen wollte! Neben vielen segensreichen Erfahrungen bei der »Arbeit an sich selbst« erfährt man irgendwann auch dies: daß sich das Ego nicht ändern, aber beliebig verfeinern läßt. Man könnte es spirituellen Egoismus nennen, was dadurch entsteht – wohl die hartnäckigste Variante von Selbsteingenommenheit und mit Recht von den Meistern als letztes und subtilstes Hindernis bezeichnet.
Erleuchtung, himmlischen Frieden, innere Ruhe, oder was auch immer in Broschüren versprochen wird, willentlich anzustreben, ist ein Widerspruch in sich. Weil innerer Friede Nichtwollen ist und man nicht Wollen nicht wollen kann. Man stelle sich nur vor, welche Arroganz darin liegt, nichts weniger als das ewige Leben zu beanspruchen oder doch zumindest das, nicht mehr auf diese gräßliche Erde zurückgeboren zu werden, wo alles nur Leiden ist! Und dabei in Kutte und Asche gehen, damit die anderen ins Knie gehen vor Bewunderung! Wie erbärmlich muß die Liebe zu einem Schöpfer sein, wenn man seine Schöpfung so beleidigt! »Hör mal, Gott, das kann doch wohl nicht alles gewesen sein. Hast du nichts Besseres für mich?« Wer ist das, der sich anmaßt, nur das Feinste zu wollen! Und wie wenig will man es dann, wenn man nicht mehr umhinkommt, den Preis dafür zu bezahlen.
Ein bißchen weniger täte es dem Nachtgänger auch.

Wenn nur noch das Tier hofft Der Depressive erfährt: das Schlimmste an allem ist die Hoffnungslosigkeit. Wahrscheinlich kann man fast alles ertragen, solange ein Schimmer von Hoffnung auf Besserung besteht, und sei es ein besseres Leben in einem eingebildeten Jenseits. Unser Bedürfnis nach Hoffnung ist die erste Weichenstellung in Richtung

Unobjektivität, indem wir Ereignisse miteinander verknüpfen, die gar keine Verbindung haben. Dieser Fehlleistung unterliegen sogar die Tiere, die zufällig vor dem Auffinden eines Happens ausgeführte Bewegungen wiederholen, in der Hoffnung, damit einen weiteren herbeizuzaubern. Wir spielen Lotto, obwohl wir wissen, daß die Chance, vom Blitz erschlagen zu werden, siebenmal größer ist als die zu gewinnen. Aber solange es möglich ist, mit einem Sechserlos in der Hand auch noch von einem Blitz erschlagen zu werden, wollen wir das Leben lebenswert finden. Wir bringen Ereignisse mit Sternen und Planeten in Verbindung, die absolut nichts dafür können, daß uns Gutes oder Schlechtes widerfährt. Selbst die Weltwirtschaft wird getrieben vom falschen Schein der Hoffnung, ganz zu schweigen von den auf kindlichen Vorstellungen gründenden Gebäuden der Weltreligionen. In der Hoffnung auf mehr Sicherheit lassen Amerikaner und Europäer gerade wieder einmal ihre Bürgerrechte beschneiden. In der Hoffnung auf Sicherheit lassen wir unsere Lebensmittel zu einem faden Mittelmaß zusammentesten, Fahrzeuge vor lauter Sicherheitsmaßnahmen in absolut lächerliche Konstrukte verwandeln. Wir sind immer wieder bereit, der Hauptgeißel der Menschheit, der Bürokratie, das Feld zu überlassen, und würden, wenn es nach ihr ginge, das Leben selbst verbieten, wenn es nicht immer wieder ausbräche. Aber die Seele weiß es längst: Sicherheitsillusion ist der Feind der Entwicklung; Gewißheit gibt es nicht, es ist umgekehrt: je unsicherer das Terrain, desto wacher der Geist, je wacher der Geist, desto mehr Sicherheit. Je unsicherer das Leben, desto größer die Lebensfreude.

Und hört man am Ende die Alten, so bedauern sie im nachhinein am bittersten, Risiko der Sicherheit geopfert zu haben. »Wäre ich doch damals mit ihm gegangen.« – »Hätte ich doch damals auf mich gehört.« Garstig rufen Sünden, die du begangen hast, aber schlimmer jammert ungelebtes Leben, heißt es. Wir wollen fiebern, zumindest mitfiebern. Wir wollen hoffen. Man spricht von Ikarus, nicht von Dädalus, der Bescheid weiß. Selbst die bedächtige Mutter Erde wird sich dereinst in die Sonne werfen, warum sollten wir keine Fackeln sein, die von beiden Enden brennen, warum sollte Riskieren und Hoffen nicht zum Wesentlichsten gehören, was Menschen ausmacht.

Ist jedoch das »Hoffungszentrum« im Kern getroffen, wird das Weiterleben zu einer permanenten Folter. Nicht umsonst ist Verbannung, Ächtung oder lebenslange Haft ohne Aussicht auf Begnadigung, nicht umsonst ist ewige Verdammung die schlimmste aller denkbaren Strafen und wird von den Betroffenen lieber vorzeitig durch Suizid beendet. Das Schlimmstmögliche ist aber, wenn dem Häftling oder Patienten selbst diese Hoffnung noch genommen wird. Videobeobachtung rund um die Uhr, nicht einmal Hosenträger oder Schnürsenkel, um sich aufzuhängen, und das endlose Frühlinge, Sommer und Winter lang in einer schalldichten Zelle und danach die Verdammnis in alle Ewigkeit. Wenn es etwas gibt, das man jedem Menschen lassen muß, egal was er verbrochen hat und ohne jede Diskussion, dann ist es ein Schimmer Hoffnung, und sei sie so illusionär wie ein Lottogewinn oder die Chance, auf einer Kaffeefahrt in den Schwarzwald die Rheumadecke geschenkt zu bekommen. Aber auf ewig verdammt? – Nicht zufällig ist die Kirche in wenigen Jahrhunderten durch Vergebung und Ablaß zur reichsten Institution in Europa geworden. Selbst die brutalsten Mafiabosse wollen nicht auf ein Kreuz in der Zelle verzichten. Hoffnung muß sein, sonst ist alles verloren, und genau diese Hoffnung nimmt die Depression.

Konflikte zwischen Völkern oder ethnischen Gruppen werden nicht beendet, sondern erlöschen allmählich, wenn keine Partei mehr davon profitieren kann. Das Medieninteresse wendet sich lohnenderen Konflikten zu, wenn sich die Koalition des Öl- oder Waffenhandels umgruppiert. Nach meinem Verständnis und Erleben dauert auch ein Nachtgang so lange, bis sich die tätige Einsicht einstellt, daß es ist, wie es ist und so seine Richtigkeit hat. Wenn kein Aspekt der Depression mehr einen, und sei es noch so absurden, Vorteil verspricht, ist Ende. Paradoxerweise muß man erst jede Hoffnung aufgeben, um wieder hoffen zu dürfen. Man muß trotz allem weiterleben und sei es nur, weil man einsehen mußte, daß man nicht imstande ist, sich umzubringen. Wenn der Kopf jede Hoffnung aufgegeben hat, so hofft offensichtlich das Tier in uns weiter, sonst müßte man längst gestorben sein.

Wer konkret an seinem Suizid herummacht, dem geht es immer noch relativ gut. Erst wenn sich das Elend in der letzten Zelle auf Dauer einzurichten beginnt, ist es soweit.

Also irgendwie weiterleben, als Aufgegebener das Damoklesschwert über dem Kopf, dann halt als Untoter, als Judas, als größenwahnsinniger Zyniker – und wenn schon nichts anderes übrig bleibt, warum nicht ein bißchen besser als schlechter vegetieren zwischen den Demarkationslinien? Wenn die Hölle doch Fenster hat, warum nicht einmal lüften. Es kommt zwar nicht drauf an, aber wenn es nicht drauf ankommt, dann kann man es ja geradesogut einmal tun. Es ist ja doch so, daß ich selbst in der größten Gleichgültigkeit eher nach dem größeren Apfel greife. Eine pragmatische Instanz, jenseits bewußten Denkens, wählt offenbar im kleinen doch das Leben, ob es der Kopf will oder nicht. Ganz am Boden, wenn sogar die Kraft fehlt, »das Leben« im großen zu verwerfen, wählt das Leben selbst.

Oder: Energie fließt dorthin, wohin man seine Aufmerksamkeit richtet, und der Nachtgänger richtet sie nicht auf einen

Lichtschimmer, sondern in das Dunkel, das er fürchtet. »Nicht da hinein« führt ihn zielsicher in den Kernschatten. Erst wenn es Schlimmeres nicht mehr zu befürchten gibt, weil es dunkler nicht mehr sein kann, ist es ihm erlaubt, sich sanft zu wenden. Wenn das Nein aufgebraucht ist, herrscht plötzlich das Ja, das immer schon allem zugrunde lag. Leben ohne Hoffnung ist nicht denkbar, und sei es die Hoffnung, daß es aufhöre.
Wenn nur noch das Tier hofft, kann sich unmerklich die Wende vollziehen. Sie ist nicht spektakulär, wie sie es bei leichteren Depressionen sein kann. Eine Kurve im tiefsten Dunkel wird gar nicht wahrgenommen. Erst wenn es allmählich dämmert, muß man annehmen, daß es wohl zu einer Wende gekommen ist. Und es gibt noch lange tausend Gründe daran zu zweifeln, daß man auch auf Kurs zu bleiben im Stande ist.

Livingstons Träger Unsere heimlichste, weil akzeptierteste und offensichtlich am meisten verbreitete Droge ist nicht Alkohol, sondern Erschöpfung. Erschöpfung anästhesiert und putscht zugleich auf, was sie zu einer idealen Gesellschaftsdroge macht. Wer ein Bild alter holländischer Meister anschaut, wird darauf ein Drittel der Menschen beim Ruhen vorfinden, wo immer sie gerade sind. In sogenannten Entwicklungsländern hat man noch einen Sinn für diese Kunst. Kaum steige ich im Westen aus dem Flugzeug, sehe ich lauter Erschöpfte.
War ich nicht auch einer dieser überreizten Automaten, wie sie da draußen vor unseren verriegelten Klinikfenstern pausenlos herumwuseln? Wie sie in der Tram noch schnell die Lidstriche nachziehen oder unter dem Sitz des Vordermanns die Fingernägel feilen? Wir Irren, die wir Ozeane von Zeit haben in unseren Laufgittern, beliebig viel Zeit, wovon man draußen nur

träumen könnte, wir sind nicht besser dran: Bei uns rennen die Gedanken bis zur Erschöpfung – Hauptsache Erschöpfung, ob drinnen oder draußen. Die Droge heißt Rennen, egal wohin. Wie der Künstler auf der C2, den wir früher in der Szene den »Klinkenputzer« nannten, weil er angewidert von einer Bar zur nächsten hastete, bevor ihm in der zehnten das Publikum fünf Minuten gut genug war – bis er weiterhastete, weil vielleicht in der nächsten die endgültige Erlöserin zu erwarten war – er rennt immer noch, selbst hier, solange zwei Cafeterias zur Verfügung stehen.

Es sieht so aus, als habe jeder einen Rucksack voller Steine auf dem Rücken; fällt einer raus, legen wir sofort wieder einen hinein. Unser eigenes Unglück reicht uns offensichtlich nicht. Wir haben völlig vergessen, wie absurd es ist, Abend für Abend vor dem Fernseher tatenlos dem Elend unserer Menschbrüder zuzusehen und dabei Nüßchen zu kauen. Als hätten wir nicht Knatsch genug, ziehen wir uns auch noch die »Lindenstraße« hinein. Kommt auch das dritte Kind endlich in den Kindergarten, wodurch sich die langersehnte Chance ergäbe, endlich einmal eine ruhige Stunde lang ein Buch zu lesen, wird sofort ein Hund angeschafft, der genau dann »Gassi« gehen muß, wenn die Entspannungslücke droht. Geht der Manager tatsächlich einen Monat in ein tibetanisches Kloster, um seinen medienwirksamen Ausstieg vorzubereiten, kommt er mit einem neuen brandheißen Projekt zurück, das ihn wieder zehn Jahre auf Trab hält. Das Leben eines ungebremsten Kämpfers ist ein einziges Egoprojekt, Friede heißt bei ihm Erschöpfung, bei voller Energie nichts zu tun, höchste Gefahr.

Es gibt tausend Wege zur Droge Erschöpfung; einer der häufigsten, merkt der Nachtgänger aus seiner unguten Schweigeecke heraus, ist das Reden. Als würde zu sich selbst kommen nicht seit Jahrtausenden still werden bedeuten, schwatzen sich die

Taggänger an Cafétischen und in Therapieräumen leer und müde, damit nur ja der tote Punkt nicht näher rückt, an dem sie erkennen müßten, daß ein von Grund auf verkehrtes Leben zwangsläufig zu tausend interessanten Themen und Theorien führt – oder aber dem rasenden Schweigen von uns Irren.
Wir glauben, daß wir das Wesentliche wollen, nur wollen wir dessen Preis auf keinen Fall bezahlen: tatsächlich auch nur einen Schritt zurücktreten. Und so will der Stapel Meditationsbücher neben dem Bett gar nichts helfen. Auch das Buddhabild in der Eingangshalle kann nicht darüber hinwegtäuschen, daß wir kaum noch eine verordnete Schweigeminute auszuhalten im Stande sind.
Immerhin, in der Klinik schert sich niemand mehr um tote Punkte. Der tote Punkt ist ein Zustand. Schweigen und Quasseln gilt gleichviel: nichts. Niemand erwartet ein Ergebnis aus einem Gespräch oder eine Konsequenz – auch nicht von den Diskussionsrunden zum Thema »Wiedereinstieg in den Alltag draußen«.
Livingstons Träger hielten sofort an, wenn sie merkten, daß ihr Bewußtsein hinter ihnen zurückblieb und Unaufmerksamkeit drohte. Uns Irre hielte nichts Äußeres mehr davon ab, es ihnen gleichzutun. Wir zum Rücktritt Gezwungenen hätten Zeit, hätten Staffeleien, Laubsägen, Modelliermasse, Räume voller Musikinstrumente der teuersten Art, mustergültig ausstaffierte Küchen, Gymnastikgeräte, Bodybuildinggestelle und vieles mehr, um uns uns selber zu widmen, aber ich habe keinen gesehen, der länger als eine Minute auf dem Tretrad gestrampelt hätte. In allen Abteilungen und Gängen stehen sie herum, diese verstaubten Raumfresser, vom stillen Vorwurf umgeben: Ihr könntet ja, wenn ihr nur wolltet. Wir wollen aber nicht. So spielen sie denn meistens allein, unsere lieben Pfleger, weil auch der dritte Versuch, einen vierten Mann aus dem Raucher-

zimmer an den Kickerkasten zu locken, fehlgeschlagen ist. Nur der muntere Pfleger aus Amsterdam strampelt die halbe Nachtwache lang auf dem Rad oder läßt die Federn des Stretchinggestells quietschen, daß ich in der ersten Nacht glaube, er triebe es mit einer Praktikantin im Kaffeeraum. Alles wäre da, selbst die Möglichkeit, Bilder auszustellen; die vielen Gänge warten nur darauf. Aber nach zwei Jahren und der fünften Einweisung hängen noch immer die schönen Blätter des alten Swissairkalenders in allen Gängen, Bilder, die wenigstens den Vorteil haben, daß man durch sie die Geschosse und Korridore voneinander unterscheiden kann: beim Matterhorn links, dann mit dem Lift eine Ebene tiefer, beim Ballenberg rechts bis zum Bodensee und dann geradeaus zum Bärengraben. Würde ich diese Pfeiler nationaler Identifikation jemals in Realität wiedersehen? Niemals mehr! Das war einmal! Wir Umnachteten dürfen uns noch etwas an die Abziehbilder halten, bevor wir ganz verdämmern, an die lustigen Papageien, wie sie auch in der Caféteria des Altersheims hingen, in dem ich früher meine Tante besuchte. Selbst die düsteren Werke einzelner Schizophrener, die die Ergotherapeutin in der A3 aufgehängt hat, bleiben von uns Patienten unbeachtet. Wir haben alle Zeit, alle Bücher, alle Anregungsgeräte der Welt, um zu uns selbst zu finden. Nur, wären wir denn hier, wenn wir das wollten? Würden die draußen so rennen, wenn sie es wollten? Gegen Erschöpfung hilft doch ein einfaches Gratismittel: Handy abstellen, sich eine Stunde hinsetzen und jede Einmischung mißachten, sogar die von innen. Wann, außer im teuren »Visionquest-Seminar«, tun wir das? Wieviel muß es kosten, wieviel also müssen wir vorher und nachher rennen, bis wir es uns auch nur einen Tag lang erlauben auszuspannen?

In bezug auf unser Abwehrverhalten sind wir alle Fundamentalisten, und Fundamentalisten sind sofort beleidigt, wenn

man an ihren Überzeugungen kratzt. Niemand will zu sich selbst kommen. Niemand will die Wahrheit wissen, sie ist viel zu banal. Darum werfen wir Steine auf ihre Zeugen, die Prostituierten und Dealer; darum sollen die Irren an den Stadtrand oder aufs Land.
Niemand will aufhören, Staub aufzuwirbeln, so daß sich die Sache von selbst zeigte. Wir wollen glauben, nicht wissen, das ist bequemer. Die Kirche versagt immer wieder kläglich vor der Realität, und trotzdem geben wir es nicht auf, von ihr Trost zu erwarten – ihr kann es recht sein. Auch die Institution, die sich am ehesten auf Wahrheit beruft, will sie nicht wirklich. Solange man Gott personifiziert, ist wegen unserer verbogenen emotionalen Grundstruktur jeder Mißbrauch möglich: Aus Papa wird Papst und Macht durch Schuld, aus Mama wird Maria und Hinnahme von Mißbrauch. Darum eilt es den Kirchen keineswegs, vom Du gegenüber Gott wegzukommen.
Wir rennen für den Glauben, nicht für die Wahrheit. Wir wollen zwar erleuchtet werden, aber nicht einmal das Rauchen dafür opfern, falls das dazwischen steht. Denn es ist ja nicht so, daß sie verborgen wäre, die Wahrheit, im Gegenteil, wir würden nicht rennen, wäre sie es; sie wird uns täglich um die Ohren geschlagen. Wir wollen sie mit Angstlust beschnuppern, aber keinesfalls sehen, geschweige sie in Rechnung stellen. Wir rennen bis zur Erschöpfung, die Therapeuten in den Gängen, die Patienten im Kopf, die Steuerzahler unten in der Stadt.
Niemand will die Wahrheit über sich selbst hören. Mag ich einen anderen auf den Knien darum gebeten haben, mich über mich selber aufzuklären, und mag mein Mund hinterher überfließen vor Dank, insgeheim verzeihe ich niemandem, mir mein Intimstes benannt zu haben. Wer untersteht sich, daran zu zweifeln, daß ich selber weiß, was die Stunde geschlagen hat! Nicht umsonst bestehen professionelle Berater auf Distanz und

raten jedem ab, Freunde zu therapieren. Denn insgeheim will jeder Schüler den Meister stürzen sehen, damit er an ihm vorbeirennen kann, ohne an sich selbst zu arbeiten. Spätestens wenn er stürzt, wird der Benenner begreifen, daß man einem anderen nur um den Preis der Freundschaft wirklich helfen kann. Kein Schüler ist Jesus am Kreuz beigestanden. Ein Unbekannter hat ihm das Kreuz abgenommen.

Erst wenn diese Rennerei aufhört, weil die Erschöpfung auch die letzte Reserve aufgefressen hat, auf die wir als Normale stets peinlichst achten, erst wenn wir wehrlos wie im Traum zusehen müssen, wie das Monster näherkommt und an uns schnuppert, auch dann noch, wenn wir aufgewacht sind, wenn es allein dem Appetit des Monsters überlassen bleibt, ob es zubeißt oder nicht – erst an diesem Punkt entscheidet sich die Sache. Der Imperator zeigt nach unten oder nach oben. Nach unten heißt: das Drama ist vorbei. Nach oben heißt: du bist noch für den nächsten Akt vorgesehen, die Götter wollen noch etwas Spaß. Mehr ist nicht zu holen, auch im hintersten Kloster nicht.

Nein, die Wahrheit ist offensichtlich und daß wir rennen nur logisch. Wir erkennen sie auf Anhieb, sonst wäre in Livingstones Steppe kein Überleben gewesen. Unser Instinkt liegt richtig: Der erste Eindruck zählt, wie es anfängt, wird es enden.

Sonnenfinsternis Sonnenfinsternis sei angesagt. Eine totale dieses Mal. Meinetwegen. Am Wochenende werde sich der Himmel verdüstern. Was soll das Neues sein! Nichts tödlicher als ein Wochenende in der Klinik, wo man beim Brunch mithelfen muß, die Blumen richten soll und sich auf den erweiterten Spaziergang an den schönen See freuen darf. Dann noch

lieber das Angebot eines Freundes annehmen und mit der Familie über die Landesgrenze mitfahren, wo sich die Sonne noch totaler verfinstern soll. Aber wie eine Autofahrt dieser Länge überstehen, mit sicherem Stau auf der Autobahn, da es sich Zehntausende von Landsleuten nicht entgehen lassen wollen, das befristete Erschauern einer Weltumnachtung zu erleben?
Schweißausbrüche schon beim Packen. Ich stehe vor dem vollgepfropften Schrank mit halbangebrauchter Wäsche und soll mich einmal mehr entscheiden – als ob von Entscheidungen jemals etwas zu erwarten gewesen wäre. Also gut: was tragen Menschen in einem Hotel? Welches ist das am wenigsten zerknitterte Hemd? Welche Hosen schließen noch unterhalb des Nabelbruchs?
Als der Pfleger kommt, um zu melden, die Familie warte schon seit einer halben Stunde im Foyer des Haupttraktes, schmeiße ich den Pyjama vom Bett in die Tasche, den abgelaufenen Paß obendrauf und haste über die Allee zum Haupteingang. Da sitzen sie frisch und reisefertig in Erwartung des Finsterlings, die Kinder mit den futuristischen Schutzbrillen auf, meine langjährigen Freunde mit verständnisvoller Ungeduld. Man ist schon verspätet und ein Umweg empfohlen. Ausgerechnet durch das Dorf der Landklinik, die mir als nächste droht, in der man beim biologischen Weinanbau mithelfen soll, und die als kostengünstigste des Kantons gelten darf, wie es in dem diskret auf mein Nachttischchen gelegten Prospekt hieß. Nur nicht schon wieder im voraus sehen, was mir blühen wird! Und dazu noch die Weinberge einzigartig finden, durch die sich das Sträßchen windet auf dem Weg zu dem fast unbekannten Grenzübergang, der hoffentlich noch nicht verstopft ist.
Schon die Ortstafel versetzt mich in stumme Panik. Im Rückspiegel sehe ich mich steif, mit steinerner Miene neben den Kin-

dern sitzen. Als dann noch die finsteren Trakte mit der bekannten Klosterkirche ins Blickfeld geraten, rinnt der Schweiß in Strömen an mir herunter. Nur nicht aufs Land! In der Stadtklinik, wenn auch am Stadtrand, darf man sich wenigstens zum Getriebe rechnen. Man sitzt gleichsam auf der Ofenbank und sieht dem Leben zu, der beste Zustand, der einem Nachtgänger zu gönnen ist. Aber das Landasyl mit seinen Gummistiefeln und Langzeitprojekten ist das endgültige Aus. Nichts Schlimmeres als das Heulen einer Kreissäge nachmittags um drei in der verregneten Provinz, sagte ich früher immer, um mich später, zur Rekonvaleszenz aufs Land verschickt, als Helfer tagelang im Regen neben einer jammernden Kreissäge wiederzufinden.

Vielleicht daß einem die Enkel nach Jahren in Vergessenheit ein Mofa schenkten, damit der seltsame Opa am Sonntag in die Dorfbeiz fahren kann, um sich als Webstübler in die stille Ecke zu setzen. Aber genau so würde es kommen, weil der selbsterfüllenden Prophetie eines Amokläufers kein Damm gewachsen ist. »Was ich befürchtete, traf mich auch«, steht schon bei Hiob. Jedenfalls kam es bisher mit erschreckender Präzision immer genau so, wie ich es befürchtet hatte, und noch schlimmer. Schon früher bemerkte ein Freund, im guten, einmal beiläufig: wozu noch diskutieren, es kommt ja sowieso so heraus, wie du sagst. Sich selbst erfüllende Prophetie mußte geradezu mein Spezialgebiet sein. Erst recht im Nachtwald, wo ich nichts anderes mehr tat, als mir etwas einzubilden. Und da der dumpfe Riese im Bauch, das Unbewußte, bei jedem Nein nur Ja versteht, treibt er den widerstrebenden Nachtgänger in jede Landschaft seiner schlimmsten Vorstellungen hinein. In Realität, nicht bloß im Wahn, wie leicht zu beweisen war. Jedenfalls war ich überall gelandet, wo ich auf keinen Fall hingewollt hatte, um so mehr, als ich Wochen und Monate im Kreis laufend

nichts anderes tat, als es mir einzubilden und dadurch noch motorisch zu verankern. Klinikfurcht brachte Klinik am Laufmeter; Verarmungswahn würde Verarmung nach sich ziehen, so sicher wie sich das Nachtgestirn vor die Sonne schiebt.
Aber meine Freunde sind es gewohnt, den auf diese Weise mit inneren Monologen beschäftigten, schweigenden Klotz im Fond ihres Wagens zu sehen. Nicht zum erstenmal sitze ich ja in dem familienfreundlichen Kombi neben den Kindern, die unbeeindruckt von den wechselnden Verfärbungen des Onkels aus der Klinik in ihren Comics blättern.
Im kindergerechten Autobahnrestaurant jenseits der Grenze, an der wir im Pulk der Schattenhungrigen problemlos durchgewunken wurden, lade ich zu Bohnensuppe – das Äußerste an eigenem Zutun, das die großzügige Familie gestattet. An der Kasse merke ich einmal mehr, daß mir Zählen völlig unmöglich ist. Nicht anders als die Kinder, die die neueste Ausgabe ihres geliebten Comics entdeckt haben, lege ich das Geld einfach in die Schale. Die Kassiererin, geldunkundige Grenzgänger gewohnt, nimmt es routiniert hin.
Als es dunkelt auf der regennassen Landstraße, rinnt wieder der Schweiß. Zudem haben wir uns verfahren im Bemühen, die im Radio pausenlos angesagten Staus zu meiden. Nun ist es stockdunkel in der verflixten Provinz, deren Dörfer nicht alle auf der Autobahnkarte verzeichnet sein wollen. Das Landhotel zu finden, das als einziges noch Zimmer frei hatte bei dem Ansturm der Endzeitbegeisterten, dauert bis weit nach Mitternacht. Natürlich hat die Küche schon geschlossen und außer Brezeln und Bier nichts mehr zu bieten. Trotzdem will etwas Erleichterung aufkommen, zur Unzeit beim zweiten großen Bier. Ich höre mich regelrecht plaudern, den Pullover gegen die Nachtkühle locker über die Schultern gelegt. Bis morgens um acht wird Pause sein. Vor Alpträumen wenigstens würde ich

mich nicht zu fürchten haben. Der Traumfänger zu Hause war zu Recht zum Staubfänger geworden. Wie sollte die Realität auch überboten werden können.
Im Hotelzimmer endlich genieße ich seit langem erstmalig die Freiheit, ein Fernsehprogramm nach Belieben auswählen zu dürfen. Ich zappe ungerührt durch die Horrorfilme und Pornostreifen, das Programm hinauf und hinunter. Es ist tatsächlich meinem Belieben überlassen, zumindest was auf der Mattscheibe erscheint. Ich habe ein eigenes Zimmer mit einem Fenster, das sich öffnen läßt; ich könnte ungehindert das Geschoß wechseln. Wo nehmen meine Freunde nur die Zuversicht her, für meine Sicherheit zu unterschreiben?
Als es an die Türe klopft, muß ich etwa zwei Stunden geschlafen haben. Die Uhr mitzunehmen, die mir meine Tochter zugeschickt hatte, als ich ihr einmal am Telefon gestand, auch die Backofenuhr habe ihren Geist aufgegeben, hatte ich im Streß des Packens vergessen. Angezogen wie ich noch bin und ohne Necessaire auf Reisen, bin ich sofort im Frühstücksraum. Da sitzen sie alle schon, die vielen Hergereisten mit ihren Schutzbrillen, neben den Servietten ins Studium des Ortsplans vertieft, der zum günstigsten Standort für die anstehende Apokalypse führen soll. Hingegen verspricht der verhangene Himmel nichts Gutes, und ein erstes vormittägliches Gewittergrollen ist auch schon zu vernehmen. Womöglich würde sich der Untergang des Abendlandes in Abwesenheit der Menschheit vollziehen. Meiner Morgenpanik in all dem Aufbruchswillen wäre es egal! Schirm und Regenmantel sind längst nicht mehr im Repertoire. Daß auch meine Freunde nicht an Regenschutz gedacht haben, ändert nicht viel!
Man zieht trotzdem los. Plötzlich drängt die Zeit. Auf einem nahen Bergrücken, beschließt man, wäre die günstigste Rundumsicht möglich. Aber da hinauf sind es etliche Kilometer, die

sich anhand des Ortsprospekts nicht genau bestimmen lassen. Schon beim Anmarsch auf den Hügel beginnt es zu regnen, und bald gießt es mit einer seltenen Heftigkeit, so daß wir alle bis auf die Haut durchnäßt in einem Ausflugsrestaurant unterzukommen versuchen. Da sind wir aber nicht die einzigen, die mit aufgeweichten Kartonbrillen im Hausgang stehen und nach heißen Getränken verlangen. Mein Freund rät mir dringend, aus den durchnäßten Kleidern in den Pyjama zu wechseln. Er fühlt sich schließlich verantwortlich dafür, daß er mich nicht mit einer Lungenentzündung in der Klinik zurückgibt. Sogar sein geheiligtes Perret setzt er mir auf; das erste Mal, daß ich so ein Ding aufhabe. Sie selber wechseln in die Ersatzkleider, die Reisende normalerweise mit sich führen.
Als der entscheidende Moment näher rückt und der Regen etwas nachläßt, steigen wir die Straße hinauf zu einer Gartensiedlung, deren Bewohner ihre verregneten Grillpartys wieder in Gang zu bringen versuchen. Da stehe ich in Pyjama und Perret auf einer Straße im bürgerlichen Niemandsland, das sich langsam verfinstert, als würde es Abend werden. Von der Sonne keine Spur. Das einzig Exotische: die Unzeit der Nacht, die sich jetzt niedersenkt und zur Enttäuschung der Anwohner die Straßenbeleuchtung anspringen läßt.
Ein Erinnerungsfoto muß sein. Wir sollen die Schutzbrillen aufsetzen, und damit mein Freund das Bild schießen kann, soll ich so lange seine Pfeife halten. Und so wird er abgebildet sein, der letzte Moment: Ein von Medikamenten aufgeschwemmter Mann um die fünfzig mit Kartonbrille, Perret und Pfeife im zerknitterten Pyjama ohne Socken im Kreis einer Familie, die nicht seine ist, in einer Straße mit Häusern, die ab Katalog auf die grüne Wiese gestellt wurden. Daß ich später einmal darüber würde lachen können, hätte ich nicht einmal dem lieben Gott geglaubt.

Um den Tag für die Kinder noch zu retten und um uns aufzuwärmen, wird beschlossen, ein nahes Thermalbad zu besuchen. Badehosen waren vorausschauend eingepackt worden, eine zweite meines Freundes auch für mich, die obligatorischen Badekappen würden zu mieten sein. Nur nicht! Im Labyrinth der Chipkarten, Drehstangen und Multischlüssel eines fröhlichen Bades würde mein Endzeitgefühl des Tages den Höhepunkt erreichen. Und wie der stramme Animator am Beckenrand vor den kichernden Alten im Hauptbassin mit dem Fitneßprogramm beginnt, ist die Stimmung perfekt. Die Geriatrie war auch angekommen. Ich lege mich in einen Liegestuhl und halte mich an den Armlehnen, bis die Stunden abgelaufen sind. Durch das Labyrinth zum Ausgang folge ich meinem Freund auf dem Fuße. Daß mir die Kassiererin nachruft, ich hätte noch immer die Haube auf, wie ich eilig durch die Drehtür ins Freie will, erstaunt mich nicht. Nachtgänger bleiben an jeder Pforte hängen.

Auf der Rückreise im Pyjama sage ich kein Wort. War das Wochenende auch schlimm, so war doch immer wieder etwas geschehen, und die Angst, in der halbleeren Klinik übers Wochenende ins Bodenlose zu stürzen, wäre noch unerträglicher gewesen. Bei meinen Freunden darf ich einfach das fünfte Rad am Wagen sein, die einzig vorstellbare Rolle, in der sich ein Nachtgänger einigermaßen über die Runden bringen kann, ohne die Begleiter selbst in den Wahnsinn zu treiben. Aber jetzt geht es zurück, im Sonntagsverkehr auf eine nächste sinnlose Woche zu, auf die ein nächstes bleiernes Wochenende folgen wird.

Zurückgemeldet, lasse ich mich schon abends um sechs ins Bett fallen. Mich in den Pyjama zu zwängen, kann ich mir ja schenken. Zum Abendessen bin ich zum Glück nicht angemeldet. Nun soll mich der Bonus an Müdigkeit über die nächsten Stunden bringen. Und tatsächlich bemerke ich nicht, wie mein neuer Zimmergenosse seinen Kasten einräumt und sein Bett bezieht. Am Morgen würde ein Hanspeter oder Markus mehr auf meiner Liste sein.

Ist Mißbrauch der vielen Rede wert? Obwohl man wohl den meisten spätestens ab fünfundzwanzig zumuten darf, für ihr Leben selbst verantwortlich zu sein, was auch immer vorher war, ist es auch offensichtlich, daß wir Patienten, die wir die Höfe der Anstalten bevölkern, Produkte des einen oder anderen familiären Mißbrauchs sind. Nicht, daß in den Aufenthaltsräumen darüber gesprochen würde; jeder hat genug damit zu tun, die nächsten Stunden über die Runden zu bringen. Über Persönliches wird fast gar nicht gesprochen, außer in der Therapie natürlich. Aber auch dort ist keine Zeit für biographische Tiefenforschung. Der jeweilige Arzt übernimmt den immer umfangreicher werdenden Ordner von seinem Vorgänger und beginnt das Fragen auf seine Weise jedesmal wieder von vorn. Mit der Zeit spielt sich eine Geschichte ein, die man als Biographie dem nächsten präsentiert, wobei es geradesogut eine andere sein könnte. Darin hatte der Urvater der Analyse sicher recht: Ein einigermaßen gültiges Bild kann sich erst nach Monaten und Jahren assoziativen Gesprächs abzeichnen, was immer das auch helfen soll – noch einmal »darüber« zu reden, kann das Trauma auch vertiefen, das man zu entschärfen hoffte.
Aber so scheint es zu sein: Irgendwann in der frühen Jugend haben sich, oft wiederholt, heftig oder schleichend traumatische Ereignisse in die Seele eingegraben, die irgendwann später nach erlösender Klärung und Ausgleich rufen. So konnte es

vorkommen, daß gestandene Männer der Versuchung nicht widerstehen konnten, sich nur mit Windeln angetan in den Büschen um unsere Kinderklinik zu verstecken, wo sie insgeheim entdeckt werden wollten. Aus dem gleichen Grund wiederholen wir im Laufe des Lebens wieder und wieder mit wechselnden Partnern die alte traumatische Situation, bis wir genügend Tricks gefunden haben, die immer gleichen Fallgruben hinlänglich zu umgehen und in freiere Verhältnisse zu kommen. Wer partout nicht hinsehen will, dem wird von der Seele eine körperliche Krankheit, ein Unfall oder eine Depression verordnet, die die Bremse des Karussells solange anzieht, bis man nicht mehr umhin kann, die hervortretenden Konturen der Umgebung zu erkennen. Nichts geht mehr, wir stehen, und wer jetzt die Augen nicht endgültig verschließt, muß einfach sehen: unterhalb der Ebene unserer vermeintlichen Motive ist alles noch einmal ganz anders. Nein, von den moralischen Ansprüchen einer bürgerlichen Erziehung herkommend, ist das sich Abzeichnende in der Regel alles andere als hübsch: »Schatten« hatte doch früher in der Theoriestunde etwas Interessantes, wer wollte keinen haben! Aber wenn sich der innere Schweinehund in Realität nach außen kehrt, wollen wir so nun wirklich nicht sein. Kein Wunder beschließen nicht wenige Nachtgänger, das Gesehene absichtlich zu verwischen und sowohl nach innen und als auch nach außen zu verwirren. Sie werden nicht müde, ihrer Umgebung weiszumachen, daß sie verrückt sind. Als ob man schon einen Verrückten gesehen hätte, der sich selbst für verrückt hielt. Sie legen sich eine Figur zu, an die sie mit der Zeit selber halbwegs zu glauben anfangen. So werden sie nicht müde, in der Tram und in den Bahnhöfen ihre immer gleiche Nummer abzuspulen – der eine oder andere wird schon darauf hereinfallen und ein Bier oder Schulterklopfen springen lassen. Damit läßt sich schlecht und recht vegetieren. Logischerweise bricht die Irrennummer sofort zusammen, wenn sie abends durch das Portal der Psychiatrischen in die offene Abteilung zurückkehren. Wer hier öffentlich spinnt, spinnt wirklich oder spinnt vor seinem Therapeuten. Das Interesse füreinander reicht nicht einmal so weit, daß einer einmal freiwillig die immer übervollen Aschenbecher leerte.

Wie auch immer, sowohl der Resignation als auch dem Verrückt-Spielen liegt Mißbrauch zugrunde. Immer mehr Opfer gewöhnlichen Mobbings landen in den Kliniken, immer mehr gestandene Familienväter werden von heute auf morgen eingeliefert, wenn sie sich nicht vorher umzubringen entschlossen haben. Die Seiten der Todesanzeigen sind voll von »unerwartet von uns gegangen« und »plötzlich verschieden«: von Gewalt gegen sich selbst als Resultat von Mißbrauch durch andere.

Aber ist der Mißbrauch durch andere den Raum wert, den er in der öffentlichen Diskussion einnimmt? Ist nicht jeder mehr oder weniger ein Opfer von Mißbrauch, von subtiler oder offener Erpressung, und zahlt es als Täter oder Opfer direkt oder indirekt zurück? Wird nicht jeder im Alter wie sein Vater oder seine Mutter, um so mehr, je mehr er sie verflucht? Ist das Thema Mißbrauch durch andere mehr als drei Therapiestunden wert? Sollten wir die Stunden nicht lieber vor dem Spiegel oder im Zoo vor dem Affenkäfig verbringen, um zu erkennen, was wirklich in uns rumort? Der Nachtgänger, wie er dasteht vor seiner eigenen Menagerie, hat das Billett jedenfalls umsonst.

Heute spricht man von Mißbrauch, früher ging man davon aus, daß das Leben brutal und die Natur des Menschen tierisch ist. Gleichzeitig wird der beliebige Spielraum für Mißbrauch gegen sich selbst, wie er heute gegeben ist, nicht existiert haben. Wo man auch hinsah, war äußere Not, Krankheit, Sterben, Übergriff. Kinder galten nichts; sie überlebten oder gingen ein. Sie wurden wie Erwachsene angezogen und auch so behandelt. Waren sie überzählig oder die Not sippebedrohend, wurden sie dem Salzhändler verkauft. Auf den einsamen Höfen war Inzest eher die Regel als die Ausnahme. Ganze Weiler verdämmerten in Suff und Debilität. Wer die familiäre Vergewaltigung in den engen Kammern und Werkstätten überlebte, war stark genug, den Härten der bäurischen und handwerklichen Konkurrenz zu trotzen. In den Städten herrschte ein unbeschreiblicher Gestank; Ungeziefer, Ausschläge und Seuchen waren allgegenwärtig. Auf den öffentlichen Plätzen wurde gevierteilt, gehängt und lebendig verbrannt. Den Hinrichtungen zuzusehen, war für die meisten die einzige Abwechslung in einem völlig monotonen und aussichtslosen Leben. Musiker und Schauspieler galten gar nichts, noch wenn sie vor dem König spielten, mußten sie hungern. Natürlich gab es Zeiten und Landstriche, wo alles etwas besser war, gab es Bürgerschichten, in denen nicht nur schadenfroh, sondern auch einmal herzlich gelacht wurde und etwas Toleranz aufkam. Es gab auch Bildung, Geschmack und Kunst, Kinderspielzeug und Muße. Aber verglichen mit dem Leben der großen Mehrheit, die ihre Lebensumstände nicht durch Bücher publik machen konnte, waren die Begüterten die Randgruppe.

»Die Welt ist brutal, aber schön«, sagte mein Nachbar in den Tessiner Bergen, der in seiner Jugend nichts als Mißbrauch, Hunger und Kälte kannte. Wer als Therapeut über Jahre Leute zur Therapie empfangen hat und sich auch sonst etwas umhört, kann rasch vermuten, daß das, was wir heute als seelischen Mißbrauch bezeichnen, die zeitgemäße Form der einstigen materiellen Not darstellt, daß sich Not in einer Wohlstandsgesellschaft offenbar in die Psyche verlagert. Früher starb man vor Hunger, heute an Sinnleere. Die Verteilung der Selbstmordraten und seelisch bedingten Krankheiten über die

Gebiete der Erde sagt alles: Wir sind Unglückliche im Schlaraffenland. Ob wir es schön finden oder nicht: Die Natur will Selektion, und es wird um die Sonnenplätze gekämpft, nicht anders als im Mittelalter.

Natürlich kann man nicht allen Ernstes für den Mißbrauch Schwächerer sein – schon darum nicht, weil wir unversehens selbst zu den Schwächeren gehören können. Mißbrauch ist in jedem Fall aufzudecken; wir müssen uns zu schade dazu sein, unsere natürlichen Anlagen zu zerstören oder zerstören zu lassen. Um mit diesen keineswegs neuen Feststellungen nur zu fragen: Bringt es uns weiter, den therapeutischen Fokus auf Mißbrauch und Schuldzuweisung zu richten und ihn um der guten Ausrede willen retrospektiv sogar herbeizuwünschen, oder sollten wir nicht eher Schuld, statt sie anderen zuzuschreiben, als eine von uns selbst an der eigenen Entwicklung begangene sehen, in und unter welchen Umständen wir auch immer gelebt haben? Sollten wir, was wir als Mißbrauch bezeichnen, nicht viel mehr als unverzichtbare Erfahrung sehen, wie schlimm sie auch gewesen sein mag? Sollten wir nicht, statt selbstmitleidig um das Thema Mißbrauch zu kreisen, lieber feststellen, daß er uns nicht umgebracht hat, und daß uns schließlich stärkt, was uns nicht umbringt, wenn wir es hinterher fertigbringen, den Narben mit Liebe zu begegnen? Sollten wir nicht, statt endlos Träume zu analysieren, vielmehr die Wirklichkeit entmystifizieren und von dem reden, was tatsächlich ist: eine brutale aber schöne Welt, in der das Dunkle eher zu akzeptieren, denn zu therapieren ist, in der es so relativ ist wie die Moral, so flüchtig wie der Schatten, der sich nach der Sonne dreht, nicht weniger, aber auch nicht mehr?

Es gibt ein Städtchen in der Schweiz, das zur Fastnachtszeit die unschweizerischste Posse treibt, die man sich denken kann: Die Einwohner spielen Lotto mit der eigenen Sicherheit. Sie ziehen auf Eisenwagen riesige Brände durchs hölzerne Stadttor herein. Nach und nach brennt es überall, und immer noch mehr Brandfackeln und Holzstöße drängen herein. Die Feuerwehr ist nur damit beschäftigt, Fassaden und Tore abzuspritzen, damit sie nicht in Brand geraten. Die Einwohner und Besucher auf den Gassen kehren sich an die Hauswände, um nicht angesengt zu werden. Einmal im Jahr darf gebrandschatzt werden, damit Ruhe ist. Mir ist nicht bekannt, daß das Städtchen in seiner Geschichte jemals einem Brand zum Opfer fiel.

In uns rumort der Wilde, der sein Recht will und der irre wird in einem Käfig. Ihn zu therapieren ist sinnlos, solange er in seinem Therapeuten selbst den verkrüppelten Wilden wittert und solange draußen die Tierfänger hinter jeder Ecke lauern. Der Wilde ist wohl auch nicht so, wie ihn ängstliche Alternative gerne hätten: antiautoritär und pflanzenfreundlich. Er ist lebensfreundlich und insofern pazifistisch, weil er seine Wildheit lebt und über den direkten Kampf hinaus keine flächendeckende Vernichtungsenergie sammelt. Und er ist frei, weil er die Hierarchie natürlicher Autorität selbstverständlich anerkennt und darin seinen Platz einnimmt. Freiheit einzufordern würde ihm wohl gar nicht in den Sinn kommen, er wollte viel eher in den Bindungen seiner Gemeinschaft seinen Platz haben und menschenwürdig leben wollen. Über der Frage nach dem Lebenssinn würde er ebenfalls keine Zeit verlieren: überleben, lernen, rebellieren, seine Talente nutzen, Familie gründen, Kinder und Enkel lehren, sterben, was sonst. Ausführen, was in uns über Millionen Jahre angelegt wurde, allein schon, weil der Natur zu folgen am wenigsten unnötiges Leiden bringt. Freiheit von Bindungen mag in einer dekadenten Überflußgesellschaft kurzfristig Höhenflüge erlauben, aber um so härter wird die Landung sein, wenn das Sterben sein unbestechliches Recht fordert. Nichts schlimmer, als alternd einsehen zu müssen, daß

man in Palermo gelandet ist und eigentlich nach Hamburg hätte fahren müssen. Und kein Benzin mehr, um den Laster auch nur zu wenden.
Möglicherweise hat mir der Wilde, der sich weder therapieren noch einsperren lassen wollte, letztlich das Leben gerettet. Wahrscheinlich war er es, der, trotz Mißbrauch noch ungebrochen, sich nicht kampf- und ehrlos ergeben wollte, das kein Nein kennende Tier. Wahrscheinlich war das, was da rumorte, nicht mehrheitlich krank, sondern gesund. Der Wilde ist ja nicht größenwahnsinnig, sondern unkonventionell. Es ist der Verstand, der vom Sockel herunter muß. Und es ist der Wilde, der ihn stößt. – Wahrscheinlich hat sich der Dunkelmann ganz einfach durchgesetzt und will fortan sein Recht haben. Ohne es sich durch eine neue Depression erzwingen zu müssen – das wäre die Chance.

Entwurf Depression ist eine Reaktion auf ein nicht verdaubares Ereignis. Es kann auch ein paar Generationen zurück geschehen sein und der Schock sich übertragen haben. Die Spannweite von Ein- und Auswirkungen, von Ausgleich, oder Schuld, wenn man will, umfaßte schon in der Antike mehrere Generationen. Heute gewinnt diese Betrachtung wieder an Geltung, nachdem man eine Zeitlang wenig von Ahnen, Familie und Sippe wissen wollte, obwohl das ein Rahmen ist, der über tausende von Jahren Geltung hatte und für den größten Teil der Erdbevölkerung noch immer hat.
Was ich über Jahre an traumatisierten Kindern beobachten konnte: Ein Trauma, wie schlimm es auch sei, muß nicht notwendigerweise eine Spur nach sich ziehen. Das Ereignis an sich ist das Unwichtigste. Wichtiger ist, ob es sich wiederholt oder

in eine empfindliche Entwicklungsphase fällt. Das traumatische Ereignis ist oft der beliebige Tropfen, der das schon aufgefüllte Faß zum Überlaufen bringt. Unspektakuläre Ereignisse, die später kaum noch aufzuspüren sind, können größere Auswirkungen haben als die Paukenschläge, die wir gerne als Krankheitsgrund heranzitieren und endlos besprechen. Das macht die Erforschung der Ursachen einer Depression zu einem beinahe hoffnungslosen Unterfangen. Seit der Antike wurde über Ursache und Behandlung von Schwermut nachgedacht und von Zwiebelkuren bis zu philosophischsten Deutungen alles probiert. Von der theologischen Akrobatik ganz zu schweigen. Der Hauptgrund dafür ist unsere Erkenntnisfähigkeit, die Segen und Unglück gleichermaßen ist. Der Segen: daß im Erkennen die Chance liegen kann, Wiederholung zu vermeiden. Das Unglück: daß wir trotz der Bereitschaft, Dunkel zu erhellen, dem Unbenennbaren und Unauffindbaren hilflos ausgeliefert sind. Die Vertreibung aus dem Paradies des Nichtwissens ist das Trauma schlechthin und die Ursache aller Ursachen psychischen und psychosomatischen Leidens. Gegen Erkennen ist kein Kraut gewachsen, das nicht selbst Erkennen heißt. Insofern ist Heilung ein Akt der Courage. Der Courage des Herzens wider den Zynismus und der Courage des Geistes wider den Aberglauben und die Angst vor dem Schrecken. Depression hat ihre Gründe, wie alles seine Gründe hat, außer Gott. Depression aufzulösen, heißt insofern, sich Gott zu nähern, wider den Teufelsaspekt des Verstandes; sich das große Ganze nicht ausreden lassen, vor der Pförtnerloge des dürren Zensors – was Religion im Wortlaut heißt, seit Jahrtausenden.

Zumindest das Taggänger wollen offenbar das eigene Irrsein nicht merken und es in den anderen nicht sehen. Wie anders ist es zu erklären, daß die überwiegende Mehrheit der Deutschen damals einen Hitler wählte. Wählte! Hatten sie denn nicht hingeschaut? Sogar ein Blinder hätte allein nach seiner Stimme den Verrückten ausmachen können. War vom Aussehen Stalins etwas anderes als List und Brutalität zu erwarten? Kommt es jemals anders als einer ausschaut, wenn man ihn läßt? Sehen wir Nachtgänger anders aus als wir sind: gebrochen und verloren, getrieben?

Bei uns Nachtgängern hätte Hitler keine Chance gehabt. Nachtgänger täuschen sich in anderen Dingen. In bezug auf Schattenseiten sind wir Realisten. Darum mußten die Irren damals in den Ofen; sie hätten den öffentlichen Wahnsinn zu offensichtlich vertreten. Und als Chorea-Huntington-Verdächtiger wäre ich noch einmal ins Gas gekommen; auch diese Krankheit durfte nicht sein unter den Kranken.

Der Nachtgänger aus seiner Ecke aber sieht gelassen: Natürlich führt das Kultivieren von Minderwertigkeitsgefühlen zu Machtrausch, führt das Schüren von Erlösungsphantasien zu Herdenblindheit. Natürlich führen Zölibat und Moral zu Mißbrauch und Spaltungen.

Die Nachtgänger sind Tiere, frei von der Leine, sie lassen sich vor keinen Karren mehr spannen. Gott ist nicht mit uns. Wir laufen keiner Fahne mehr nach. Zumindest das.

Ich hätte ihn jedenfalls nicht angespuckt aus unserem Raucherzimmer heraus, den »Größten Feldherrn aller Zeiten«. Ich hielt mich für schlimmer. In meiner Schattenlogik ließ ich meinen Anhängern keine Chance, mich zu wählen. Sogar Goebbels, der wußte, was er tat, beneidete ich um sein öffentliches Eintreten für das Böse. Wenn schon: totaler Krieg. Meine über Jahrzehnte kultivierte Verschlagenheit hielt ich in den schlimmsten

Tagen allen Ernstes für geeignet, den ersten Dominostein der Apokalypse abzugeben.
Wenn schon Rumpelstilz, dann totaler Rumpelstilz. Wenn ich schon untergehe, muß die Welt es auch. Der andere Irre hat es beinahe geschafft. Meine neurotische Energie schaffte es nicht einmal, den morschesten der Bäume in meinem Garten zu kippen. Ein Freund ließ die Gärtner kommen.
Einer meiner langjährigen Mentoren meinte denn auch amüsiert: »Du wirst es nicht schaffen, neben Goebbels im ewigen Feuer zu schmoren«, als er mich im psychotischen Selbstbezichtigungswahn antraf. Allerdings war er der Meinung, der Stadtreformator mit dem bezeichnenden Namen Zwingli habe saubere Arbeit geleistet. Meine Psychosen waren allesamt vom heftigsten Ungenügen vor dem Absoluten geprägt. Protestantischer Himmel und katholische Hölle – die Mischung ließ nichts zu wünschen übrig.

Das habe ich nicht verdient Aber daß sich in der Psychoszene einer unterstehe, von Schuld zu reden! Natürlich ist der selbstzerstörerische Schuldwahn, an dem viele Depressive leiden und der auch mich ergriffen hatte, zu nichts gut, außer die Hoffnungslosigkeit noch in die Unendlichkeit zu verlängern. Aber daß Therapeuten das Wort Schuld meiden wie der Teufel das Weihwasser, macht es nicht besser. Auf das unbedachte Reizwort Schuld kommt gewöhnlich wie aus der Pistole geschossen der Satz, Depression habe nichts mit Schuld zu tun, sondern sei eine Krankheit. Also ob man nicht auch an einer Krankheit Schuld haben könnte. Und der Depressive erlebt sich gerade als einer, der alle Normen der Mitmenschlichkeit mißachtet, sich also fortlaufend moralisch schuldig macht.

In seiner Logik gilt: Da ich es jetzt tue, habe ich es immer getan, ihr habt es nur nicht gemerkt. So oder so, es ist sinnlos, einem Nachtgänger die Schuld ausreden zu wollen.

Wer beten wolle, solle zuerst zu seinen Nachbarn gehen und seine Konten in Ordnung bringen, heißt es sinngemäß in den Schriften. Niemand kann Seelenfrieden erwarten, bevor seine irdischen Rechnungen nicht bezahlt sind. Es ist auch sinnlos, ins Kloster zu gehen, wie man mir riet, und zu glauben, vor einer Wand oder einem Altar zu meditieren, ändere das geringste. Meditieren stärkt das Bewußtsein, aber es bezahlt unsere Schulden nicht. Erleuchtete werden allmählich enthaltsam, aber das heißt nicht, daß das Zölibat allmählich erleuchtet. Die Wünsche sind bekanntlich die Väter der Gedanken, und bevor sie nicht gestillt sind, ist kein Friede im Kopf. Genausowenig, bevor Schuld nicht ausgeglichen ist. Die Ordensgründer, auf die man sich beruft, waren quitt mit der Welt, sie hatten allesamt ausgiebig gelebt, gesündigt und bezahlt und wollten die zweite Lebenshälfte nicht auch noch mit dem ganzen gesellschaftlichen Gezerre vertun und endlich Ruhe haben. Das Kloster, die Wüste war ihnen mehr Wohltat als Übung, Meditation ein Vergnügen. Ein Heiliger wird einer aus Müdigkeit, nicht aus Eifer. Endlich Ruhe! Endlich nicht mehr müssen!

Vielleicht die meisten, die in die Klinik gehen, selbst die, die gegen ihren Willen eingewiesen werden, suchen nichts anderes als Ruhe. Ruhe vor den vielen vermeintlichen und tatsächlichen Gläubigern in der rauhen Welt. Eigentlich sollte man meinen, diese Ruhe da auch zu finden, aber niemand begleicht inzwischen die Schulden, auch die Krankenkasse nicht, sie sind bloß auf Eis gelegt. Und der pflichtbewußte Bürger wird sich wundern, wie schnell ihm der Strom abgestellt, die Versicherung gekündigt wird, wenn er nach Jahrzehnten pünktlichen Einzahlens es auch nur einmal vergißt. Der freundliche Bankbeamte ist angehalten, knallhart zu bedauern. Spätestens in der zweiten Woche kommt die Sozialarbeiterin in der Klinik vorbei mit der diskreten Frage, wer das eigentlich alles bezahlen werde. Die Wochen des subventionierten Rückzugs sind von der Kasse auf den Tag abgezählt, die Kosten horrend und der Eigenanteil beträchtlich. Der Patient, der daran festhalten will, es gehe nicht um Schuld und Bezahlung, und der beschließt, koste es, was es wolle, in Anstalten und Kliniken zu bleiben, wird die Erfahrung machen, daß er mit der Zeit im untersten Segment des klinischen Angebots landet, wo vom Licht im Korridor zur Zimmerbelegung zur pflegerischen Zuwendung nur noch das Minimum geboten wird und mit fünf anderen zusammen im Zimmer und zwanzig anderen im Fernsehraum von Ruhe auch wieder nicht die Rede ist.

Überall auf dem Land, wo man noch darauf schaut, ob einer mehr ißt, als er arbeitet oder umgekehrt, sind die Sätze geläufig: »Er steht in meiner Schuld« oder: »Ich stehe in seiner Schuld.« Jeder im Dorf hat die Rechnung im Kopf, im Wirtshaus wurde sie früher mit Kreide öffentlich an die Wand geschrieben. Ohne Ausgleich läuft in einem Dorf auf die Dauer gar nichts. Wer auf unserem Hof ein Pferd auslieh, um sein Gespann voll zu machen, hatte es bei der Wasserzuleitung vom Dorfbach in die Wiesen in Minuten abzugelten.

Unser Gewissen – davon will auch niemand mehr reden – weiß immer genau, was wir der Welt gerade schuldig sind. Wir mögen uns betrinken und zudröhnen, uns in Arbeit stürzen oder an Gummiseilen von Kränen und Staumauern, wir können unseren Schatten heiraten, unser Gewissen rechnet unberührt ab und präsentiert die Rechnung, in Raten oder aber auf einmal, spätestens aber zu Matthäi am Letzten, wenn es einem Menschenwesen nicht mehr möglich ist, mit etwas anderem als dem eigenen Leben zu bezahlen.

Warum reden Taggänger nicht über das, was ganz offensichtlich der Fall ist: Es geht um Schuld und Sühne, im großen wie im kleinen. So tun, als gäbe es keinerlei Abrechnung, nur weil die Kirchen damit Schindluder getrieben haben und immer noch treiben, lenkt Orientierung Suchende von einer wesentlichen und zur Gesundung wichtigen Tatsache ab. Wenn der aufgeklärte Therapeut nichts von Schuld und »auf dem Gewissen haben« hören will, dann hat das mehr mit der allgemeinen Flucht vor Verantwortung in Freizeitgesellschaften zu tun als mit den Hirngespinsten verwirrter Patienten.
Schuld im Sinne der Religion ist durch den Intellekt natürlich einfach zu entschärfen. Religionsgebote sind von regionalen Eigenheiten geprägt. Schon bei den Türken im Parterre herrscht ein anderes Regime. Die universelle Regierung da oben hat offensichtlich kein Interesse an unseren Unterscheidungen und Rechnungen; die überläßt sie uns gerne. Der oberste Herr hat unendlich viele Felder, er kann es sich locker leisten, Getreide neben Unkraut stehen zu lassen bis zum Erntetag, wie es heißt. Auf dem Gebiet des verinnerlichten gesellschaftlichen Sippenwesens macht es nach meinem Verständnis aber sehr wohl Sinn, sich mit seinen Schulden zu befassen. Es wird kein frisches Wasser auf die eigene Wiese fließen, ohne daß wir dafür bezahlen. So frei sind wir nicht. Auch eine schwere Depression geht nicht einfach so von selbst vorbei wie ein Schnupfen. Aber der Richter in uns hat viel Zeit, seine Schulden einzutreiben, sieht der Nachtgänger zurückblickend. Er kann es sich leisten, auch übermorgen wieder anzuklopfen, wenn ich die Tür von innen zuhalte.
Das Gesetz von Schuld und Sühne gibt es, ob wir es modern finden oder nicht, ob wir es noch so nennen wollen oder nicht, ob wir bewußt rechnen oder unbewußt. Beim Gesundwerden geht es sehr wohl darum, allmählich zu jedem Gläubiger per-

sönlich zu gehen und einen Schuldentilgungsplan auszumachen. Ich meine, Therapeuten sollten nicht anders als Sozialarbeiter über Schuld und Ausgleich reden. Die meisten Schulden lassen sich ja durch simples um Vergebung Bitten und Verzeihen begleichen. Ein großartiges Angebot der Existenz, wenn wir denn bescheiden genug werden, es ehrlich damit zu meinen.

Wenn unsere Eltern, unsere Hauptgläubiger, nicht mehr leben, so leben doch möglicherweise die Eltern des Partners noch, um die man sich kümmern kann, um das an sich nur durch eigene Eltern- oder Patenschaft bezahlbare Geschenk des Lebens abzugelten. Und es gibt in einer »vaterlosen Gesellschaft« Kinder zuhauf, die auf verantwortungsbewußte Erzieher und Förderer warten. Es gibt immer einen Zahlungsmodus. Und das Gewissen verbucht die kleinsten Posten, das wird jedem bewußten Nachtgänger schlagartig klar. Das Gesetz, daß eine Aktion eine Reaktion nach sich zieht, gilt in der entferntesten Ecke des erforschbaren Universums, warum also nicht in meinen persönlichen Belangen?

Wer durch eigene Ignoranz psychisch oder physisch krank geworden ist, kann nicht gesund werden, ohne daß er sich seiner Ignoranz bewußt wird und den Ausgleich sucht. Die moderne Medizin mag sich überschlagen vor Fortschritten – es gibt keine chirurgischen und medikamentösen Heilungen mit Dauerwirkung, solange einer verstrickt ist. Der richtige Pillencocktail und der richtige Bypass können nur kurzfristig ausgleichen; wird diese Chance, dieser Vorschuß, nicht umgehend genutzt, fällt die Sache noch tiefer zurück als vorher. Man muß langfristig beobachten, um zu richtigen Schlüssen zu kommen – der Nachtgänger tut nichts anderes mehr.

Rituale Nichts ist schlimmer für den Nachtgänger als große Enge oder Weite. Er ist schon verloren genug, als daß er das noch im Außen haben müßte. Eine Unterführung, ein Lift, eine Bahnhofshalle werden zur Tortur. Fehlt noch, daß man in den Tomographen einfahren soll, zwecks Untersuchung des Gehirns. Könnte ja sein, daß die Depression hirnorganisch verursacht ist. Das kleinste Blutgerinnsel kann alles Vertraute innerhalb von Sekunden in eine fremde Landschaft verwandeln. Unsere mühsam aufgebaute Persönlichkeit hängt an einem seidenen Fädchen. Ein paar Hormone in falschen Bahnen und der Geist spielt verrückt. Bildung, Moral, gute Erziehung, die Anstrengung von Jahrhunderten ist in einer Sekunde im Eimer. Dünnste Membrane trennen Gut von Böse, Mut von Feigheit, Anstand von Unflätigkeit. Eine kleinste Wucherung, ein geplatztes Gefäß und der gute Vater wird zum Unhold, die Mutter zur Nymphomanin.
Also kann es sein, daß man von einem Pfleger eines Tages durch weihnachtlich geschmückte Straßen zum tomographischen Institut geführt wird, durch die Stadt, in der man von klein auf gelebt hat, über die Schauplätze der eigenen Biographie, die sich dicht an dicht reihen: Hier traf ich sie zum erstenmal, hier stand die Bühne, auf der ich zum erstenmal auftrat, in dieser Bar diskutierten wir die Nächte durch, hier die Buchhandlung, wo ich mein erstes Buch ausgestellt im Schaufenster sah. Jeder Quadratmeter eine Geschichte, die unkorrigierbar feststeht, die Spur der Privilegien eines gut abgefederten ewigen Jugendlichen auf dem Brett eines verlorenen Spiels, über das man zur Hinrichtung geführt wird. Und einem Hinrichtungsgerät nicht unähnlich sieht der Tomograph aus. Oder eher noch ist es ein Krematoriumsofen, in den man halbnackt auf einer Bahre eingefahren wird und in dessen enger Röhre es nun ein zum Klaustrophobiker mutierter Psychot eine halbe Stunde lang aushalten soll.

Aber ist es ein Zufall, daß durch die Kopfhörer, die die einberechnete Angst dämpfen sollen, ausgerechnet kirchliche Radiomusik ertönt? Danach zufällig eine Sendung aus dem eigenen Geburtsort kommt – gibt es nicht fünftausend Gemeinden in der Schweiz? – über die bemerkenswerte Aufstellung der Heiligen Familie im Lichthof des Einkaufszentrums. Ist es ein Zufall, daß auf Augenhöhe in der Tunnelröhre gleichzeitig ein von Leuchtdioden gebildetes Kreuz zu blinken anfängt? – Mag dieser hochgelobte Tomograph zu Tage fördern was er will, warum soll es einen ohnehin Todgeweihten noch interessieren, ob sein Hirn Schaden genommen hat oder nicht. Ein rituell Hingerichteter ist bereits tot und zur Hölle auf Erden verdammt, früher oder später führt das zum körperlichen Tod. Der Ausschluß von der heiligen Familie ist ausgesprochen und öffentlich vollzogen – was interessieren hinterher noch die hastigen Ausführungen des berühmten Professors vor dem Leuchtpult, wie man dasteht in seinen Unterhosen im Foyer, wo zwanzigfach das Gehirn in Scheiben aufgereiht erscheint! »Es ist nichts Außergewöhnliches auszumachen«, gibt er dem jugendlichen Begleiter mit auf den Weg. »Sie können ihren Patienten wieder mitnehmen.«

Was Propheten und Kirchenstifter aufs Jenseits projizieren, wie Eintritts- und Ausschlußrituale vor dem Himmelstor, Weltgerichte und Teufelsprüfungen, erlebt der depressive Psychotiker in sicheren Abständen sehr plastisch. Mag er in die Runde von Freunden ein Scherbengericht und in einen Tomographen eine Hinrichtungsmaschine projizieren, so ist sein Erleben doch echt und seine Projektion das Resultat real erfahrener innerer Zustände. Ein geträumter oder projizierter Abgrund gähnt nicht weniger tief als ein realer, und die Angst abzustürzen, ist einfach Angst abzustürzen. Die Seele sucht oder arrangiert die äußeren Verhältnisse ohnehin so, daß ihre Zustände dem erkennenden Bewußtsein plastisch vorgeführt werden. Ob es Erlkönige gibt oder nicht, ist der Seele egal. Unsere Lebensumstände sind die Runen, in denen wir lesen sollen. Wir werfen sie selbst. Was wir Alltag nennen, sind Rituale, die uns die Seele arrangiert, damit wir erkennen und weitergehen.

Wie die Versammlungen zweifellos besorgter Freunde, die ihren Samstagnachmittag opfern, um ein Hilfsnetz für den Depressiven zu knüpfen. Wäre er in guten Tagen des Dankes voll gewesen, wird der willenlos gelähmte Depressive es jetzt als entmündigenden Ausschluß erfahren. Die faire Aufforderung, zum Schluß doch auch noch etwas zu den getroffenen Hilfsmaßnahmen zu sagen, erlebt er als ein Schlußwort vor Gericht. Der Nachtgänger hat nicht mehr den Schwung, darüber hinwegzusehen, daß sein Tag eine einzige Serie von Ritualen ist, deren unbarmherzigen Abläufen und Botschaften er hilflos ausgesetzt ist. Er ist es allmählich gewohnt, nur noch Zuschauer zu sein. Er wußte ja im voraus, daß auch die nächste »Hilfscorps-Sitzung«, wie es ein Freund nannte, für die Katz sein würde. Wie sollte auch einem zu helfen sein, der längst die schlimmsten Verbrechen gegen die Freundschaft begangen hatte: Absichtliches Täuschen, Vorgaukeln falscher Tatsachen, Vortäuschen von Nichtanwesendsein hinter zugehaltener Türe, Nichteinhalten von Terminen, vorsätzliches In-Bewegung-Setzen unzähliger Hilfeleistungen, absichtliches Erzeugen von Ekel und Abscheu, Sarkasmus, Zynismus, Geringschätzung, unwürdiges Behandeln eines Elternteils, Vernachlässigung eines Kindes, eines Tiers, unzähliger Pflanzen usw. Gibt es Schlimmeres, als Liebende und Freunde, ja die eigenen Eltern und selbst wirklich Todgeweihte zu täuschen? Kann einer, der es nicht verhindert, daß sie in seiner Gegenwart für ihn beten und Kerzen anzünden, noch Mitglied der menschlichen Gemeinschaft sein? Gibt es Schlimmeres, als mit den heiligsten

Gefühlen anderer zu spielen? Da ruft er nach Hilfe, und wenn die Lebensretter kommen, weist er sie hochmütig ab: Daß ihr euch untersteht zu meinen, ihr könntet mir helfen! Lehren nicht die Sagen und Überlieferungen, daß einer, der sogar seinen Schatten verkauft, definitiv des Teufels ist?
Wie sollte ein solchermaßen Schuldiger nicht alles ihm Widerfahrende als Gericht erleben! Wer richtet, der wird gerichtet werden nach seinen Worten. Und so wie das Gottesreich »mitten unter uns« ist, so ist auch die Hölle und das Gericht mitten unter uns. Der Jüngste Tag ist tatsächlich immer der jüngste, in allem Glanz und Elend. »Nach seinen Worten«, wie wahr! Worte hatte ich zuhauf geäußert, war um richtig und falsch in meinen Büchern selten verlegen. Mußte ich mein letztes Manuskript nicht fast wörtlich als meine eigene Urteilsverkündung verstehen? War die Ignoranz noch zu überbieten, drei Jahre an einem Manuskript zu schreiben, ihm den Titel »Vom Charme des Offensichtlichen« zu geben und nicht zu merken, daß ich an meinem eigenen Urteil schrieb!
Und mit jedem Dominostein akkumuliert sich die Schuld, wie es ein Konzernchef erlebt, der seine Firma leichtsinnig in den Konkurs getrieben hat und jetzt zusehen muß, wie eine Tochterfirma nach der anderen, ja ganze Landesteile seinetwegen in einen Strudel des Zerfalls gerissen werden und mit jeder betroffenen Familie der Haß auf seinen Namen wächst und wächst, was er aus eigenem Vermögen niemals mehr ausgleichen kann.
Aber was soll ein in den Schatten gedrängter, erschöpfter Manipulator anderes tun, als sich mit dem Mittel zu wehren, das er von klein auf kennt: dem Manipulieren. Auf der äußersten Klippe ist man nicht mehr wählerisch in den Mitteln. Im Dunkeln herrscht Faustrecht, List und Tücke. Freundschaft ist die Luxusvariante der gegenseitigen Abhängigkeit, den Taggän-

gern vorbehalten. Im Dschungel herrscht schiere Berechnung. Ist es nicht sinnvoll, daß man beim Versinken schreit und sich klammert an alles, was gerade da ist?
Taggänger, die mit Nachtgängern trotz allem Umgang pflegen, können sich nicht oft genug vergegenwärtigen, daß der Nachtgänger einer eigenen, brutalen Logik folgen muß. Sie ist auf seinem Terrain so gültig wie die des Lichtgängers auf dessen Wegen. Da gehen zwei am gleichen Ort, in der gleichen physischen Welt, auf dem gleichen Waldweg spazieren, der eine geht in der Hölle, der andere im Himmel. Wir sind Planeten auf Bahnen, die einander nicht berühren, sagte ein Realist.
Natürlich kann es letztlich nur eine Logik geben, wie es auch nur eine Physik gibt. Es herrscht eine Hierarchie. Die Logik des Tages, sofern sie den Wilden nicht verleugnet, würde denn auch zur Orientierung genügen. Warum haben wir solche Angst vor dem Wilden? Sollten wir uns nicht besser vor den Konsequenzen fürchten, ihn zu verleugnen? Sind Pflanzen und Tiere nicht darum so wunderschön und frisch, weil sie kein Pardon kennen und es dem anderen auch nicht zum Vorwurf machen, daß sie keines kennen? Ist der brutale Dschungel nicht der Inbegriff von Schönheit? Ist die brutale Wüste nicht der Inbegriff der Stille? Ist es nicht grundsätzlich und zunächst einmal gut, wie die Welt beschaffen ist, Depression inbegriffen? Und ist die latente Faszination, die der Irre und Verwahrloste auf Normalbürger ausübt, nicht insgeheim Bewunderung, daß da einer seinen Schatten lebt, gewollt oder nicht? Und ist der Wilde durch etwas anderes zu bremsen als durch Anerkennung des Rituals? Warum sollten nicht Rituale aufscheinen – und fast nur noch Rituale im schlimmsten Dunkel, wo sich selbst der Wilde zu verlieren droht?

Gibt es einen Begriff dafür? Gibt es einen Begriff für das Gefühl, das die Bedrängnis eines Nachtgängers ausdrükken könnte? Und wie lange könnte man es aushalten? Wie lange läßt sich Panik ertragen? Wo kommt der Punkt, an dem Gefühl in Hysterie umschlagen muß? Wie lange kann man Angst ertragen? Wie lange Wut? Ärger kann man lange mit sich herumschleppen, das ist offensichtlich. Wie lange hält einer Freude aus? Oder auch nur Glücklichsein? Trauer? Scham? Wann sprengt Ekstase jedes irdische Gefäß? Wie lange hält Ekel an, bis sich Gewöhnung einstellt? Wann schlägt Liebe in Benützen um? Anteilnahme in Eifersucht? Begehren in Perversion? Wo ist die Grenze zwischen Empfindung und Gefühl? Zwischen Gefühl und Laune? Wann geht Schmerz in Trauer über? Wann wird aus Scham Schande? Sind Gefühlsmenschen bessere Menschen? Weil sie authentisch sind? Inwieweit ist Wahrheit im Gefühl, wenn sich doch die zweifelhafte Vergangenheitsbewältigung einmischt? Wovon befreit Weinen eigentlich, wo doch offensichtlich ist, daß die »Leichtweiner« auch nicht weiterkommen? Wie lange hält es einer aus ohne Gefühle? Oder fast ohne Empfindungen? Wann wird Empfindungslosigkeit zum Koma? Was kommt nach der Bewußtlosigkeit?

Jedenfalls kann es soweit kommen, daß der Nachtgänger sich, abgesehen vom latenten Gefühl der Panik, das zwei, dreimal täglich mit aller Macht ausbricht, um in der Erschöpfung auf »stand by« weiterzulauern, als ansonsten völlig gestorben erlebt. Außer Panik ist bald alles egal. Mögen andere in meinem Beisein über mich reden, als wäre ich eine Zimmerpflanze, mögen Nachbarn sich darüber wundern, aus meinem von Bäumen verdeckten mysteriösen Anwesen Schreie zu hören, die aus einem Folterzentrum stammen könnten.

Es ist genaugenommen nicht so, daß einen Panik überkommt –

sie ist immer da. Was schwankt, ist die Kraft, sie fernzuhalten. In der Öffentlichkeit gelingt es anfänglich noch, bis sich auch dort, sobald ein Platz etwas stiller ist, panisches Hin- und Herlaufen nicht mehr vermeiden läßt, was länger in der Nähe Verweilende verwundert und befremdet. Dort geht ein Verrückter. Die Hunde ziehen auf die andere Seite.
Wie soll man für Unsägliches einen Begriff finden?

Pillencocktails Depression, hört man heute wieder öfter, ist eine Folge der gestörten Balance der Körpersäfte, oder »Botenstoffe«, insbesondere des Hirns; die Hormone sind nicht im Lot, aber mit einem geeigneten Cocktail an Chemikalien kann der Mangel ausgeglichen werden, somit sind die Felle gerettet. Chemie hilft die Panik vermindern, wodurch man überhaupt erst hinschauen kann, ins dunkle Loch, und seinem Therapeuten etwas mehr zu erzählen hat, als: »Ich halte das nicht länger aus!«
Es ist logisch, daß sich im Wirbel des Sturms die übliche Wahrnehmung verzerrt. Psychopharmaka verschieben den Standort Richtung Auge des Zyklons, wo es stiller wird und man klarer sieht. Gleichwohl ist man dabei keineswegs aus dem Wirbel heraus, im Gegenteil. Die Chance, aus der Windhose hinausgeschleudert zu werden, hat man jetzt nicht mehr.
Jedenfalls verläßt heutzutage kaum einer ein klinisches Behandlungszimmer ohne eine Handvoll verschiedener Medikamente. Die Medikamentenausgabe um halb sechs, wenn wir aus der Schlange einer nach dem anderen ins Stationszimmer traten, hatte schon etwas an Hollywood-Filme Gemahnendes. Gebt uns unsere täglichen Pillen, damit wir schön brav sind. Und wo war der Rebell, der die heile Welt der Abhängigkeit

mit einem Rundumschlag aufmischte, der ein Lavabo durch die Trennscheibe warf? Ich habe keinen getroffen. Die in Handschellen kamen, saßen nach ein paar Tagen Isolation in der Beschäftigungsgruppe und falteten Strohsterne. Sofern die Psychiatrie humaner geworden ist, kann der Anstoß dazu kaum von unten gekommen sein. Anders als das Arbeiterelend kann der psychische Absturz jeden treffen, den Boß so gut wie den Untergebenen; niemand kann an Repressionen interessiert sein, unter denen er irgendwann selber leiden könnte.

Früher wurde im besten Glauben gebunden, gequält und getunkt, um dem Körper die landesunüblichen Geister auszutreiben. Die Pfleger waren denn auch von ganz anderem Körpertypus. Heute geht es zum Glück humaner zu, nur der Elektroschock – allerdings unter Narkose – kommt noch immer zur Anwendung. Ich werde nie die junge Patientin vergessen, die in Angst und Schrecken tagelang durch die Gänge lief und jedem von der ihr bevorstehenden Schockbehandlung erzählte. Ich kann mir vorstellen, was früher ein Elektroschock ohne Narkose, angeschnallt auf einem Holztisch, für Ängste erzeugt haben muß. Erst recht bei Psychotikern! Mir waren die kahlen Isolierzellen mit ihren abgeschabten Matratzen am Boden und den zerkratzten und schmuddeligen Wänden schon ein Greuel.

Zu jeder Schandtat bereit Was den geretteten Nachtgänger hoffentlich zu anhaltender Bescheidenheit mahnt: Er weiß, daß er jede Schandtat, von der er hört, auch selbst begehen kann, wenn nur die Umstände es wollen. Er weiß, es gibt einen Zustand, keine drei Tage vom Jetzt entfernt, wo jeglicher Anstand, jegliche Ethik nicht nur verschwunden ist, sondern sich ins Gegenteil verkehrt haben kann. Herz und Mitgefühl können innerhalb von drei Tagen dermaßen erkalten, daß man bei Verstand die unvernünftigsten, unmenschlichsten Taten begehen kann oder sogar muß. Es ist der Zustand, wo einer sich noch die Krawatte bindet, bevor er die Bombe zündet, die er unter seinem fröhlichen Hemd verbirgt. Es ist der Zustand, wo eine Mutter bei laufendem Fernseher und warmem Bügeleisen ihre drei Kinder aus dem Fenster wirft. Es ist der Zustand, in dem Flugpassagiere einander aufessen, wenn sie in entlegenen Gebieten abstürzen.

Was ich im Kriminalmuseum in den Vitrinen sehe, könnten meine eigenen Tatwerkzeuge sein: die abgesägten Schrotflinten, die Giftcocktails, die Messer. Sieht der Kommissar, der die Führung wortreich begleitet, dem Verbrecher auf dem Fahndungsplakat nicht zum Verwechseln ähnlich? Wer will schon nächtelang in feuchten Ecken stehen oder Fixerwohnungen durchwühlen. Hätte der Kommissar nicht die gleiche Denkstruktur, wie könnte er sich in die Handlungsweise des Verbrechers hineinversetzen? Ist das nicht unverhohlene Bewunderung, wie er vom Falschmünzer erzählt, der einzig und allein an der Papierqualität scheiterte, oder vom Terroristen, der die Alarmanlage mit Hilfe eines Kaugummis überlistete? Hatte ich nicht selbst an einem Samstagabend mit nichts als Hose, Hemd und Pantoffeln bekleidet mitten auf der Straße gestanden, nicht wissend, wie das Leben auch nur drei Sekunden weitergehen sollte? Wäre ich nicht, um nur ein paar Schritte zu gehen, in jede mögliche Richtung gegangen, mit jedem und jeder, was auch immer er oder sie von mir gewollt hätte? Hätte ich mich nicht dem erstbesten Verbrecher oder Heiligen angeschlossen, um nur für ein paar Momente gerettet zu sein? Habe ich mich nicht an die gediegensten und fragwürdigsten Orte gleichermaßen willenlos schleppen lassen, nur um irgendwo zu sein? Saß ich nicht, mitgenommen in jeder Hinsicht, neben Koryphäen an den Ehrentischen der Stadt, um hinterher mit dem frisch entlassenen Gangster in der übelsten Spelunke zu hocken und Alkohol über Medikamente zu schütten – ohne auch so nur einen Augenblick vergessen zu können, aber wenigstens nicht allein zu sein? Zeigt das nicht, daß jeder, welchen Job er auch immer in der Gesellschaftsmechanik ausübt, gottgewollt und somit Liebe verdienend vor mir steht?

Wenn man nichts mehr zu verlieren hat, hat man seine Skrupel längst schon verloren. Für ein bißchen Illusion, um noch ein paar Momente, wenn auch nur dem äußeren Anschein nach, zu der Sippe zu gehören, wäre ich unter Umständen bereit gewesen, Atomraketen auf andere Sippen abzufeuern.

Ich habe meine allerletzten roten Knöpfe nicht gedrückt, wenn es vielleicht auch nur Zufall war. Wahrscheinlich hielt mich aber doch mein mit viel Mühe etablierter Selbstbeobachter davon ab, das Allerschlimmste zu tun. Vielleicht war es auch nur Feigheit oder der Masochismus, mir auch noch beweisen zu wollen, daß ich wirklich niemals einen Pflock einzurammen imstande war, sondern es schon immer Dümmere und Ehrlichere für mich hatte erledigen lassen.

Im Rahmen gemäßigter, gedämpfter gesellschaftlicher Verhältnisse ist Anstand eine leichte Übung. Die wahre Größe zeigt sich in der Bewährung. Ist eine Depression mit Anstand zu bestehen?

Verarmungswahn Innen wie außen – den inneren Schattenkreaturen entsprechen äußere, zum Beispiel in Form von Krähen, Elstern, Mäusen, Spinnen, Würmern und Asseln, die auf einmal überall kreuchen und fleuchen. Ameisen besetzen den Briefkasten, Wespen besiedeln das Kippfenster, die

Spaliere sterben ab, Schimmel wächst die Kellerwände hoch, überall tun sich Risse auf, läuft Wasser herein, hebt der Wind Fenster aus den Angeln, verstopft modriges Laub die Rohre – außen wie innen: Was meinem Körper geschieht, geschieht meinem Haus, auf keineswegs mysteriöse Weise. Da ich nicht mehr putze und lüfte oder im Garten arbeite, kommt es zu Zersetzungsprozessen, die sich auf die Dauer in erschreckendem Maße synergetisch verbinden und potenzieren. Ganz abgesehen von meiner Katze, die meinen Liebesentzug dadurch bestraft, daß sie unter Betten und Kästen tote Mäuse versteckt, die allmählich verwesen und ihren süßlichen Duft verströmen. Und ich habe unendlich viel Zeit, diesen Zersetzungsprozessen mit hellwacher Aufmerksamkeit zuzusehen und zuzuhören. Was ich durch all die Meditationsübungen als Taggänger nie lange zustande gebracht habe – präsent, also mir selbst bewußt zu sein –, hat die Dauerbedrängnis im Übermaß gebracht. Vorbei die Zeit, als ich auf dem Weg ins Nebenzimmer schon vergessen habe, was ich da eigentlich wollte. Bin ich auch getrieben, so bin ich doch hellwach; bin ich nicht auch Herr meiner selbst, so bin ich doch Zeuge meiner selbst. Das Sandkorn in meiner Muschel scheuert heftigst. Die Selbsterinnerung, die ich mir einst mühsamst und weitgehend erfolglos hatte abringen müssen, gibt es gratis.
Ist mir vorher jemals aufgefallen, daß die Turmuhren im Quartier alle Viertelstunde schlagen? Jetzt höre ich jeden Glockenton von fünf verschiedenen Kirchen in der Umgebung, so daß ich Tag und Nacht im Zehnminutenabstand höre, wie mir die Stunden schlagen, die ich untätig vertue. Ist mir vorher je aufgefallen, wie oft der Hubschrauber des nahen Kinderspitals die Verletzten über mein Dach in die Notfallstation fliegt? Wie oft haben mir die Kinder in den Stationen von diesen Flügen erzählt und ich habe bei dem gelegentlich wahrgenommenen

Motorengeräusch höchstens gewitzelt, der Hubschrauber bringe wieder Nachschub für die Patientenschule, von der man schließlich lebe. Jetzt zählt die Vorstellung, da oben auf einer Bahre angeschnallt in der engen Kabine zu liegen, zum schlimmsten, was ich mir denken kann. »Wir setzen dich in ein Flugzeug nach Rio, und nach drei Monaten ist dein Koller vorbei!« Fliegen? Wo ich mich nicht einmal traue, nach oben zu sehen! Kein Wunder, nehmen die Spinnweben überhand im Gebälk, torkeln Schaben ums Küchenbüfett, hebt der Schimmelpilz den Deckel des Kompostkübels. Habe ich vorher jemals bemerkt, wie viele Krähen und Elstern das Haus belagern und mit ihrem Maschinengewehr-Stakkato die niedlichen farbigen Singvögel vertreiben? Wie konnte ich übersehen haben, daß das Haus längst auf dem besten Weg war, zu einer Brutstätte finsterer Nachtwesen zu verkommen? Hatte ich nicht mit sicherem Instinkt, leichtsinnig und blind und offenbar keineswegs zufällig dieses Teufelshaus gekauft? Und noch ein Haus dazu in den Bergen, in dem früher der Dorfirre gewohnt hat, der sich wie ein Tier ernährte und nachts nackt ins warme Ofenloch kroch. Kein Wunder war das Haus halb gratis zu haben gewesen. Und wo sollte dieser Instinkt zum Dunkeln anders herkommen als aus meinem gut mit Liebenswürdigkeit getarnten, grundverdorbenen Wesen? Außen wie innen – ich hatte es nur gut dekorieren können. Haben nicht immer wieder Freunde gefragt, ob die munter wachsenden Bäume ums Haus nicht etwas viel Licht wegnähmen?

Natürlich bagatellisieren die immer spärlicher werdenden Besucher diese offensichtlichen Tatbestände. Sie wären froh, hätten sie ein solches Haus und dann noch in dieser Nobelgegend. Und mit einem gründlichen Putztag wäre doch das Gröbste behoben. Ob sie Handwerker bestellen sollten, die die Kellerwand, durch die das Wasser sickert, flicken würden und den

Riß, durch den es auf die Veranda tropft? Auch sei mit einem radikalen Baumschnitt schnell wieder Sonne im Haus. Ausgerechnet Sonne! Ein Tessiner Bergbauer, mein Nachbar im Feriendomizil, der nur einmal in seinem Leben in der großen Stadt war, bietet sich an, diese verflixten Bäume mit Winden und Seilen umzulegen – in seinem Alter. »Fa io, per te, senz' altro!« Nur Leitern und Bier müsse ich besorgen.
Alles kein Problem, selbst im hohen Alter, für Leute, die morgens nicht eine Viertelstunde brauchen, um ihre Hosen anzuziehen, und ihre finanziellen Belange so beurteilen können wie einer, der in drei Sekunden seine Hosen anhat, wenn der Banker anruft. Wie soll ich über Hypotheken und Investitionen entscheiden, wenn ich am Postschalter nicht einmal mehr einen Code eintippen kann? Und der felsenfesten Überzeugung bin, daß es immer nur schlechter kommt. Muß sich beim ungehinderten Fortgang der Umwertung aller Werte Besitz nicht logischerweise in Schulden verwandeln? Bei den vielen Beispielen, wo es tatsächlich so herauskam, muß sich ja, wenn nicht morgen, so übermorgen ein gewaltiges Schuldenloch auftun, wenn es nicht schon da ist.
Verarmungswahn nennen es die Psychologen. Kennen wir. Und so muß es sich von außen auch darstellen, ohne Zweifel: Er ist in einem Untergangswahn gefangen, in dem er alles nur negativ sieht. Andererseits wollen die lieben, allwissenden Berater und Freunde dann doch nicht eine Sekunde länger als nötig in den Katakomben verweilen, wo die tatsächlich Abgestürzten, Verarmten und im Schatten Gebliebenen dahinsterben. Nur so schnell wie möglich wieder raus aus den Kliniken und Heimen, wo es sich erweisen könnte, daß Verarmung und Zerfall keineswegs Wahnvorstellungen sind.
Aber eben, da hat einer zwei Häuser und jammert von Schulden. Erbärmlichst! Dabei hätte er sich bei seiner Erbschaft

schon mit dreißig zur Ruhe setzen können. Und sie beginnen einmal mehr, mir am Telefon vorzurechnen, wie unbegründet meine Sorgen seien. Vergeblich! Denn einer im Tageslicht kann nicht verstehen, wie jenem im Dunkel die Zeit zu »jetzt und ewig«, die Angst vor der Zukunft zur Angst in der Gegenwart gerinnt. Auf einen Willenlosen stürzt das Unglück ungebremst herein, daß es sich möglicherweise abwenden läßt, ist nicht in Hoffnung ummünzbar. Ohne Hoffnung ist morgen jetzt und das Morgen ist die Katastrophe in einem Leben ohne Willen.

Grüezigrenze Daß die meisten Nachtgänger die Taggänger verstehen können, ist naheliegend, gehörten sie doch vormals selbst zu dieser Lobby. Umgekehrt wird es dünner. Die meisten kennen zwar die Phänomene des Waldrands – es geht ja niemandem pausenlos prächtig –, aber die Erfahrung, wie es so im Stockdunkeln ist, wird Gott sei Dank den meisten erspart. Nicht alle sind Überflieger, nicht alle müssen erst abstürzen, um auf den Boden zu kommen. Wie es ist, wenn man nur stürzt und nicht weiß, ob der Fallschirm noch aufgeht oder nicht, das kennen offenbar wenige, sonst wären Tagmenschen nicht so gänzlich hilflos gegenüber ihren Brüdern im freien Fall. Ihre Ratschläge sind zweifellos meistens richtig, nur geht es nicht um richtig oder falsch und auch nicht um den Tip von der alternativsten Klinik im Ausland – mit kilometerlanger Warteliste. Es ginge um Verständnis jetzt. Was soll der Suizidgefährdete mit einer Warteliste, wenn er nicht mehr daran glaubt, die nächste Nacht zu überleben? Alle wollen nur sein Bestes, und er gibt es nicht. Sein Bestes ist seine Seele, die weiß, daß es noch zu früh ist, schon wieder etwas zu tun, zu früh, um

»Eigenverantwortung zu übernehmen«, wie es im Prospekt der empfohlenen Klinik heißt.
Wie können meine Freunde mir auch nur zumuten, die Koffer zu packen, und dann noch über die Landesgrenze zu reisen! Der Paß ist sowieso längst abgelaufen – noch etwas, das sie nicht wissen – und am Hautausschlag, der sich als Nebenwirkung irgend eines der vielen Medikamente über den ganzen Körper ausgebreitet hat, würde die junge blonde Masseuse aus dem Prospekt sicher keine Freude haben. Wie können sie mich so drängen, »den Finger endlich aus dem Arsch zu nehmen«, wie es einige bezeichnen, da sie mich doch seit Tagen gar nicht mehr gesehen haben, an ihrem positiven Ende der Telefonleitung. Einige sagen klipp und klar, daß das Hinbringen in diese Klinik das letzte sei, was sie noch für mich zu tun gewillt sind. Wie recht sie haben! Hört doch endlich auf! Was soll ein vom Leben zum Tod Verurteilter noch mit Fangopackungen und einer »Vollversammlung mit Ärzten und Patienten«! Schrecklich die Vorstellung, dort »im frischen Atrium« zu sitzen und seine Stimme erheben zu müssen. Wofür? Für die Rechte der Patienten? Haben denn Hilflose Rechte anzumelden? Wo außer in gestörten Hirnen von Zivilisationsgeschädigten kann der Gedanke entstehen, Wehrlose hätten auch noch Forderungen zu stellen! Und warum sonst herrschen in gewöhnlichen Spitälern monarchische Verhältnisse, wo sich die eine Hälfte nicht wehren kann? Wenn es existentiell wird, kommt die Wahrheit ans Licht: Wer sind hier die Starken, und wer sind die Schwachen? Wir sind die Invaliden, also die Wert-losen, wie es so passend heißt. Und das ist auch in der Vollversammlung »mündiger Patienten« nicht anders. Es wird um etwas ganz anderes gehen als die Hausordnung oder den Menüplan, wie in allen Sitzungen, die ohnehin schon jahrelang etwa gleich ablaufen und sicher nicht von den wechselnden Patienten umge-

stoßen werden sollen. Es wird ums Sagen gehen, ums Aufmerksamkeiterheischen und um Eitelkeiten, wie überall, wo noch ein Funke Leben ist. Wie wollt ihr einem zur letzten Klarsicht Verurteilten dieses alternativesoterische Geschwätz verkaufen! Und wer würde es besser kennen als ich. Diese Meditationskissen vor dem Papyrus, den Gong, die Sauna, von denen ich zwei eigenhändig zusammengebaut habe, die jetzt als Abfalldepots dienen. Es gibt Tagmenschen und Nachtmenschen und dazwischen ist verständnisloses Niemandsland. Jedenfalls gehört den Starken die Welt, nicht den Rekonvaleszenten, und weil sie stark bleiben wollen, versichern sie sich für die Zeit einer vorübergehenden eigenen Schwäche, indem sie Fürsorge betreiben, angeblich der anderen. Aber was sie Freundlichkeit nennen, ist bare Furcht; was sie Gastfreundschaft nennen, ist bloßer Selbstschutz. Auf das Töten des anderen zu verzichten, wie es die Religionsgesetze fordern, geschieht ja nicht aus Großmütigkeit, sondern wegen der Angst, selbst erschlagen zu werden.

Wie es ist, ganz und gar aufgegeben zu sein, zeigt sich, wenn die Sozialarbeiter von Beistand und Vormundschaft reden, die Ärzte fürsorglichen Freiheitsentzug anordnen; dann ist die Sache verloren, dann bist du im anderen Land, wo nur noch das Faustrecht herrscht, sofern noch jemand eine Faust ballen kann. In den Gängen der Kliniken grüßt keiner mehr, weil es nichts Schlimmeres mehr zu befürchten gibt. Warum grüßen sich die Tagmenschen, je älter, um so freundlicher, je einsamer die Gegend, um so früher? Warum beginnt spätestens am Waldrand die »Grüezigrenze«? An ihr hört der Spaß auf. Es vergingen drei Jahre, bis ich wieder Spaziergänger zu grüßen begann.

Damit sie endlich aufgeben Warum halten sie nur alle trotzdem noch immer zu mir? Wie muß ich mich noch anstellen, damit sie endlich aufgeben? Haben mich nicht meine eigenen Kinder und Enkelkinder auf allen Vieren Krümel vom Teppich aufpicken gesehen? Haben nicht meine eigenen Schüler und Klienten beobachtet, wie ihr Lehrer und Therapeut Knospen und Blätter von irgendwelchen Büschen riß, um auf ihnen herumzukauen? Der Gärtner der Edelklinik über der Stadt wird sich gewundert haben, daß die Büsche am Hintereingang bereits geschnitten waren, wenn auch auf unprofessionelle Weise, wie von Schafen. Was noch? Ist ihr Rucksack guter Taten nicht endlich aufgebraucht? Kann man einem, der es nicht mehr für nötig befindet, seiner eigenen Mutter, die ihm als letzte noch beisteht, die schweren Einkaufstaschen voller Lebensmittel die endlosen Treppen hinaufzutragen, noch irgendwie helfen? Einem, der wie in Trance hinter ihr zwischen den Gestellen des Supermarktes hertrottet, wie ein Mongoloider? Den die Mutter ohne weiteres auf den Sitz ihrer Frauencoiffeuse nötigen kann, die ihm eine Frisur verpaßt, die einem parfümierten Pudel nicht schlechter anstehen würde? Kann man einen noch achten, der diese gutgemeinten mütterlichen Zuwendungen vor Freunden nur abschätzig und zynisch kommentiert und schließlich ganz zurückweist. »Mutterseelenallein« will er sich auch noch vorkommen! Was soll man von einem halten, der einen hoffnungslos leukämiekranken Freund, der extra aus dem Ausland angereist kommt, nur darauf testet, ob er ihm als Schild gegen die nächste Einweisung in die Klinik noch von Nutzen sein könnte?
Genau genommen waren es die letzten der ins dreijährige Hilfsprogramm Eingestiegenen, die noch zu mir hielten, kurz vor der Wende. Es war die bloße Reihe der Freunde, die nach und nach vom Absturz erfuhren und sich allmählich an meinem Wider-

stand verbrauchten, das Geländer über eine so lange Zeit bildeten. Nach drei Jahren war das Guthaben verbraucht. Vorher dufte die Wende nicht sein, im Falle des Glaubenskriegers.

Wider jede Vernunft Die treuesten Begleiter des Nachtgängers sind aber mindestens tausend Fragen, die ihm pausenlos durchs Hirn wirbeln. Eigentlich sind es eher tausend falsche Antworten – wenn die Welt bei Licht besehen mehr Gültigkeit hat als in der Nacht, was kaum zu widerlegen ist. Fragen und Antworten, die nach dem Einbruch der Dunkelheit entstehen, sind andere als die bei Tag virulenten. Aber wenn die Dunkelheit ihren dichtesten Punkt überschritten hat und sich die Morgendämmerung allmählich meldet, wird es Zeit, in eine andere Logik überzuwechseln, die Logik des Lichts, die näher an der normalerweise für Menschen erfahrbaren Realität liegt. Bei Licht besehen offenbaren sich die Irrtümer der Nachtlogik: Das war keine Schlange, sondern ein Gartenschlauch; das Rascheln war kein Säbelzahntiger, sondern ein Eichhörnchen; das sind nicht zwei Flüsse, bloß einer, der eine Kurve beschreibt. Wer nachts einmal allein im Wald übernachtet hat, weiß, wie schnell man trotz aller Aufklärung und Vernunft sofort in einem Urfilm landet, der zu wildesten Schlüssen verführt. Jedes Geräusch wird zum Anzeichen für Gefahr, man fühlt sich pausenlos umzingelt und beobachtet; von Schlaf keine Spur, und ohne Schlaf wird's noch schlimmer. Die Nachtlogik war jedoch lebensrettend über Millionen Jahre, sie ist uns in jede Zelle eingebrannt und gilt noch immer – nur hat sie zu verschwinden, wenn es tagt. Und wir leben nicht mehr im Urwald, auch wenn es das Stammhirn noch lange nicht begreifen wird.

Das Merkmal von Nachtfragen ist, daß Nachtantworten auf sie keine Beruhigung bringen, weil sie nicht aufzuklären sind. Das Gefährliche am dauernden Fragen und sinnlosen Beantworten des Nachts ist aber, daß sich die Endlosschleifen allmählich ins Gehirn eingraben, wie das Hin- und Herlaufen auf dem Teppich langsam seine Zeichen setzt. Denken wird, wie Kaugummikauen, zu einer Spannungsabfuhr und mit dem Gehen zusammen zu einem Müdmacher und Stundenherumbringer. Um damit zu sagen: Wie jede Gewohnheit verfestigt sich das Nachtdenken und will gar nicht wahrhaben, daß der Morgen schon dämmert. Nach drei Jahren Nachtdenken wird dieses Denken zur Vernunft schlechthin und jede schüchterne Umstellung auf den Tagmodus zum Denkfehler. Um aus dem Loch zu kommen, wird es darum nötig sein, gegen seine eigene Vernunft zu handeln. Wäre das nicht möglich, ich glaube es gäbe keinen Ausweg aus einer Depression.
Die frohe Botschaft heißt: Ein Teil des Gehirns kann einem anderen beim Denken zuhören. Offenbar herrscht eine Hierarchie in der Zentrale. Es gibt eine Instanz, die bei Licht an Kraft gewinnt und das zwanghafte Denken in seine Schranken weisen kann. Denken ist bloß eine Methode, die Strukturen folgt, die von klein auf eingeübt werden, wie das Dezimalsystem. Im Licht gewinnt das unabänderlich positive, lichthafte Wesen unserer Seele an Kraft und kann selbst über Jahre antrainiertes Denken ändern. Es gibt keine Dunkelheitsschalter. Es gibt nur Licht, es gibt nur einen Gott, heißt die Botschaft.
Nur zeigt es sich leider, daß ein Teil der Depressiven im Käfig ihres Denkens gefangen bleibt, auch wenn die einfache Anschauung zum Ausbruch verhelfen würde. Intelligenz, das mit Körper und Seele verbundene Denken, muß gegen den reinen Intellekt gewinnen, damit die Selbstrettung gelingen kann. Verbundenheit mit anderen Körperzentren ist wohl alles entschei-

dend. Das ist und bleibt das Ziel einer guten Energie- und Körperarbeit. Wahrscheinlich ist es, daß die viel belächelten Selbsterfahrungsgruppen oft das Entscheidende dazu beitragen, den Passagier genügend zu stärken, damit er dem Kutscher gebieten kann. Immerhin wurde bei mir über all die Jahre der intensiven Selbstbeobachtung jene Instanz gestärkt, die ich zwar schon mitbrachte, die aber mit jeder Übung auch an Schärfe gewann. Ist doch nicht alles fauler Zauber gewesen, wie es einem im tiefsten Loch erschien? Ohne Distanz zu sich selbst wird die Selbstrettungsübung jedenfalls kaum gelingen können. Man muß sich selbst wie einen Fremden an der Hand nehmen und gegen den zynischen Verstand weiter ans Licht führen. Der Teufel sitzt im Verstand. Eine weise Äbtissin nannte ihn einen »lästigen Affen«. Ein erster Schritt zur Heilung heißt, ihn wieder einzufangen.

Es geht darum, durch Denken zu der Einsicht zu kommen, daß Denken nicht genügt. Der Intellekt kann allerdings helfen, für die Versorgung von Lebensenergie Sorge zu tragen, ja der Versorgung erste Priorität einzuräumen. Er ist der Zensor, der das Unwesentliche von mir fernhält, der mich direkt zur Quelle führt. Das wäre die vornehmste Aufgabe unter seinen Funktionen. Ohne Strom keine Hilfe aus dem Computer. Zuerst auf dem Rückweg ins Licht kommen eindeutig die minimalen Schrittchen zur besseren Versorgung des Grundsystems. Alles andere kommt hinterher von selbst zurück. Die Konzentrationsfähigkeit der Depressiven fördern zu wollen, wie man es in einer der Kliniken versuchte, ist nichts als Quälerei, sie kommt später von selbst zurück. Ohne Bewegung kein Sauerstoff im Gehirn, also geht Spazieren vor Weiterdenken. Die kleinste Geste, die aus dem Getto der Selbstbezogenheit weist, hat einen ungeahnten und ungeheuren Effekt auf das ganze System. Es muß am Anfang reichen, den Deckel der Zahnpastatube vom

Boden aufzuheben. Das wird nach allen Regeln der Kunst der Anfang eines neuen Lebens sein. Und ich tue es, gegen jede Vernunft, weil ich in lichten Momenten sehe, daß das Denken konditioniert und einer größeren Instanz im Gehirn untergeordnet ist, die sich sanfter meldet, aber wie alles Sanfte am Ende gewinnt. Ich kann ja als Nachtgänger unschwer erkennen, wie das Denken meist nur den Umständen folgt, und andere Umstände sofort anderes Denken provozieren, wenn es auch nicht ausreicht, solange Wille und Hoffnung in Fesseln liegen. Denken ist bloß der Kutscher, wie es ein Meister formulierte. Wer gibt den Kurs vor? Der Zustand der Kutsche, also des Körpers, oder die Launen der Pferde, Emotionen, oder der Kutscher, der Intellekt? Haben nicht alle drei dem Passagier, der Seele zu gehorchen, die als einzige weiß, wohin sie will? Der Kutscher mag eine malerische Uniform tragen, aber er hat nichts zu sagen, er steht im Dienst. Er soll die Pferde lenken, mehr nicht, und die Pferde haben zu ziehen, mehr nicht. Jede Umkehrung ist fatal und führt früher oder später in die Nacht, wie der erste Schritt wider die Vernunft der Nacht früher oder später ans Licht führen muß. Mit naturgesetzlicher Konsequenz.

Statistik Dann gibt es ja noch die neuesten Studien über Depression von amerikanischen Universitäten, es gibt die psychologischen Standardwerke, die Statistiken, die neuesten »Muttertochter«-, »Vatersohn«-, »Muttersohn«-, »Vatertochter«-, »Starkefrau«-, »Neuermann«-Bücher, die für eine Badesaison auf den Frotteetüchern herumliegen und am Schluß zusammenfassen, was Großmutter schon immer sagte.
Es reicht, deren Klappentexte und die Instantpsychologie der

Frauenmagazine zu überfliegen, um darüber informiert zu sein, daß es immer ums Gleiche geht, nämlich daß wir krampfhaft das Gegenteil von Sippe leben wollen und doch um alle Ekken herum Sippe suchen: Club statt Familie, Camping statt Jagd, Seminar statt Nachbarschaft.
Was hilft es dem Depressiven zu wissen, daß die durchschnittliche Aufenthaltsdauer in Kliniken heute immer kürzer wird, wenn er zum fünften Mal drinsitzt und sich das Drinnen oder Draußen längst verwischt hat und nur Elend bleibt. Für den Depressiven gibt es nur drinnen, egal wo er ist und wo die Statistik meint, daß er zu sein hat, und sein Leiden ist das einzige, das zählt, mag es noch so schreien um ihn herum. Sein Fall ist der besondere, und die anderen haben ja keine Ahnung, wie es in ihm wirklich aussieht. So ist es auch. Jeder geht und steht in seiner grenzenlosen Einsamkeit, jedes Sterben ist ein Weltuntergang, mögen die Statistiken auf- oder abrunden, sie sind inexistent oder betreffen die anderen.
Vor dem eigenen Entwicklungsgewissen, erfährt der Nachtgänger, wird alles zu Makulatur, was nicht wirklich Sache ist. Und Sache sind die einfachsten, zeitlosen Fragen eines Menschenlebens: Was steht gerade altersmäßig an, wo gehöre ich hin, wie verbringe ich den Rest meiner Tage, wie und wann kann ich guten Gewissens abtreten. Es geht um die Hingabe ans Leben, wie sie schon immer geboten war, nicht um die tausend Wenns und Abers in der Beliebigkeit unserer Wohlstandsgesellschaften. Die Hingabe mag im Rahmen des gesellschaftlich Anerkannten liegen oder quer zu den Konventionen stehen – ob in der Kleinfamilie, in der Fabrik, der Universität, im Atelier, im Bordell – was allein zählt ist Hingabe, lehrt die Depression. Jedes Aber schafft einen Stau, der später aufzulösen ist, sich in der Reuepanik vor dem definitiven Aus aber noch verdichtet. Ein Glück, wem dann noch die Chance ver-

gönnt ist, die offenen Rechnungen zu begleichen. Aus dieser Sicht ist eine einigermaßen überstandene Depression oder Krankheit das größte Geschenk nach dem Geschenk des Lebens, das uns die Eltern bereitet haben, mögen sie ihrer Aufgabe besser oder schlechter nachgekommen sein. Um die Versöhnung mit den Eltern und den eigenen Fehlern kommt niemand herum, der sein eigenes Altern mit Würde bestehen will. Die Gelassenheit in den letzten Tagen wird es zeigen. Alle noch so schönen Selbstdeklarationen und Reifezeugnisse zerbröseln oder sie bestätigen sich im Altershumor. Gibt es Größeres, als sich mit Humor zu verabschieden, wie der Tessiner Bergbauer, der unmittelbar vor seinem Tod noch zum Nachbardorf ging, um Grillen einzufangen, weil er sie in seinem Garten vermißte, oder jener kalifornische Esoteriker, der im Totenbett mit Luftballons spielend hinüberging? Auftrag erfüllt, adieu.

Nadelöhr Depression ist ein Vehikel. Sie muß den Nachtgänger aber nicht immer zur dunkelsten Stelle führen – wer kann schon von sich sagen, er sei dort gewesen. Im Dunkeln verwischen sich naturgemäß die Konturen. Und sicher hat der Rat der Mütter, den dunklen Wald zu meiden, seine Berechtigung. Es können lebensgefährliche Dinge passieren, weil Menschen, die ihrer dunkeln Seite verständnislos gegenüberstehen, vom großen dunklen Wald magisch angezogen werden und sich dort vergessen. Der Wald bietet aber auch Schutz vor der verräterischen Helle und dem unerbittlichen Trachten der Frühaufsteher. Im Halbdunkel ist es schwer auszumachen, ob einer in den Wald hinein mußte oder wollte. Viel häufiger, als ich gedacht hätte, wollen Menschen im Halbdunkeln sein und bleiben, solange es nur das Halbdunkel ist. Sie ziehen das be-

kannte Elend dem unbekannten möglichen Glück vor, das Risikobereitschaft erforderte. Das ist eine ernüchternde Tatsache für Helfer. Daß beide einander brauchen, auf der zweidimensionalen Bühne, auf der sich unsere Dramen abspielen, ist logisch. Ohne den einen nicht der andere. Ein großer Teil unseres Erlebens, sei es auf der Tag- oder Nachtseite, ist von Entweder-Oder-Gedanken geprägt. Erst recht, je mehr sich einer der Sonne oder der dunkelsten Stelle nähert. In der Mitte ist einem nicht mehr so klar, wo das eine anfängt und das andere aufhört, und vielschichtig wird es erst recht, wo in der Mitte die Senkrechte den dreidimensionalen Raum auftut. Dort ist es vorbei mit Gut oder Böse, und wenn sich gar eine vierte Dimension abzeichnet, ist es sogar mit Vorbei vorbei, und die Schreckgespenster, seien sie echt oder eingebildet, lösen sich am Schluß zur Lachnummer auf. Die vierte Dimension ist Himmel für alle, auch für die schlimmsten Dunkelmänner aller Zeiten.
Das kann einer auf der Tagseite und erst recht der der Mitte zuneigende Zeitgenosse locker so finden, aber dort, wo sich umgekehrt die zweite Dimension zur ersten und diese zum Punkt zu verdichten droht, hört der Spaß gründlich auf. Mein Aktionsradius war im dunkelsten Loch fast ausschließlich auf drei mal drei Meter beschränkt, die Läden geschlossen, das Telefon ausgesteckt, ohne einen für Tagmenschen ersichtlichen Grund. Einen Teil des Tages verbringt der Nachtgänger auf dem Teppich auf allen Vieren oder ausgestreckt auf einer Matratze. Er hat den Kampf gegen das oberste Gesetz der materiellen Welten, die Gravitation, sichtlich verloren. Er ist am Boden in jeder Hinsicht, ist dem Leben eines Lurchs oder einer Flechte näher als dem eines Menschen. Ein Schrittchen Richtung Himmel ist, sich einmal noch aufzurichten, nach draußen zu gehen, wo die Chance bestünde, gesehen zu werden, oder nach drei Wochen doch noch einmal den Hörer abzuheben, gegen jede Vernunft

und Lust, um einem Freund die Gelegenheit zu geben, zu merken, daß sofort das Letzte geboten ist, wie es mehrmals vorkam.
Wie läßt es einer so weit kommen, daß er um ein Haar zu einem Punkt im Dunkeln wird oder sich gar ganz auflöst, wie es um ein Haar mehrmals hätte geschehen können? Das fragt man sich natürlich selbst auch, vor allem im Dunkeln, ja es wird bald zur einzigen Beschäftigung, um nicht zu sagen Sucht. Die Gedanken rennen mit Höchstgeschwindigkeit und die dadurch ausgelösten körperlichen Prozesse ebenfalls. Erst wenn absolut keiner mehr zuhört, weder der diskrete Professor hinter dem Sofa, noch der Vater im Beichtstuhl, und auch der innere Spiegelfechter nicht mehr reagiert – ganz im Dunkeln, am Punkt der extremsten Gravitation, scheint ja zugleich eine Leichtigkeit und Hellsichtigkeit auf, die auch zum Ganzen der polaren Ebene gehört. Es ist eines der Fenster zum Jenseits der Psychologie, eine Enklave mitten unter uns, die zum großen Reich gehört, das jeder ab und zu unversehens betritt, das uns aber im Alltag grundsätzlich verschlossen bleibt, solange wir hierzubleiben haben.
Vielleicht ist der Einblick die Schande wert. Der Verurteilte war wenigstens dabei, der Richter muß es sich zusammenreimen. Ja, ich habe inhaliert, sagt der Ertappte, ich bereue es oder bereue es nicht, aber ich weiß davon.
Wie schon gesagt, es gibt gute Gründe, vor dem Dunkeln zu warnen. Mütter sehen es nicht so gerne, wenn sich ihre Kinder unabgemeldet zum nahen Wäldchen aufmachen und mit Joints experimentieren. Aber sie haben es noch nie verhindern können. Es zieht die Unschuld zum Verführer, zur Erfahrung, daran führt kein Weg vorbei, auch wenn der Preis unverkraftbarer Mißbrauch sein kann. Für die meisten gehen ja Spaziergänge im Dunkeln glimpflich aus. Einige sind offen genug, aus

wenigen Erfahrungen viel zu lernen. Andere handeln sich alle Schrammen dieser Welt ein, ohne auch nur ein bißchen weise zu werden, und sind oft auch noch stolz darauf. Die meisten kennen depressive Verstimmungen, viele kennen Depression, und einige müssen ins Schlimmste, um zu lernen, was andere sofort begreifen: Zuviel Eigensinn vertreibt uns von der Quelle.

Aber es geht immer wieder ums gleiche: reif und beweglich genug zu werden, damit wir durch die Nadelöhre passen, die auf unseren Wegen warten. Überall sind Geburt und Sterben mit Schmerzen verbunden. Der Weg vom Dunkel ins Licht, von der ersten zur vierten Dimension ist entgegen aller Hoffnung und Erwartung eine fortgesetzte Enttäuschung. »Wir sind auf dem Planeten des Schmerzes«, sagte einer. Mag sein, daß wir, verglichen mit allem, was wir heute wissen, einen ungünstigen Aufenthaltsort im Universum gewählt haben. Andere Planeten stehen im Licht mehrerer Sonnen, und die Aussicht auf Sternenmeere und Planeten muß dort gewaltig sein. Sicher gibt es auch dunklere Orte. Ich fand diesen Planeten früher wunderschön, wenn auch etwas anstrengend, und ich empfinde es jetzt, wo die schlimmste Anstrengung aller meiner Zeiten vorüber ist, sogar mehr denn je so.

Mit fünfzig, auf den Geburtstag genau, fing eine Dankbarkeitsübung an, die ich bestimmt nie mehr vergessen werde und auch nicht will. Dieses Buch soll vor allem mir selber helfen, mich stets daran zu erinnern, daß der Schatten allgegenwärtig ist, daß andere jetzt gerade in ihm gefangen sind und verständige Begleitung brauchen, und daß der Schatten trotz allem nur ein Schatten ist, ohne eigene Substanz, ein Scheinwesen, das ich selber produziere, so sehr er mir als anderer vorkommen mag.

Auch der Papst lügt rund um die Uhr Der Platz, den Mutter Erde im Universum erwischt hat, ist offenbar nicht gut genug, als daß ihre Bewohner ohne Lügen durchkämen. Oder aber Lügen ist ein universelles Prinzip. Naheliegender ist wohl, daß es nur Menschen in den Sinn kommt anzunehmen, es gebe wahre und unwahre Äußerungen. Jedenfalls lügt und betrügt die Natur, daß es kracht. Und sie ist feige zum Schlechtwerden. Und wie es aussieht ohne jede Scham. Und wenn Gott die Welt erschaffen hat, ist es eine Frechheit, die Lüge dem Teufel zuzuschreiben. Selbst die so friedlichen Tauben in meinen Schlägen blasen sich auf, daß sie fast vornüber fallen. Der Pfau gaukelt Serien von Augen vor, das Chamäleon ist ein einziger Trick, um nur die größten Künstler zu nennen. Eine halbe Stunde Zuschauen würde genügen, um zu sehen, daß der heroische Kampf in der Natur nicht vorgesehen ist. Wozu sich also geißeln, wenn man doch eines Tages mit Schrecken erkennen muß, daß man kein Heiliger war, sondern ein Taktierer und Drückeberger wie alle anderen. Der dritte Mann am Kreuz, der Trickser, war nicht verstockt, wie es dargestellt wird, er war der ehrlichste der drei. Er war nur realistisch und hatte den Mut, auch vor dem Tod nicht umzukippen und sich zur Illusion eines liebenden Vaters zu bekehren. Wie sollte er, in der Gosse geboren, das Spiel anders spielen, als indem er stahl? Sollte er etwa betteln wie diese Jünger, die doch Fischernetze besaßen, oder Spenden nehmen wie dieser Jesus, von Großbürgern, die nur ihr schlechtes Diebesgewissen beruhigen wollten? Und überhaupt: Wer ermächtigt uns, andere zu erlösen? Heißt der Auftrag nicht vielmehr, sein Spiel zu spielen, mit den Mitteln, die einem eben gegeben sind? Der wahre Gott will, daß vor der Moral das Fressen kommt, da gibt es nichts zu bekehren, nur zu vollziehen. Ich bin o. k., du bist o. k., ist der Slogan der heilen Welt. Ich bin nicht o. k., du bist o. k., ist der

Slogan der unheilen Welt. Ich bin nicht o. k., du bist nicht o. k., aber das ist o. k., ist der Slogan des zurückgekehrten verlorenen Sohns.
Statistisch gesehen lügen wir durchschnittlich vierhundert mal am Tag, wobei das verbale Lügen, das Erzieher verdammen, geradezu ehrlich ist im Vergleich zur Lüge unserer Körper und Handlungen. Wer das Ausmaß seiner Lebenslügen zum ersten Mal und zusammenhängend schaut und in einer schlaflosen Nacht zurückverfolgt bis in die früheste Jugend, kann darin allein Grund genug finden, sich sofort aus dem Fenster zu stürzen. Es wird über Nacht ganz und gar aussichtslos erscheinen, die eigene Biographie noch zu retten.
»The law of the fittest« heißt ja, richtig übersetzt, nicht das Gesetz des Stärkeren, sondern das Gesetz des Angepaßteren, wobei der Angepaßtere sich am Schluß als der Stärkere erweist. Sich anpassen entspricht folglich der göttlichen Intelligenz, nicht nur in Darwins Taubenschlag. Sich für besonders halten, anstatt die Farben der Umgebung anzunehmen, wird in letzter Konsequenz mit der Höchststrafe, dem Tod bestraft – hier und nicht erst im Jenseits. Was mich betrifft, so war es wohl letztlich mein in guten und schlechten Tagen so oft verfluchtes Anpassungstalent, das mir das Leben rettete.
Wahrheit kann töten, Lügen Leben retten. Ein faktisch wahres Wort im falschen Moment kann einen anderen psychisch zugrunde richten. Eine Lüge im passenden Moment kann einen anderen auf eine gute Spur bringen, die ihn wieder nach oben ans Licht bringt. Warum sich also quälen mit einem Wahrheitsanspruch, der offensichtlich nur zu dem Zweck hochgehalten wird, aus lebendigen Menschen schuldige zu machen. Daß man nicht lügen soll, hat im täglichen praktischen Umgang durchaus seine banale Richtigkeit; ich muß mich ein Stück weit auf einen Sippengenossen verlassen können. Aber darüber hin-

aus Wahrheit einzufordern, wie es Priester und Erzieher so gerne tun, mutet angesichts der Toten am Wegrand geradezu verbrecherisch an. Wir sollen einander zum Leben und Blühen verhelfen, ob durch Lüge oder Wahrheit. Wir sollen die Wahrheit des Prosperierens hochhalten, nicht von Kindern verlangen, Heilige zu werden.
Wahnsinn hat seine Ursache in diesem Anspruch. Als ein gewaltiger Schritt in Richtung Heilung ist die Erkenntnis anzusehen, daß Gesundheit wichtiger ist als Wahrheit, und daß die Lüge – Moral hin oder her – ein Grundprinzip der Schöpfung ist. Courage ist der Natur offensichtlich nicht lieber als Feigheit. Kein Grund, sich deswegen umzubringen! Auch der Papst lügt rund um die Uhr. Trickst und lügt nicht schon das Gedächtnis, aus dessen Dateien wir die Geschichten hervorziehen, die wir den Analytikern und Beichtvätern treuherzig für wahr verkaufen? Angesichts der Sachlage muß ich schon davon ausgehen, daß das, was ich in den Beichtstuhl flüstere, gelogen ist. Was soll das Ganze also!
Wären mir zur Zeit meines Nachtgangs auch nur zeitweise ein paar Gedanken in dieser Art geglückt, und wären sie auch überspitzt gewesen, es hätte meine Not, ein zwinglianischer Purist sein zu müssen, gewaltig gelindert. Zwar leiden nicht alle Insassen am Hochstaplersyndrom. Ein liebenswerter, aber unzweifelhafter Hochstapler hielt sich krampfhaft für das pure Gegenteil. Er wurde nicht müde, jedem zu beteuern, er habe noch nie in seinem Leben gelogen. Andere beschließen, lieber an den Lügen ihrer Lebenspartner zu verzweifeln. Aber so oder so, das Thema Lüge ist ein heißes im Nachtwald und dürfte neben dem der Gewalt, die uns ebenfalls in den Knochen steckt, zum lohnendsten gehören, was man beobachten kann.

Selbstüberlistung Wenn die Seele noch hierbleiben will, wird sie Mittel und Wege dazu finden. Das stärkste Werkzeug, habe ich erfahren, das man selbst ansetzen kann, um ihr zu helfen, ist die simple Selbstüberlistung. Vor allem: Selbstüberlistung funktioniert sofort, auch im desolatesten Zustand.

Wir sind Gewohnheitstiere. Kaum ein Zustand, und sei er noch so grauenhaft, an den sich ein Mensch nicht allmählich gewöhnen kann. Anpassung ist unsere Überlebensstärke. Wir sind Allesfresser. Wir gehören mit den Ratten und Spatzen eindeutig zu den Anpassungsgenies auf diesem Planeten.

Gewöhnung ist aber auch ein gewaltiger Hemmschuh, wenn es darum geht – erst recht im Zustand größter Erschöpfung –, aus dem Loch zu kriechen. Wir gewöhnen uns leider an alles. Zudem sitzt dem depressiven Nachtgänger noch der Teufel der Selbstsabotage im System. Man will sich ja unbedingt beweisen, daß man außer Tricksen nichts kann. Nun, wenn es denn das Tricksen war, das mit ins Loch geführt hat, dann kann es auch das Seil sein, das herausführt.

Vor allem läßt sich die Einsicht, daß wir sowieso lügen, dazu verwenden, sich zu seinem eigenen Wohle selbst zu übertölpeln. Es geht ja nur darum, den trägen Ochsen in sich zu täuschen und mit der Rübe an der Schnur wieder vor den Wagen zu bringen.

Die schlechten Gewohnheiten, die man sich im Getto der Selbstverachter angeeignet hat, auszutricksen, ist etwas vom besten, was man sich antun kann. Voraussetzung ist, daß man sich schon vor dem Absturz etwas darin geübt hat, einen Schritt von sich selbst wegzutreten und sich als eigener Beobachter neutral zu verhalten. Ein solcher Beobachter zählt zum Wertvollsten, was Selbsterfahrung einem bringen kann, wo immer sie auch stattfindet. Ein Meister dieses Fachs soll sich selbst jeden Morgen mit: »Good morning, Sir« angesprochen haben, wenn er sich im Spiegel ansah.

Aber Gewohnheiten sind Ozeandampfer, sie fahren noch lange geradeaus, auch wenn der Kapitän schon lange Gegensteuer gibt. Man muß durchhalten können, bis sich das Neue tatsächlich abzeichnet, und nicht gleich das Handtuch werfen.

Aber ein kleinster Akt der Selbstzuwendung kann den entscheidenden Umschwung einleiten. Meine Schwiegermutter, unheilbar und von den Ärzten aufgegeben an Krebs erkrankt, wurde vom Spital mit den nötigen Medikamenten versehen nach Hause geschickt. Wozu ihre vorletzten Tage unnötig in der Klinik verbringen. Dort beschloß sie, da es ja jetzt egal und die Rente sowieso dahin war, sich jeden Tag eine frische Blume zu kaufen und die Essensreste nicht mehr aufzusparen und einzufrieren, wie sie es gewohnt war, sondern sich jeden Tag etwas Neues zu kochen. Schon nach relativ kurzer Zeit besserte sich ihr Zustand erheblich. Die Ärzte konnten es nicht glauben. Nach Wochen und Monaten lebte sie immer noch und bald ohne Medikamente. Sie lebte noch weitere sieben Jahre, verliebte sich sogar in einen Jugendfreund, besuchte ihn im Ausland, und war allen ein Segen rundum, bis der Krebs sie in einem Alter besiegte, wo man akzeptieren muß, daß sich die Natur für jeden etwas einfallen läßt, um ihn zurückzuholen.

Die Webstube ist nochmals etwas anderes

Selbstüberlistung ist ja eine Selbstzuwendung und Selbstzuwendung ist nach dem wichtigsten Gebot der Anfang von allem Guten. Was den Ausschlag gibt, daß man es eines Tages tut, auch wenn der Teufel der Vernunft pausenlos dagegen spricht, weiß ich nicht. Was bewegt einen, wenn auch nicht un-

vermögenden, aber doch arbeitslosen, zu hundert Prozent invalid geschriebenen, klinikerfahrenen, allmählich verwahrlosten, psychotischen Depressiven dazu, sich eines Tages ein Körperöl zu kaufen? Vielleicht nur die Einsicht, daß, auch wenn man schon Großvater ist, das Leben noch dreißig Jahre weitergehen kann, so oder so. Dann lieber anders als so.
Mehr noch lag es vielleicht an einem Rest gesunden Stolzes: Nicht auch noch in die geschützte Werkstatt zu müssen, durch deren Fenster ich einige meiner Mitpatienten an langen Tischen monotone Handgriffe ausführen sah. Nicht auch noch da hinein zu den »Webstüblern«, wie wir früher sagten.
Untätiger Wahnsinn hatte noch etwas von Verweigerung und damit einen Rest von Würde. Hinter jenen Fensterreihen im Neonlicht der Werkstube saßen jedoch die definitiv Gebrochenen, die Resignierten, die man wie Sklaven in Gruppen zur Arbeit führte, die sie ohne Murren und aus lauter Gewohnheit einfach verrichteten. Bald würde man auch willenlos mitschlurfen. Webstube war ganz unten.
Abends saßen sie herum, die Langjährigen, am Eingang oder im Hof und boten Feuerzeuge feil oder quatschten jeden an, der gerade hereinkam. Hatte ich früher nicht auch Webstüblerwitze erzählt? Galt der Name der hiesigen Stadtklinik nicht als Inbegriff der Dummheit? Nicht umsonst wagte die alte Mutter nicht, den Namen der Klinik am Telefon auszusprechen. Sie sagte: »Gehst du wieder hinauf?« – »Oben« hieß, auf dem Hügel über der Stadt, wo ihr Sohn bloß ein Nervenleiden kurierte. Nervenleiden sind entschuldbar. Schließlich war sogar ihr Lieblingsdichter vorübergehend in dieser Einrichtung gewesen. Und hatte nicht auch sie mehrere Nervenzusammenbrüche gehabt? Hatte nicht dieser oder sogar jener einen Sohn oder eine Tochter in der Klinik? Klinik geht an, aber Webstube ist noch einmal etwas anderes. Und alle schickten sie sich of-

fenbar in ihr Los und sprachen untereinander über die Vor- und Nachteile der verschiedenen Kliniken, wie Automechaniker in der Pause über Autos und Garagen reden. Nicht anders als in anderen Milieus wurden auch hier viel verwendete Namen und Begriffe zu Kürzeln verdichtet. Wer von außen zuhörte, mußte den Eindruck gewinnen, man habe es mit Koseworten zu tun: »Im Bli geben sie dir mehr Medis als im Ambi« sollte heißen, daß in der Universitätsklinik mehr Medikamente abgegeben werden als im Ambulatorium des Wohnquartiers. Wer die Kürzelsprache übernahm, war verloren. Sich ihr anzupassen hieß, sich in den Strukturen des Sozialangebots häuslich einzurichten. Es hieß, die Tatsache, ein asoziales Unikum zu sein, als Selbstverständlichkeit zu akzeptieren, ja zu akzentuieren, wie es auch die bekannten Obdachlosenzeitungen geradezu förderten. Wenn ich auf das Recht pochen darf, ein Leben als ewiger Außenseiter und Rentenempfänger zu führen, warum soll ich mich noch anstrengen, in die Gesellschaft der eifrigen Wertschöpfer zurückzukehren?

Oder wollte ich immer noch der Besondere sein, der eigentlich gar nicht dazu gehört, und fand mich deshalb für diese letzten Stationen zu schade? Hatte mein Freund, der ehemalige Stadtarchitekt, recht gehabt, auch diesen Kreuzgang noch zu akzeptieren, in Serie Holzrädchen an Spielzeugautos zu montieren? Oder war es nur sein Perfektionswahn, der ihn nicht aufgeben lassen wollte, der ihn so lange in diesem Umfeld hielt, der seinen Talenten Hohn spottete und seine Seele dazu zwang, ihm auf diese Weise Mores zu lehren? Bin ich zu heikel gewesen?

Aber wahrscheinlich war die Abfalltonne einfach ausgebrannt und es durfte genug sein.

Verbrannte Erde Depressionen unterliegen wie äußere Konflikte der Gefahr der Verselbständigung. Nicht anders als bei sieben-, dreißig- oder sogar hundertjährigen Kriegen, wo keiner mehr weiß, warum sie eigentlich ausbrachen. Es herrscht nur noch Verwüstung, die sich früher oder später selbst erschöpft. Verbrannte Erde, Blutrache, Tabula rasa ist nur einfach dumm und läßt keinen anderen Nutzen erkennen, als die Schaffung von freiem Raum, in den andere Familien oder andere Völker eindringen, die oft auch nicht weiter sind.

Allerdings gab es seltene Beispiele von Königen und Politikern, die die Gefahr der in der Affennatur des Menschen liegenden Hysterie frühzeitig erkannten und die Eskalation bremsten, indem sie etwas weniger zurückgaben, als sie eigentlich hätten zurückgeben können, und so dem Erzfeind die Gelegenheit boten, dasselbe zu tun. Die eigene siegreiche Armee vor der Hauptstadt des Feindes anzuhalten, kommt der eigenen Zukunft, und somit den Kindern zugute. Jeder um seine Nerven bedachte Lehrer erkennt mit der Zeit den Nutzen der im letzten Moment reduzierten Strafe. Eskalation läßt der Einsicht keine Chance, um die es ginge, wenn Wachstum ein lohnendes Ziel sein soll.

Aber wir wären keine Spieler, würden wir mit der Eskalation nicht unsere heimliche Rechnung machen. Insofern sie nicht einfach blind geschieht, ist sie ein hervorragendes Mittel, von innenpolitischen Schwächen abzulenken. Später wird Eskalation dem lachenden Dritten zugute kommen, der nur darauf wartet, die verbrannte Erde mit eigenen Bäumen aufzuforsten. Er wird es sich nicht verkneifen können, im richtigen Moment wieder etwas Benzin ins Feuer zu gießen, wenn die Schlacht der beiden anderen vorzeitig zum Stillstand zu kommen droht.

Hätten Psychoten und Spinner in Menschengemeinschaften nicht ihre Funktion, es gäbe sie gar nicht. In meinen Tauben-

schlägen überleben Außenseiter keine drei Tage. Inwieweit war ich also der gerade »diensthabende« Symptomträger meiner Sippe? Wer wäre nach meiner Selbstauslöschung in die Lücke gerückt? Auffällig war jedenfalls, wie mit jedem Quadratzentimeter festen Boden, den ich zurückeroberte, von den verbundenen Menschen in meinem Umfeld einer abzubröckeln schien. Plötzlich hatten sie, die mir in meinem Veitstanz Stütze gewesen waren, ihre Krankheit. Mehr und mehr kam ich selbst wieder in die Rolle, die ich vorher innegehabt hatte. Wie viele Sündenböcke braucht eine Herde, und wenn es nur einen gibt, wieviel ist diesem zuzumuten? Wie viele Sündenböcke ist eine Gesellschaft gewillt zu ernähren? Wann läßt sie überzählige fallen oder, damit sie noch einmal von Nutzen sind, hinrichten? Der innere Sturm des Psychotikers besteht darin, daß er alle diese Aspekte in sich vereinigt und als eine in ihm tobende enthobene Völkerschlacht erfährt, die nicht zu gewinnen ist, da er allen Parteien angehört. Was die Natur auf dem Affenfelsen frühzeitig durch biologische Bremsen zum Abbruch bringt, kommt beim Psychotiker nur noch durch Erschöpfung in einem geschützten Rahmen zum Stillstand, oder wenn dieser fehlt, durch Neuroleptika. Was er in seinem Umfeld anrichtet, und was sein Umfeld mit ihm anrichtet, ist weit außerhalb seiner Sicht.
Was mich betrifft, so brachten mich mein manipulatives Talent und die panische Angst vor dem Eingesperrtsein dahin, die schlimmsten psychotischen Schübe im ungeschützten Raum meines Gespensterhauses ausleben zu müssen. Die Zustände, die von außen beobachtet wurden und für die ich jeweils tatsächlich eingeliefert wurde, waren dagegen reine Bagatellen. Man hatte mich apathisch im Hausgang sitzen oder unmotiviert an einen Balken treten sehen. Hätte man die vielen heftigen Attacken im Geheimen nach der Regel behandelt, ich wäre permanent unter Haldol gestanden.

Daß der Psychotiker kein Gefühl für den Ablauf und das Maß seines Prozesses haben kann, ist nicht verwunderlich. Allein seine Begleiter könnten sehen, wann der richtige Punkt erreicht ist, die sinnlose Eskalation auszubremsen. Wie sehr sind sie aber selbst im Theoriegebäude ihrer Methode gefangen, so daß sie gar nicht sehen können, was sie sehen sollten? Wie schnell sind sie vom nutzlosen Therapieaufwand erschöpft, so daß sie das Wichtigste, die Prozeßentwicklung des Abtauchers, aus den Augen verlieren? Wie rasch gehen ihnen die Zwänge des Verwaltungsgeschäfts von Behinderten in Fleisch und Blut über, daß sie das Wichtigste, für das sie einmal angetreten sind, aus den Augen verlieren? Wie kann der Direktor einer psychiatrischen Klinik geradezu davon schwärmen, daß die forensische Psychiatrie »boome« und einem Erweiterungsbau des Hauses zuversichtlich entgegengeschaut werden könne.
Was mich als Therapeuten betraf, so war ich früher mit dem vordergründigen Wohlergehen meiner Klienten oft in einem Maß beschäftigt, daß mir die Kraft und die Gelassenheit für das Seinlassen und Eingreifen im richtigen Moment fehlen mußte. Niemand verpflichtet Angehörige und erst recht Therapeuten dazu, das Elend der Welt zu tragen. Weniger wäre mehr, gilt auch hier.

Gesundsein hat gewaltige Nachteile Je enger es wird, desto deutlicher die Sprache der Umstände und Symptome. Am tiefsten Punkt, wo der Druck am größten ist, spricht jeder Zeitungstitel, jeder Radio-, jeder Fernsehmoderator Klartext zu meiner Situation, und ich schalte genau dann die Sendung ein, wenn der Satz kommt, den ich in meiner höchsten Alarmiertheit, kurz vor dem Absturz, im voraus weiß. Ich erinnere mich, in Sorge um die Verlotterung meines Tessiner Hauses innerlich den Satz ausgesprochen zu haben: »Wiesen, die man vernachlässigt, verganden.« Nun ist »verganden« nicht gerade ein Wort, das man jeden Tag hört, ja die meisten werden nicht einmal wissen, was das heißt. Als ich den Fernseher einstelle, sagt der Sprecher wörtlich: »Wiesen, die man vernachlässigt, verganden.« Nach beliebig vielen weiteren Beispielen in Folge getraue ich mich nicht mehr, den Fernseher einzustellen, weil ich es mir nicht antun will, vollends durchzudrehen. Als es damit anfängt, daß ich jedesmal zum Telefon gehe, bevor es gerade läutet – und das immerhin im Abstand von Tagen, verzichte ich auch darauf, Anrufe abzunehmen.

»Wenn ich jetzt gleich auf die Uhr schaue, wird es genau zwölf nach sein«, sagt der forschende Affe in mir, als ob er die Resultate dieser Forscherei noch jemals verwenden könnte. Jeder Budenzauberer wäre froh um diese Kunst, mich freut sie jedoch in keiner Weise. Sie ist lästig und beängstigend in ihrer Monotonie, die so lange anhält, wie die Reize der Umwelt auf die Phänomene eines abgedunkelten Zimmers beschränkt sind. Was ist Synchronizität? Eine Frage des Dopaminspiegels, sagen die Experimente; Schizophrene sind davon geradezu überschwemmt. Oder haben wir nur längst vergessen, daß wir die beiden Blumen, deren synchrones Blühen uns so sehr erstaunt und uns zu esoterischen Schlüssen verführt, einst zur gleichen Zeit gesät haben?

O.k., es ist wohl so, daß es Synchronizität gibt, neben den Zufällen, die es ebenso gibt, aber mich sollen die Phänomene, seien sie Einbildung oder nicht, doch bitte in Ruhe lassen! Danach ist es nur noch die Digitalanzeige des Weckers, die jedesmal, wenn ich auf sie sehe, das Lebensalter eines der zehn mir am nächsten stehenden Menschen anzeigt.

Als ich es nach einer der ohnmächtigsten Wochen wieder einmal schaffe, im Restaurant in der Nachbarschaft das Mittagsmenü zu bestellen und sich der Präsident des Weltfußballverbands grüßend an meinen Tisch setzt, meide ich fortan auch noch diese letzte Außenstation. Daß sich Macht zur Ohnmacht setzt, erstaunte mich schon lange nicht mehr. Aber ich mußte nicht noch weitere Lektionen um den Kopf geschlagen bekommen. Man kann Spiegel auch umdrehen. Danach kam nur noch die notfallmäßige vierte Einweisung nach einem Durstdelirium unbekannter Länge.

Jeder bewußte Nachtgänger kann die Sprache der Zusammenhänge und Synchronizitäten lesen und verstehen, wenn er will. Was noch nicht heißt, daß er stark genug ist, diesen deutlichen Hinweisen des Schicksals auch zu folgen. Der Therapeut unter den Nachtgängern brachte dieses Wissen um die Deutung der Körper- und Umstandssprache schon mit auf seinen Trip. Er wußte eigentlich immer, was die Stunde geschlagen hatte und was er tun sollte. Aber will ich schon gesund sein? Bleibt die Frage: Bin ich schon reif genug für die Konsequenzen dessen, was ich mir am sehnlichsten wünsche?

Der Mensch denkt, Gott lenkt. Für Willensmenschen geschieht sein Wille im Dunkeln, ganz und gar. Wie weit stößt er mich noch hinein in den Sumpf? Wie weit drückt er mich noch unter Wasser, bis ich wirklich auftauchen und leben will, bis ich die Taufe verdiene? Wie schlecht läßt er es mir noch gehen, bis ich dankbar genug werde für das Geschenk meines Lebens? Not lehrt beten: zuerst das Bittgebet um Verschonung, was gemäß der Logik des Unbewußten genau das Gegenteil bewirkt, dann endlich das Lobpreisgebet, das einzig erhörte, weil augenblicklich und gleichzeitig erfüllte. Dankbarkeit sei das einzige Gebet, sagte einer der alten Täufer, wohl wissend, daß Beten ein Monolog ist, den niemand anderen interessiert. Bevor wir nicht dankbar werden für einen nächsten Atemzug, bevor wir nicht fast krepiert sind, läßt der Täufer nicht locker. Weniger genügt nicht. Der Urschrei: »Ja ich will!« würde nicht überzeugend genug ausfallen, wenn wir endlich auftauchen dürfen. Man kann nicht nur ein bißchen für ein neues Leben getauft werden. In diesen Dingen versteht der Schöpfer keinen Spaß. Krepier oder danke. Stirb und lebe oder vegetiere. Es gibt genug, die leben wollen, warum sollen die nicht eingehen, die nicht wollen. Platz da für die, die das Spiel mit Lust spielen wollen. Die Sitzplätze sind beschränkt, und wenn du nicht willst, steht schon der Nächste bereit. Kranke werden kränker, Schlaumeier in Kliniken werden dümmer, die Lebensmüden bringen sich um. Wer nicht will, hat gehabt! Wer das Geschenk des Lebens nicht begreift, soll gehen. Wer umkehrt, soll auferstehen. Wie absurd und gotteslästerlich, im besten Humus, in der »besten aller Zeiten« aufwachsen zu dürfen, wie einer meiner Buchtitel hieß, in einem Luxus, von dem die Vorfahren nicht einmal zu träumen wagten, und nicht leben zu wollen im Paradies, sich lieber krankschreiben zu lassen, als sein weiß Gott kleines bißchen Solidarität beizutragen – welcher Nachtgänger wüßte diese Standpauken seines strammen inneren Monologisten nicht in- und auswendig! Und ist doch hilflos dazu verdammt zu manipulieren, zu lavieren, den Rest seines Images zu retten mit Ausflüchten, Gejammer, Gefälligkeitsemotionen und Scheinernst gegenüber Ärzten und Psychiatern, Freunden und Verwandten. Man weiß es bestens, ohne daß es etwas anderes gäbe als die Rettung vor den nächsten Minuten.

Helden Ein bekannter Therapeut, der oft die letzte Hoffnung für Schwerstkranke war, für die er auf offener Bühne vor einem Publikum aus Angehörigen und Psychologen Familienkonstellationen aufstellte und deren energetische Vertracktheit offenlegte, dieser alte Mann kam eines Tages unvermittelt an den Bühnenrand, schaute in den Saal und sagte: »Die Kranken da hinter mir auf ihren Stühlen – ihr glaubt wahrscheinlich, daß sie gesund werden wollen, aber das ist ein Irrtum.«

Ein starkes Stück! Aber keiner der Hunderten von Therapeuten und Ärzten im Saal konnte widersprechen, selbst jene Hälfte nicht, die nur gekommen war, um den umstrittenen ehemaligen Ordensbruder zu widerlegen. Außer vereinzeltem Raunen und Hüsteln blieb es betroffen still. Der Offensichtlichkeit der soeben auf der Bühne gesehenen Szenen war nichts entgegenzuhalten. Wie anders sollte man es sich erklären, daß ein deutlich gezeichneter Krebskranker sich weigert, die Chance einer simplen Verneigung vor der seinen Vater darstellenden Figur anzunehmen. Lieber tot als zugeben, daß mein Vater zumindest ein menschliches Wesen war, dem man ja vielleicht einmal trotz allem drei Sekunden Respekt zollen könnte.

Nicht alle wollen wirklich gesund werden. In Krankheit und Verstrickung zu verharren, hat zu viele Vorteile; Freiheit ist ein mit Vorsicht zu empfehlender Streß. Was ich vorher im Kinderspital beobachtet hatte, konnte ich nun an mir selbst feststellen: Erwachsensein ist bedrohlich. Gesunde werden haftbar gemacht. Es gibt sogar Mütter, die ihre Kinder absichtlich verletzen, um möglichst lange und viel vom Schonraum einer Kinderklinik zu profitieren.

Ich fand die Behauptung des Therapeuten damals auch ein starkes Stück, angesichts der von Hautkrebs und Chemotherapien gezeichneten Menschen, die da im Halbrund der Bühne auf Behandlung warteten. Aber auch von seiten der Kranken

wehrte sich niemand. Wie kann einer behaupten, alles für seine Gesundheit tun zu wollen und gleichzeitig auf eine Zigarettenpause drängen, gerade als sein Fall zur Darstellung gekommen wäre, für die er Hunderte von Kilometern angereist war.
Wollen wir wirklich, was wir wollen? Ich wußte es ja längst auch aus meiner eigenen Hauspraxis. Gesund und reich zu sein hat gewaltige Nachteile: Man wird niemals in Ruhe gelassen, selbst im abgeschiedensten Villenviertel kriechen die Paparazzi durch die Büsche. Man steht im Kreuzfeuer der Kritik, und das schlimmste: Man muß Verantwortung für sich und möglicherweise Hunderte anderer, nebst Kindern und Kindeskindern, übernehmen. Dazu muß man Steuern zahlen, daß es kracht, man soll in die öffentliche Feuerwehr und für den Kompostverein des Viertels samstags Unterschriften sammeln. Und steht einmal ein freier Abend in Aussicht, schickt der rührige Lehrer der Zweitältesten schon wieder eine Einladung zu einer dringlichen Elternversammlung, weil er nicht Mannsbild genug ist, den Gören Grenzen zu setzen, oder der Kleinste hat Vortragsübung im Konservatorium, wo der Pappi nicht fehlen und auch nicht einschlafen darf beim viel zu langen Parcours der überforderten Kinder an der schrecklichen Geige. Niemals ist Ruhe, und wie schnell hat man sich auf unabsehbare Zeit übernommen mit Aufgaben und Verpflichtungen. Ganz abgesehen davon, daß die sogenannten Beziehungen auch ihren Raum fordern. Neben den vielen Tätigkeiten soll man auch noch ein guter Liebhaber sein. Und der Sex muß auch permanent stimmen, wie die Trendmagazine suggerieren, und eine heimliche Freundin ist erst recht ein Riesenstreß.
Gesund und gesellschaftsfähig zu bleiben, ist eigentlich unmöglich, daß es viele trotzdem schaffen, eine Heldentat – ob mit oder ohne die Krankheiten, die wir uns insgeheim einfallen lassen, um etwas Schonung zu erwirken. »Ich weiß nicht, wo-

her ich komme, ich weiß nicht, wohin ich gehe, mich wundert's, daß ich fröhlich bin« steht auf alten Bauernhäusern. »Wir sind doch alles Helden«, sagte einmal ein älterer Moderator im Fernsehen, »so wie wir trotz allem immer wieder einen Tag über die Runden bringen.« Das ist wohl so.

Zwei Drittel unserer Leiden sind Schonungsgesuche. Zwei Drittel der Patienten wollen vorläufig gar keine Änderung, sondern nur in ihrem Leiden gesehen werden. Die anderen, vor allem die Fachleute sollen bestätigen, daß man mies dran ist. Es soll in Ordnung sein, daß man eine zeitlang Pause braucht, daß man im Schatten steht, daß man übergewichtig ist, daß man eine Allergie hat oder, schlimmstenfalls, Krebs. Ein Kind im Kinderspital brach sich dreimal hintereinander den gleichen Arm, um jedesmal strahlend auszurufen: »Ich bin wieder da!«

Zwei Drittel der Patienten nehmen die Medikamente unregelmäßig oder gar nicht ein, weil sie es nicht aus der Hand geben wollen, wann und wie sie wieder ins volle Leben einsteigen.

Ein anderer Teil der Patienten wechselt von Therapeut zu Therapeut, von Kur zu Kur, von Diät zu Diät ohne jede Besserung. Ich kann gar nicht mehr aufzählen, wie oft ich auf meinem Nachtgang die Ausredenmaschine in Gang gesetzt habe. Ganze Heilindustrien leben davon, daß es eigentlich gar nichts nützen darf. Und wenn es plötzlich klappen soll, weil ein plausibler Grund auftaucht, wieder gesund zu sein, dann hilft fast alles, selbst das offensichtlich Falsche. Hauptsache, man kann die Besserung einem konkreten Mittel zuschreiben, um sich nicht eingestehen zu müssen, daß es immer nur an einem selbst gelegen habe. Klar, wenn mir Lithium geholfen hat, dann kann es eben doch nur ein chemisches Ungleichgewicht im Hirn gewesen sein, das die Depression auslöste. Jedes Mittel ist recht, um krank zu werden, und jedes Mittel ist recht, um wieder gesund zu werden.

»Sie haben den Tod verdient«, sagte der Alte zu einer unverbesserlichen Zynikerin am gleichen Nachmittag, um noch das letzte Register zu ziehen. Ebenso unwidersprochen.

Es blutet tatsächlich, wenn ich mich schneide

Ob verdient oder nicht, inszeniert oder nicht, der Schock ist begründet: Ich bin sterblich und niemand da, der es verhindert, auch der Opa in der Strickjacke nicht. Es blutet tatsächlich, wenn ich mich schneide. Das da auf dem Boden ist mein Blut. Der Herzmuskel schrumpft tatsächlich schon nach einer Woche, wenn man nur daliegt. Und nichts, kein lieber Gott, kein lieber Freund, noch mein Kind wird jetzt verhindern, daß ich sterbe. Ich bin tatsächlich sterblich! Mein Besonderheitsgefühl ist nichts als Wahn. Individuum ist eine Fiktion. Ich bin tatsächlich nur ein Stäubchen, wie es in den Schriften schon immer hieß. Der Fotograf, der Tausende nackt zu Menschenmustern gruppiert, hat recht. Wir sind ein Muster, ein organischer Puffer, eine Schleimhaut zwischen der Erde und den anderen Himmelskörpern, ob wir philosophieren können oder nicht, eine Nebenwirkung. Was ich ja immer gesagt habe: Wir sind Verschleißmaterial, wie andere Lebewesen auch, zum Verzehr freigegeben. Aber muß es denn wahr sein!
Ob ich's jetzt tue oder nicht, imponiert keiner Vorsehung in irgendeiner Weise. Nichts ist vorgesehen außer den Gesetzen, die unter anderem heißen: Fön im Badewasser ist für unsereins tödlich, auch Menschenkörper fallen unerbittlich von einer Brücke, Sauerstoffmangel führt zu Bewußtlosigkeit. Kein Engel springt bei, kein Teufel lockt. Da ist nichts als die gleichgültige Umdrehung eines Planeten mit Abermilliarden beweglichen Punkten drauf. Der Tod ist so banal wie der Hunger

meiner Katze, wie der tägliche Wetterbericht. Alles geht ungerührt weiter, was wiegt schon ein gescheitertes Leben!
Diese tägliche Erfahrung ist der heilsamste Schock auf dem Weg eines Nachtgängers – solange der Zufall oder die Schläue des eigenen Unbewußten es will, daß man an dieser Beliebigkeitsgrenze zur Umkehr kommt und am Leben bleibt. Ist die Freundin zufällig gerade ins Badezimmer hereingekommen oder war sie im Sterbesetting insgeheim eingeplant? Gott ist es egal, und die Angehörigen sind froh, nicht auf eine Beerdigung zu müssen. Selber weiß man es nicht genau. Im Zustand dieser größten, arrogantesten Schnoddrigkeit gegen das Leben sowieso nicht. Die Kämpfer und Leister unter den Nachtgängern werden sich vorwerfen, nicht einmal einen Suizid technisch zustande zu bringen. Dabei hatte man den Tod der anderen beim Militär über Monate bis ins Traumwandlerische geübt. Versagt im Leben wie im Sterben, gründlich wie immer! Nur erstaunlich, daß es die anderen so lange nicht gemerkt haben. Und schade, daß es jetzt nicht geklappt hat, wo man noch so einfach hätte abhauen können. Statt dessen tischt die Freundin das Frühstück auf, als ob nichts gewesen wäre.
Das wäre also nach meinem Tod: Der Postbote würde kommen, die Abfuhr würde lärmen, meine Haare wären noch in der Bürste und die Katze würde um die Ecke biegen wie immer.

Du Auf dem Weg wieder nach oben, kurz nach der Wende am Grund, taucht für den Nachtgänger eine Unterwasserklippe auf, die Gefahr und Chance gleichermaßen ist. Kaum ein paar Nächte zu Hause allein überstanden und allmählich im Alltag wieder etwas Fuß gefaßt, mag er das Thema Klinik, Depression, Außenseiter, Bettler, Arbeitsloser nicht mehr hören. Ich erschrecke, wie schroff ich den Drogensüchtigen auf der Straße abweise, der mich wie selbstverständlich duzt und um Kleingeld anbettelt, und gerate sofort in den größten Gewissenskonflikt. Kaum ein paar Wochen ist es her, daß ich genauso durch die Straßen schlich, genauso »auf der anderen Seite«, nur muß er sich sein Geld mühsam zusammenbetteln, während meine Drogen die Krankenkasse berappte. Habe ich nicht lange genug beobachten können, daß die Armen und Arbeitslosen doppelt unter Depression zu leiden haben, ja überhaupt erst herunterkamen, weil sie depressiv waren. Mußte ich als Therapeut und ehemaliger Salonlinker nicht ohnehin genauestens wissen, wie Elend zustande kommt?

Nein, wie auch immer – ein Taggänger will ich jetzt wieder sein!

Ich will jetzt nicht mehr zu den Aussätzigen gehören, wo doch zumindest meine Kleider wieder einigermaßen in Ordnung sind. Keine dieser Schattengestalten, die ich zum Teil noch aus den Kliniken kenne und die wie ferngesteuert an mir vorbeihasten, sollen mich wieder in die Tiefe ziehen! Kein süßlicher Mief mehr! Keine mit Saucen vertropften Hemden mehr! Keine verschissenen Unterhosen hinter dem Duschvorhang. Und kein selbstverständliches Du mehr, wie es im Dunkeln der Einfachheit halber üblich ist!

Das »Sie« waren die Ärzte, die Pfleger, die Verwalter. Insassen haben sowieso nichts mehr zu verlieren, wozu noch Distanz. Aber von Solidarität, die man sich vom Du eines Taggängers versprechen darf, nie eine Spur. Täglich wurde angeblich jemandem dieses oder jenes gestohlen. Dauernd fehlten CDs oder Shampoos, Kugelschreiber oder Feuerzeuge. Was in den Räumen der Taggänger selbstverständlich herumliegt, ist in den Asylen Gegenstand des erstbesten Gezänks. Andere mögen um Erbschaften streiten, dort wurde um Haarbürsten gestritten.

Der Kämpfer will nie mehr dorthin zurück. Und er will sich nicht für dumm verkaufen lassen, von all den Bettlern – für eine Notschlafstelle, die schon lange abgerissen ist! Er will wieder auf die Seite der Würdigen und das bißchen Boden, das er inzwischen gewonnen hat, nicht schon wieder mit Verlierern teilen. Wer sich aus einer Lawine befreit hat, sollte so schnell wie möglich verschwinden, bevor die nächste runterkommt. Das ist nichts als gescheit. Kein Grund, sich schlecht zu fühlen. Die Abwehr des noch Schwächeren ist natürlich und erst einmal eine Chance – dabei zu bleiben aber die Gefahr. Denn einmal in sicherer Distanz, sollte er aufhören zu fliehen, sich umsehen und die Szene studieren, um herauszufinden, was er falsch gemacht hat, wenn er an einem anderen Ort nicht wieder zugedeckt werden will. Der Weg führt zurück. Wer abhaut und glaubt, sich darüber hinwegtäuschen zu können, wird sich wundern, um welche Ecken ihn das Leben trotzdem an den wunden Punkt zurückführt. Und das Alter mit seinen bohrenden Fragen kommt unausweichlich. Wer sich nach der Flucht aus dem schwarzen Loch nicht allmählich und freiwillig wieder dahin zurückwagt, läuft Gefahr, irgendwann wirklich wieder hinein zu müssen. Ob er dann noch über die Kräfte verfügt, sich ein zweites Mal zu befreien?

Anfänglich meide ich instinktiv die Straßen und Auffahrten, die zu einer der Kliniken führen, die ich durchlaufen habe. Selbst in die Straßenbahn zu steigen, die mich nach einem rastlosen Ausgang in die Klinik zurückführte, kann ich lange Zeit nicht ohne Widerwillen ertragen. Neben dem Stadtpräsidenten hatte ich gesessen, im Edelrestaurant, und mußte nach dem Ruccolasalat ins Asyl zurück, wie ein Lehrling schon vor zehn Uhr ins Wohnheim zurück muß. Und so erkenne ich die Zurückmüsser auf den ersten Blick, mögen sie noch so unverfänglich aus dem Fenster schauen. Wer in einer Psychiatrischen war, erkennt jeden Betroffenen sofort, er braucht keinen Garderobenschlüssel um den Hals zu tragen. Trotzdem beschließe ich, die Orte meines Schreckens, einen nach dem anderen wieder aufzusuchen, in ihren Cafeterias Kaffee zu trinken, dem Pflegeteam Gebäck zu bringen.

Da stehe ich dann also als Besucher, mit Blumen in der Hand, spiele sogar Gitarre für die armen Irren, die am Tag der offenen Tür bei Kaffee und Kuchen brav und teilnahmslos im aufgeräumten Gruppenraum sitzen. »Was will denn der hier mit seinem aufgesetzten Frohsinn?« würde ich früher gedacht haben. Drei, die noch immer oder schon wieder auf der Abteilung sitzen und mich immerhin erkennen, geben den anderen zu verstehen, daß der da ein Ehemaliger ist, kein fröhlicher Kaplan mit Missionsklampfe. Trotzdem bin ich draußen und sie drinnen, und mag ich auch durch die gleichen Gänge geschlurft sein, den Tatorten ist es egal: Drinnen oder draußen, ist alles, was zählt. Drinnen ist das Raucherzimmer mit den gleichen fürchterlichen Zirkusbildern und dem scheppernden Ventilator, wo mein Leben keine Minute mehr weiter gehen wollte – nun unterhalte ich mich ebendort locker mit diesem Ingenieur, dem Konstrukteur des berühmten Basistunnels, über seine Gemahlin, die ihn in die Kampfscheidung und den Wahnsinn getrieben haben soll. Lieber Pflegefall und arbeitslos, als weiterhin die horrenden Alimente bezahlen, die sie doch nur dazu verwendet, ihr Liebesnest mit dem Neuen zu finanzieren, der einst sein Kompagnon war. Da sitzt er und ist immer noch mitten bei der Tat.

Der Weise folgt dem Schicksal, der Tor wird dahingezerrt, heißt es. Hat man sich von der Depression zerren lassen, ist es jetzt an der Zeit, der Einsicht zu folgen. Wer mit fünfzig vorübergehend »in Pflege« kam, muß sowieso damit rechnen, altershalber bald wieder dort zu landen. Wie soll man es denn dann aushalten in den Rollstühlen, den Rheumabädern und Rehabilitationszentren im schönen Appenzell, wenn man sich nicht rechtzeitig darauf einstellt? Also gibt der wiedererstarkte Kämpfer sein Bestes und schreitet festen Schrittes durch die fahlen Labyrinthe zur schönen Physiotherapeutin, um ihr für das Verständnis zu danken, das sie ihm damals entgegengebracht hatte, indem sie ihn als einzige nicht dazu nötigte, ihr Angebot anzunehmen. Sie hatte einfach auf ihrem Gummiball gesessen, von sich erzählt, sogar einmal geweint, wegen eines verstorbenen Freundes – eine bekennende Betroffene unter Betroffenen. – Aber aus der Tür kommt ein Oberturner; er sei der Neue, für welche Zeit ich eingetragen sei.

Entwurf Nach der indischen Chakrenlehre, die um den Sitz der wichtigsten Drüsen unseres Körpers Energiezentren gelagert sieht, könnte man den Verlauf einer Depression als ein Absinken der Energie vom höchsten, immateriellen Zentrum hinunter zum Beckenzentrum beschreiben, wobei der Aspekt des Materiellen sich immer mehr verdichtete. Die Rede von verschiedenen Körpern oder Ebenen, denen bestimmte Themen zugeordnet sind, mag uns im westlichen Denken Verhafteten etwas exotisch vorkommen, stellt aber nach meinem Verständnis die adäquateste Annäherung an das Phänomen eines Schattengangs dar. Der Prozeß würde demnach vertikal auf der obersten Ebene, im Scheitelchakra, beginnen mit einem meist unbewußten, lange währenden Verstoß gegen das Wachstumsgebot der Seele. Mag eine Biographie noch so rund und schön aussehen – ein minimaler seelischer Aspekt kann aufgrund eines vielleicht sogar vorgeburtlichen Vorfalls im Dunkeln belassen worden sein. Die Aura erlischt, der Kontakt zum Göttlichen bricht ab. Bald darauf wird auch das Zentrum des »Dritten Auges« betroffen, die Wahrnehmung wird getrübt, das Blickfeld verengt sich, sein Fokus liegt nun ausschließlich im lange verdrängten Schattenbereich. Fast gleichzeitig sinkt die Depression ins Kehlchakra, es verschlägt einem die Sprache, allmählich verliert man sie fast ganz, zusammen mit allen anderen kreativen Äußerungen. Von da sinkt sie mit der Zeit hinunter ins Herzchakra, die Gefühle erlöschen, es kommt zum »Herzstechen«, der eine oder andere wird sogar an »gebrochenem Herzen« sterben, wie es richtig heißt. Noch immer hätte man die Kraft, sich zu behaupten, sich zu rächen, sich umzubringen. Aber allmählich sinkt die Lähmung in die Magengegend, ins Machtchakra, man verliert den Mut, wird zum Drückeberger, Durchfall oder Verstopfung treten auf. Wer noch tiefer betroffen ist, wird erleben, wie das Sexchakra mehr und mehr erlischt, die Natur beschließt, die Fortpflanzungsfähigkeit des Versagenden einzustellen. Schwere und schwerste Depressionen sinken mit den Monaten ins Beckenchakra hinunter, wo physisch alles begann. Es geht jetzt nur noch um Sein oder Nichtsein, im Innersten des Aschehaufens wird sich entscheiden, ob noch ein Fünkchen am Glühen bleibt oder nicht, man wird steif, fast gänzlich unempfindlich, nah am körperlichen Koma, die größte materielle Dichte ist erreicht, der Faden zur Seele droht gänzlich zu reißen. Man hat seine liebe Mühe, Ausscheidungen noch zu kontrollieren, man wird zum Rohr, durch das alles ungehalten hindurchfällt. Ich litt die ganze Zeit und noch ein Jahr länger an Durchfall. Verstopftes wird ins Fließen gebracht – wollte es der Kopf nicht, lehrt es jetzt der Körper.

Ist noch ein Fünkchen Lebenswille da und bläst gerade ein günstiger Wind, je feiner, desto mächtiger, kann das Energiesystem in der gleichen Richtung, von oben nach unten, wieder Stufe für Stufe auftauen, bis Körper und Geist, erlöst von überflüssigem Ballast, leichter werden denn je.

Nabelbruch Auf die vertikale Achse bezogen, mußte ich allmählich auf der Ebene der pränatalen Anhaftung angekommen sein.

Zur rein existentiellen Basis wäre ja auch der Nabel zu rechnen, der zeitgleich mit dem Druck des Absturzes brach und jetzt absteht wie eine implantierte Orange. Jedes Heben von Gewichten verursacht einen stechenden Schmerz. Aber wozu eine Operation, wenn doch alles dahin ist und ein Bruch mit der Verbindung zur Mutter Erde am wenigsten erstaunen kann, da es schließlich den Tatsachen entspricht. Davon abgesehen – wem sollte ich nackt auch noch gefallen wollen!

Welcher Teufel reitet mich, daß ich, kaum habe ich in der Nachtabteilung der Universitätsklinik einigermaßen Fuß gefaßt, mich zu einer Operation anmelde. Offenbar flüsterte mir ein Funke tierischer Hoffnung ins Ohr, mit einem Energieloch im Bauch sei auch in der Hölle kein Auskommen. Wie soll sich das Mindeste in einem Faß halten, wenn beim geringsten Druck gleich der Boden herausfällt. Und mit dem Mindesten muß auch ein Untoter auskommen. Das Tier will offenbar leben, sonst würde ich den Hörer nicht abnehmen und die Nummer wählen, die mir ein befreundeter Arzt in großen Lettern neben das Telefon geschrieben hat. Ich könnte auch sagen, daß er mich so lange gedrängt hat, bis ich nicht mehr anders konnte als nachzugeben, was mit einem gebrochenen Nabel schnell passiert.

Wie hätte ich auch ahnen können, daß der Termin, mit dem ich in drei Monaten, also praktisch gar nicht, rechnete, plötzlich

auf übermorgen vorgeschoben wird, weil ein anderer Patient abgesagt hatte. Die Hausärzte der Nachtklinik sind nicht schlecht erstaunt, um nicht zu sagen brüskiert, daß ich bei meiner Grundverfassung einen solchen Schritt in Eigenregie eingefädelt habe. Aber in drei bis vier Monaten ist für einen Nachtgänger nie, warum hätte ich denn ein Aufhebens machen sollen. Es blieb ja ganz anderes ungesagt. Und konnte man nicht froh sein, daß der Patient endlich Initiative zeigte?
Aber da lag ich nun im Krankenhaus neben echten Kranken und hatte endlich einen guten Grund, am Vormittag noch im Bett zu liegen. Dem Anästhesisten die ganze Liste meiner in letzter Zeit eingenommenen Medikamente aufzuzählen, nahm einige Zeit in Anspruch. Es sei eine Lokalanästhesie vorgesehen, die Operation die Sache einer Viertelstunde. Mir sollte es recht sein: Augen zu und durch! Noch einen Monat zuvor hätte ich mir nicht vorstellen können, unter einer grünen Decke in einen Operationssaal gerollt zu werden. Aber anders als früher, würde ich am Abend schon wieder entlassen sein, das wußte ich, ein Novum, dank eines Spezialverbandes oder der Operationstechnik, wie mir mein Freund versicherte.
Es hätte auch alles glimpflich ablaufen können, wenn die drei Spritzen in den Bauch ihre Wirkung entfaltet hätten, und es nicht hätte sein müssen, daß ich den entschlossenen Rundschnitt um den Nabel bei vollem Bewußtsein in seiner ganzen Schmerzhaftigkeit erfuhr. »Es kann nicht wehtun, wir haben die volle Dosis gespritzt«, meint der Professor. – »Es tut ihm aber weh«, interveniert die Schwester am Kopfende des Tuchs. Also auch noch Gas! Und nicht auszudenken, wie es wäre, selbst dann mitzubekommen, wie geschnitten und genäht wird, ohne sich noch bemerkbar machen zu können unter der Maske. – Wann sollten die Ohnmachtslektionen endlich ein Ende haben!

Nicht, daß sich wenigstens die Schwester entschuldigen würde, als ich aufwache. Wessen Fehler hätte es denn sein sollen, außer meinem? Hatte ich Anästhesie gegen Tod und Leben nicht längst zu einer einsamen Kunst gemacht? »The universe strikes back« hieß der Film, einmal mehr. Mein Nachhauseweg drei Stunden später, allein, mit zugeklebtem Bauch und einigen Medikamenten mehr in der Tragetasche, direkt ins Wochenende, hätte einen guten Film abgegeben, wenn es darum ginge, Episoden zu erzählen.

Aber ich war abgenabelt, und das sollte sich auszahlen, wie die Zukunft zeigen sollte.

Vielleicht hatte sich mir bloß eine Zecke an den Hals geworfen

Vielleicht war es auch nur ein Zeckenbiß. Und die ganze Geschichte umsonst. Zeckenbisse können die menschliche Körperchemie nachhaltig verändern und Depressionen auslösen. Depressionen führen zum Hinterfragen des Hinterletzten. Das Hinterfragen führt zu weiterem Hinterfragen, was die Depression verselbständigt und vertieft und zu weiteren Fragen führt, bis man sich nur noch umbringen will vor Hinterfragen, Versagen und Schlechtigkeit. Die Seifenblase nabelt sich ab und wabert unkontrollierbar im Wind, bis sie am geringsten Widerstand zerbirst.

Da klammert sich eine Zecke jahrelang an einen Ast, bis ein genügend warmer Warmblüter darunter durchgeht, und läßt sich fallen, was Waldspazierer zu einer alles in Frage stellenden existentiellen Krise führt. Hätte ich den Weg nicht verlassen und wäre durchs Gestrüpp gegangen, mir wären drei weitere erfolgreiche und sonnige Jahre als Therapeut und Pädagoge vergönnt gewesen, statt in Raucherzimmern diverser Irrenhäuser die ewig schmuddeligen Rätselhefte durchzublättern oder endlose Monate im abgedunkelten Zimmer zu liegen. Alles eine Frage der Botenstoffe, sagen auch die braungebrannten medizinischen Ratgeber im Fernsehen und in den Trendmagazinen. Oder es sind die Gene, was auch gerade in Mode ist.

Wenn Depression nur Chemie ist, dann ist auch Intelligenz nur Chemie, schrieb einer richtig, um damit die »fürchterlichen Vereinfacher« unter den nüchternen Forschern in die Schranken zu weisen. Natürlich funktioniert alles außer der Seele auf der Körperebene aufgrund chemischer und elektrischer Prozesse. Erleuchtung entsteht durch Überlistung der Hypophyse. Ein Pilzchen vom Kuhmist tut's bereits. Wie auch sonst. Nur, wem gehorchen die chemischen Prozesse und die Klammermuskeln der Zecken, die sich aufgrund physikalisch-chemischer Reaktionen automatisch lösen, wenn bestimmte Wärmestrahlen auf Nervenenden treffen?

Hält man das Denken immer in der Horizontalen, läßt die Einsicht auf sich warten. Wenn man sich nicht dazu durchringen kann, verschiedene, hierarchische Prozeßebenen zu postulieren, wie es einige aufgeklärte Geister, in je ihrer Sprache, durch alle Jahrtausende getan haben, sind der Ursachenforschung keine Grenzen gesetzt. Auf jeden Konstruktivisten folgt ein Dekonstruktivist, der noch weiter im Schilf steht. Zwischen die Pole Depression als Folge einer gestörten Balance der Körpersäfte und Depression als Folge biographischer, also psychologischer Ursachen passen denn auch Hunderte von Buchtiteln und Hunderttausende von Dissertationen, die einander sorgfältig relativieren. Die Show Medikamentencocktail gegen Psychoanalyse füllt locker jedes Sendegefäß, wenn man den Diener nicht vom Herrn unterscheidet. Zwischen Henne und Ei bleibt jeder auf der Strecke – außer der Verlage.

Natürlich gibt es Krankheiten und Unfälle, die zufällige Ursachen haben und nicht der Mühe wert sind, hinterfragt zu werden. Ich würde sie auf ein Drittel schätzen. Wir sind nicht so wichtig, daß uns nicht zufällig Ziegelsteine auf den Kopf fielen oder Zecken in den offenen Kragen. Wir sind nicht anders als die Ameisen den Zufällen höherer Mächte ausgesetzt. Die Natur will, daß wir kommen und daß wir wieder gehen. Und sie ist unzimperlich in den Mitteln. Gott schöpft mit der großen Kelle, es gehen auch Spritzer daneben. Nicht jeder hat sein Unglück verdient. Das Drittel vom Chaos betroffener Patienten, denen eine Zecke zufällig mit Präzision ins Hemd fällt und sie infiziert, landet einmal schnell in der Klinik und geht schnell wieder, das war's. Der Zeckenbiß mit Folgen war eine Episode, und wird ein schriftstellerisches Talent getroffen, wird sein Buch heißen: »Depression aus heiterem Himmel« oder: »Depression ist eine Krankheit« oder: »Lithium, das verkannte Medikament«.
Vielleicht hatte sich mir bloß eine Zecke an den Hals geworfen. Aber im nachhinein, nachdem ich die Schätze meiner archäologischen Tauchfahrt überblicke, kann ich sagen: Wenn dem so wäre, mir hätte sich noch nie etwas Wertvolleres an den Hals geschmissen.
Was soll ein längeres Verweilen bei Ursachen überhaupt bringen? Wo »Es« war, wird niemals »Ich« werden. Wie hat man das jemals glauben können, angesichts des ungeheuren Raums, der sich rund um unser chemisches Fliegenhirnchen ausdehnt! Und welche Arroganz verleitet uns dazu, Vor-Freudianern psychologisches Wissen abzusprechen, angesichts des Reichtums an Wissen in Fabeln und Mythen. – Nein, es ist immer »so gemeint«. Ob einer mich bewußt umfährt auf der Straße oder unbewußt, was macht das für einen Unterschied? Das einzig Entscheidende ist doch wohl, was einer aus einem Vorfall macht,

ob als Täter oder Opfer. Ob einer intelligent genug ist, aus Vorfällen zu lernen, ist doch wichtiger, wenn auch weniger vergnüglich, als die Frage, woraus das Ereignis abzuleiten ist. Was nützt mir die Erkenntnis der Ursache, wenn ich von vornherein nicht gewillt bin, daraus die unbequemen Schlüsse zu ziehen? Eine milde Distanz zu Vorfällen einzunehmen, warum sie sich auch immer ereignet haben mögen, ist meinem Verständnis nach das einzig Entscheidende und zu Gewinnende. Selbst der falsche Schluß aufgrund falscher Ursachen –, wenn er zum richtigen Verhalten führt, ist das Kind im Trockenen.

Und dann gibt es Biographien, die vor lauter Ursachen, Traumata und eigener Verbrechen gegen die Menschlichkeit nur so strotzen und jedes Gewissen in die schwerste Depression münden lassen sollten. Aber wo sich ein Gewissen nicht bildet, kann keine Retourkutsche ins Rollen kommen. Forschung mangels Daten nicht möglich. Eine Seele hat man nicht, man muß sie sich erst durch Arbeit erwerben, sagte ein Meister.

Die Forschung nach der Ursache wird ohnehin vor dem Faktor X kapitulieren müssen, der jeder Depression zugrunde liegt. Depression hat immer etwas Mysteriöses, ob es in unserer konkreten Ahnenreihe liegt oder irgendwo im pränatalen Nebel. Was wissen wir schon über diese enorm wichtige Entwicklungszeit, in der sehr wohl die Ursachen verborgen sein mögen, die schon Kinder in Depressionen stürzen! Und wenn wir es wüßten, was vermöchten wir schon, außer zu einem Lachen zu finden, trotz allem! Ob Zecke, frühkindliches Trauma oder die Nüchternheitsgebote eines Lokalreformators – Hauptsache, ich kann wieder singen.

Entwurf Daß wir Menschenwesen wahrscheinlich die einzigen Erdenbewohner sind, die ihre Endlichkeit begreifen, erklärt das Meiste. Eine Folge davon heißt wohl Depression. Seit Menschen ihren Tod erkennen, wird Depression allein schon darum ein treuer Begleiter gewesen sein. Nicht ohne Grund kommt Depression in allen Kulturen vor. Wer hält es schon aus, sich täglich vor die erschreckende Tatsache des jederzeit möglichen Todes gestellt zu sehen. Alles ist uns recht, uns davon abzulenken. Und je reicher die Mittel dazu, desto größer die Chance, auf die Abstellgleise der unerbittlich fordernden Entwicklung zum Tod zu geraten. Es hat tatsächlich Folgen, vom rechten Weg abzuweichen und sich an irdischen Tand, wie es in den Schriften heißt, allzusehr zu klammern. Vor lauter Feigheit und Beschäftigung mit Nebensächlichem die Anforderungen der einzelnen Lebensepochen zu umgehen, fordert irgendwann seinen Tribut. Oder umgekehrt: Je besser wir geerdet sind, wie Energetiker sagen, desto besser sind wir vor Depression gefeit. Erdung würde diesbezüglich heißen: ungefähr in den Bahnen der natürlichen Erfordernisse eines normalen Menschenlebens bleiben. Sicherlich fordert der jeweilige Zeitgeist gewisse Abweichungen. Heute sind bei uns zehnköpfige Kinderscharen als Altersversicherung sicher nicht mehr zeitgemäß. Aber der Single-Lifestyle ist keine Antwort auf die Schwere und Enge der Sippe. Die natürliche biologische Entwicklung eines Menschen mit den entsprechenden Konflikten ist von der eines Griechen vor zweitausend Jahren nicht völlig verschieden. Kaum ist das Handy erfunden, ziehen wir es vor, mit unserer »Sippe« zu reden, statt mit dem Sitznachbarn. Es geht im wesentlichen immer um das gleiche. Unsere Seele will dazugehören, sie ist im Innersten eine kollektive. Der Außenseiter, erst recht, wenn er im Kult seines Außenseitertums mental gefangen ist, ist offenbar anfälliger für Depression als der gerne verachtete Normalbürger, der sich ungefähr an seinen Eltern und Großeltern orientiert. Lifestyle hin oder her, Außenseiter sein ist ein schweres Los und keine Marotte, wie uns die Unterhaltungsmoderatoren weismachen wollen. Vor allem nicht im Alter, wie ich leicht feststellen konnte. Alt und depressiv ist erst recht out und gescheitert.

Erdung heißt, immer wieder in Verbindung kommen mit den natürlichen Prozessen, die in und mit uns geschehen wollen. Fatal ist, daß die traditionellen, regional praktizierten Religionen einer neuen globalen Religiosität noch immer im Weg stehen. Ist es ein Zufall, daß wir zuerst und vor allem an globaler Gerechtigkeit interessiert sind?

Statt dessen redet man über sinnlose Bindungen. Sich entwikkeln heißt im Wortsinn, sich immer wieder und je älter, desto mehr aus Bindungen herauszuentwickeln, um wieder freie Sicht zu schaffen auf das Wesentliche. Man gießt keinen neuen Wein in alte Schläuche, heißt es. Die ganze Natur windet sich mit ungeheurem Aufwand aus alten Bindungen, aber uns wird weisgemacht, Bindungen führten direkt ins Paradies. Liebeskummer mit Fünfzig ist insofern ein bedenkliches Phänomen. Wie traurig, die vielen in den Kliniken, die sich noch immer vom richtigen Partner die Rettung versprechen. Nicht wenige werden unter den Mitpatienten und Schwestern auch fündig – und landen umgehend wieder in der Klinik, wenn das »Preis-Leistungsverhältnis« doch wieder nicht gestimmt haben sollte, wie es einer auf der Parkbank formulierte.

Wer hingegen verletzlich, lebendig und zuweilen mit Humor durch die Transformationen des Lebens findet, nicht zuletzt weil er von seinen Eltern einigermaßen günstige Voraussetzungen dafür mitbekommen hat, der darf sich wahrhaft glücklich schätzen.

Vor lauter aus Lebensangst aufgebauten Konstrukten verlieren wir die nährende Bodenhaftung. Wer Abhängige statt Freunde will, Kollegen statt Brüder und Schwestern, läuft zwangsläufig in die Erschöpfungsdepression. Erdung ist Nahrung und ohne Nahrung läuft gar nichts in unserem Universum.

Arzt, heile dich selbst Man kann niemandem helfen, der es nicht hören und sich nicht helfen lassen will, und zwei Drittel der in Not Geratenen wollen sich nicht helfen lassen. Gesundheit ist verdammt anstrengend.
Wenn einem ein Freund, trotz all seinen Verweigerungen, sich helfen zu lassen, teuer ist, gibt es aber doch die Möglichkeit, neben ihm in Bereitschaft zu bleiben, um dann im richtigen Moment zur Stelle zu sein, wenn der tiefste Punkt erreicht ist und es nur noch eines gibt: entweder ganz abstürzen oder umkehren. Den Ausschlag für das eine oder das andere entscheidet in erster Linie das Leben und kein Freund oder Therapeut. Aber die Wende allein bewirkt noch wenig. Ohne Hilfe von außen geht nichts. Ist dann einer zur Stelle, der die aktuellen Telefonnummern kennt und die gerade frei gewordene Wohnung oder Stelle, dann ist es ein leichtes. Helfen muß nicht schwer sein. Wenn Helfen nur mühsam ist, darf man mit Recht annehmen, daß dem anderen trotz gegenteiliger Beteuerungen überhaupt nicht geholfen werden will.
Helfen heißt auf jeden Fall, sich nicht einzumischen. Ein Helfer kann sich aber nur raushalten, wenn er sich selbst genügen kann, sonst wird er sich zwangsläufig anbiedern, ob er es glaubt oder nicht. Solange ihm Hunger ins Gesicht geschrieben steht, und man sehe sich Helfer an, wird seine Linke immer wissen, was die Rechte tut. Und die Notleidenden wissen das nur allzu gut, darum sind sie oft so störrisch und undankbar.

Also wird sich ein Helfer nach dem wichtigsten Gebot erst mit sich selber befassen müssen, bevor er sich anderen zuwendet. Arzt, heile dich selbst, war schon früher das erste.
In der Therapieszene ist jedoch ein anderer Satz häufiger zu hören. Auf die Frage, wie es denn der Therapeut mit seiner eigenen geistigen und körperlichen Gesundheit halte, hört man umgehend: Ein Wegweiser müsse nicht selbst dort gewesen sein, wo er hinzeigt – im Klartext: auch ein verwirrter Therapeut könne Verwirrten helfen. Ich meine, ein Wegweisender muß von dort kommen, wo er hinzeigt, sonst stimmt nicht einmal die grobe Richtung. Geschweige denn, daß er wüßte, ob die Brücken tatsächlich stehen, über die er weist. Und wie sollte ein Wegweiser um die vielen Kurven führen, die Gottes Wege auszeichnen? So wie es heute aussieht, gibt es bald nur noch Wegweiser und keinen mehr, der geht. In Großstädten ist bald jeder eines jeden Therapeut, ohne daß das Klima menschlicher würde.
Die wirksamste Lernmethode ist das Nachahmen; so lehrt die Natur. Ohne Vorbilder steht jeder im Regen. Wo sind unsere Vorbilder? Wo sind die Vater- und Mutterfiguren, die zu überholen einen wesentlichen Schritt der Reifung verspricht. »Triffst du Buddha unterwegs, so töte ihn«, heißt es im Osten.

Kurz davor Depression wird oft beschrieben als Gang durch einen Tunnel. Eines Tages gerate man hinein und eines überraschenden Tages auch wieder heraus. »Eine Depression hat auch ein Ende«, sagen die Psychiater und jungen Betreuer wissend, als ob sie in Tunnels nur so ein und aus gingen. Ich finde den Tunnel ein unpassendes Bild für das, was tatsächlich geschieht in einer schweren Depression. Erstens kommen durchaus nicht alle wieder heraus und zweitens geht es nicht geradeaus. Depression ist nach meinem Empfinden vielmehr ein Eintauchen in einen trüben Weiher und Absinken bis zum Grund, wo man sich im Idealfall abstoßen kann nach oben und so die Wasseroberfläche wieder durchbricht.

Wenn es denn gelingt. Die geschlossenen Abteilungen, die Geriatrie, die Bahnhöfe und Hinterhöfe, die sogenannten Vergnügungsviertel und die Cafeterias in den gesichtslosen Neubauvierteln sind voll von gescheiterten Taggängern und Nachtgängern. Die meisten Depressiven und Psychoten ziehen es vor, in ihren Zimmern dahinzuvegetieren oder im Kreis zu rennen, als sich, statistisch erfaßt, in einer Klinik dem Gutdünken der Ärzte und Fürsorger auszusetzen. Lieber abtauchen in den anonymen Untergrund. Dem Nachtgänger zur Unzeit in einer Bahnhofspassage kann es zuweilen so vorkommen, als hasteten die letzten Taggänger nur deshalb so zielstrebig zum letzten Zug, damit sie nicht sehen müssen, wie viele Nachtgänger plötzlich aus allen Löchern kriechen. Auch kranke Katzen ziehen sich schließlich in den Kastenfuß zurück, um ihre Hinfälligkeit nicht unnötig den Feinden darzubieten. In Ländern, die noch nicht auf Kosten der Zukunft ihrer Kinder leben, verkriechen sich die Kranken, um ihren Bonus bei den Gesunden nicht zu verscherzen, den sie vielleicht noch gebrauchen können, wenn es wieder aufwärts geht.

Nein, die Nachtgänger sind zahlreicher als man glaubt, und daß sie sich versteckt halten möchten, hat gute alte Gründe.

Denn in eine Klinik einzutreten hat tatsächlich seine Risiken. Man wird zum Patienten. Welche Befremdung, als mich mein zweiter Psychiater, nach dem schnellen Du des ersten, als Patient bezeichnete! Geistiger Patient! Man gerät in eine Mühle, die ihre Eigengesetzmäßigkeit hat, der Absturz wird aktenkundig, man wird zum Fall mit Nummer, und wer weiß, was die sonst noch alles finden, wenn sie einmal zu untersuchen anfangen. Und das ganze Dorf wird die Schande erkennen! Durch die Jahrtausende war es relativ tödlich, seinen guten Ruf zu verlieren, darum riskierte man sein Leben für die Ehre – warum sollte man sie jetzt von heute auf morgen aufs Spiel setzen wollen. Und so hilfreich Medikamente sein können, so unabsehbar sind auch ihre Nebenwirkungen. Wie und warum Antidepressiva und viele andere Medikamente eigentlich wirken, ist – von den meisten Ärzten auch eingestanden – viel weniger bekannt, als der vertrauensvolle Patient anfänglich meint. Vom Placebo-Effekt einmal abgesehen, auf den offiziell mehr als ein Drittel der Heilungen zurückgeführt wird, den ich aber bei weitem höher einschätze, hängt es vom Zufall ab, ob ein Antidepressivum wirkt oder nicht. Man hat an mir über ein Dutzend davon ausprobiert, inklusive hoher Dosen Lithium, die alle ihre ebenso unberechenbaren Nebenwirkungen zeigten, und ich kann heute noch nicht sagen, ob sie unterm Strich mehr nützten als schadeten, ob mir eines im entscheidenden Moment das Leben rettete oder ob sie mich im ganzen noch schneller »zu Grunde« richteten. Bei einem Cocktail von fünf verschiedenen Hauptmedikamenten plus ihren Ausgleichsmedikamenten ist absolut nicht mehr auszumachen, was Ursache und was Wirkung, was Krankheit und was »Lateralschaden« ist. Vielleicht haben sie mich gerettet, die vielen Schachteln, die sich mit der Zeit zu einer Menge addierten, daß ich sie nicht mehr ohne eigene Tragetasche von Klinik zu Klinik schleppen konnte – vielleicht und im Ernst haben sie mich deshalb gerettet, weil sie mich zusätzlich belasteten und so rechtzeitig zum Grund gebracht haben. Im ganzen aber darf man dankbar sein, daß es sie gibt. Wie viele sich zu verselbständigen drohende Psychosen, wie viele Amokläufe aufgrund schlafloser Nächte sind schon durch ein simples Schlafmittel verhindert worden, wie viele Suizide durch Neuroleptika. Medikamente, im richtigen Moment eingesetzt, können hervorragend geeignet sein, die abgenabelte Seifenblase wieder an den Halm zurückzuführen, um ihr die Luft kontrolliert wieder zu entziehen. Den Medikamenten zwecks persönlicher Imagerettung die Verantwortung für die eigenen ungewohnten Zustände zuzuschieben, was anfänglich naheliegt, ist verständlich, aber unfair. Zugleich gilt: Die Klinikmühlen können ebenso zu einer Seifenblase werden, die zum Abnabeln tendiert. Man gerät in ein Labyrinth von Hilfsmaßnahmen und Institutionen, daß das Pendeln von einem Termin zum anderen, von einem Büro zum nächsten für viele zu einem eigentlichen Lebensinhalt wird, der eine gewisse Wichtigkeit vermittelt, die man plötzlich nicht mehr opfern mag.

Sicher ist, bevor man nicht ganz am Boden angekommen ist, kann man sich auch nicht abstoßen. Und was der wache Patient, wie gesagt, sowieso allmählich merkt: Krankheit und Gesundheit, wenn wir sie wollen, lassen sich durch nichts auf der Welt verhindern, durch Medikamente schon gar nicht. Was also ist Hilfe in einer Depression? Solange sich der Abtaucher nicht helfen lassen will, ist Hilfe auch nicht angebracht. »Da darf ich mich nicht einmischen«, sagte einer meiner Lehrer immer wieder. Nie habe ich solche naheliegenden Sätze in einem klinischen Umfeld gehört.

In Bereitschaft sein und konkrete Suizidversuche verhindern, auch wenn ernstgemeinte Suizide nicht zu verhindern sind, ist wohl sinnvoll, ansonsten wird der Helfer es aushalten müssen, nichts tun zu können. Ein Glück nur, wenn der Tauchgänger am Grund noch über genügend Energie verfügt, um sich hinlänglich abstoßen zu können. Und ein Glück, wenn er überhaupt zum Grund kommt, was unsicher ist wie das Hinaufkommen. Das Schlimmste ist der trübe Vorgrund, die weiche, noch die letzte

Sicht raubende, faulige Schicht vor dem festen Boden. Wer darin hängen bleibt, hat wahrhaft Pech gehabt und sich ein Leiden eingehandelt, das vielleicht mit dem Unglück derer zu vergleichen ist, die immer knapp vor einer Ohnmacht extremste Schmerzen ertragen müssen, ohne daß ein Mittel hilft.

Die beste Hilfe bei alledem ist wohl, den Prozeß des Ein- und Auftauchens unbeschönigt zu verstehen. Es ist ein Tauchgang mit allen Risiken eines solchen und gehorcht der Logik vertikalen Schauens, der fruchtbarsten Betrachtungsweise überhaupt, wie mir scheint. Was zum Beispiel nahelegen kann, selbst gute Bücher über Depression vom Nachtgänger fernzuhalten, die seine zunehmend in Bildern arbeitenden archaischen Hirnregionen noch zusätzlich mit Vorgaben füttern möchten. Im Absinken wird jedes Bild zur Prophetie, die die Panik noch schürt.

Könnte die Psychologie damit leben, daß die Hälfte ihrer Bemühungen mehr schadet als nützt, und daß es oft der Schaden ist, der ungewollt nützt? Ist es darum nicht viel sinnvoller, den Ablauf einer Depression mit Präzision zu beobachten, als nur auf die präzise Anwendung der jeweiligen Therapie zu achten? Müssen therapeutische Ausbildungen Jahrzehnte dauern, wenn Untersuchungen belegen, daß Nachbarn nicht weniger effektiv zuhören, allerdings ohne zu glauben, sie hätten das definitive Werkzeug in der Hand?

Ist es nicht angebrachter, Depression als einen naturgesetzlichen Vorgang der Anpassung zu betrachten, den man wohl begleiten, aber möglichst nicht stören sollte?

Wie auch immer – das Dümmste ist mit Sicherheit, einen Tauchgänger einen Meter oberhalb des Grundes geradeauszutherapieren – zum eigenen Nutzen, aber unendlichen Schaden des Patienten. Kurz vor Grund kann einem die Luft ausgehen, es gibt keinen delikateren Moment. Die alten Täufer be-

herrschten es noch, den Kopf des Täuflings exakt so lange unter Wasser zu drücken, daß das Ja beim Auftauchen überzeugend genug ausfiel, ohne daß er ertrank. Wissen wir das heute noch? Halten wir es aus, einen geliebten Menschen dergestalt zu begleiten?
Kurz davor geben die meisten auf, Patienten wie Therapeuten. Noch einen Meter wider alle Vernunft. Früher, wo es weiß Gott auch anderes auszuhalten gab, wußten die Begleiter noch darum und »schadeten« bewußt, bis ein Patient oder Nachtgänger soweit war. Dann versetzten sie ihm den entscheidenden Tritt, so daß die Wende zustande kam. Jeder Dorfdoktor und Onkel wußte darum. Ein Klaps, mehr ist nicht möglich, aber im richtigen Moment versetzt, ist er unendlich wichtig. Wieviel unnötiges Leid, auch auf seiten der Helfer und Ärzte, könnte vermieden werden! Wer hat Mumm genug, es auszuhalten? Wer ist wach genug? Wer stellt die Ofenbank zur Verfügung, auf der ein Kranker soweit kommen darf?
Kann man das erwarten in einem Psychiatriebetrieb, wie ich ihn kennenlernte, in dem mein Name und meine Akte schon gelegentlich verwechselt wurden?
Können wir denn grundsätzlich mehr, als unsere Einsamkeit gegenseitig etwas zu mildern?

Es gibt Gott tatsächlich Da sich die Seele dem Licht zuneigt, kann sie nicht nachhaltiger verraten werden, als wenn man ihr Licht entzieht. Aber wie soll das auf die Dauer gutgehen? Ich gegen die Entwicklungslogik! Insofern ein vorgehaltenes Kreuz für Reinheit und göttliches Licht steht, hätte es mich in jeder Absicht auf die Knie zwingen können. Ich kroch für weniger auf dem Teppich herum.

Es ist eine ungeheure Tatsache, daß ich da bin! Da ist nicht nichts! Es gibt das Universum. Wir sind unkündbar und unverlierbar ein Teil einer gewaltigen Intelligenz von nie als Mensch erfahrbarer Form. Wir leben sozusagen in Gottes Bauch. Um uns größere, in uns kleinere Babuschkas, wobei sich unser Wissen in beide Richtungen schnell verliert. Aber was ist Wissen, gegen die Tatsache, daß ich nicht nicht vorhanden bin! Die Welt ist! Das ist wahrhaft umwerfend, und wer es nicht wirklich würdigt, wird früher oder später umgeworfen! Es gibt Gott tatsächlich und sein Wille ist Naturgesetz, Moral hin oder her. Nie ist jemals einer gegen die Gravitation angekommen, noch wird es einer jemals können. Gegen naturgesetzliche Gegebenheiten sozialer und psychologischer Art anzugehen, ist nach meinem Verständnis das einzig Gotteslästerliche, was wir tun können. Und wir bekommen die Folgen zu spüren, früher oder später. Wer gegen den Wind pißt, wird naß.

Mit Gott ist nicht zu handeln. Er hat unser Lob nicht nötig, noch unsere Dankbarkeit. Was wir ihm entgegenbringen, kommt uns selbst zugute.

Es gibt uns tatsächlich, es gibt Gott tatsächlich – das wurde mir nie klarer bewußt, als in dem Moment, als ich bis zum Äußersten gegen mich haderte.

Ein Jude sucht seinen Rabbi auf, um Rat zu holen. Er habe sieben Kinder und nur eine kleine Wohnung, nirgendwo Platz, immer Streit, nicht zum Aushalten. »Gut, ich habe Abhilfe«, sagt der Rabbi, »aber du mußt unbedingt tun, was ich sage.« »Das will ich«, verspricht der Mann. »Siehst du dieses Tier?« sagt der Rabbi, und er zeigt auf seinen stinkenden, schwarzen Ziegenbock mit den gefährlich gelben, teuflischen Augen. »Den nimmst du einen Monat in deine Wohnung, dann kommst du wieder und wir sehen weiter.« Nach einem Monat kommt der Mann zurück: »Du mußt gar nichts sagen,« sagt der Mann zum Rabbiner, »es muß das Paradies sein, in unserer Wohnung, ohne diesen Bock!«

Es ist vorbei Was für ein Segen, nach dem Auftauchen wieder merken zu dürfen: den ersten Bärlauchduft an den Waldrändern, die Sommerwiese, den Geruch des nahen Sees, die durch eine Straßenschneise hereindringen, die Linden, die Kaffeerösterei in der Altstadt, den Fischladen, den Geruch des nassen Asphalts nach dem Sommergewitter. Sind die Singvögel tatsächlich wieder in den Garten zurückgekehrt, oder will ich die Elstern und Raben auf dem Dach einfach nicht mehr sehen? Liegt es daran, daß ich, als wieder in den Kreis der Arbeitenden Aufgenommener, zu anderen Zeiten zum Fenster hinaussehe und horche als zu Zeiten der Depression, als es fast nichts anderes zu tun gab, als nach bestätigenden Zeichen des Untergangs zu forschen?
Was für ein Segen, morgens aufzuwachen und der Geschmack

des viel zitierten Bocks, des Horrors, der jetzt, da ich wieder träumen kann, manchmal noch zurückkommt, verflüchtigt sich schon unter der Dusche! Es ist vorbei! Vorläufig wenigstens und vielleicht für längere Zeit oder sogar bis zum Ende meiner Zeit. Vorbei das Drama, und hoffentlich so gründlich, daß ich mich nie wieder mit seinen Vorspiegelungen begnügen werde. Furcht ist Furcht, aber Illusion ist auch Illusion, und daß von Pappkameraden nichts Nährendes zu erwarten ist, zeigte lange genug jeder Blick in einen Spiegel. Nein, zurück auf der Sommerwiese sollen jetzt nur noch Tatsachen gut genug sein. Spiegelfechterei, denen, die es noch wollen – was mich angeht, adieu! Vorbei! Ich kann mich wieder freuen! Willkommen im wahren Leben!

In die real existierende Misere aufzuwachen hatte zum Schlimmsten gezählt. Die optimistischen Morgengeräusche zischen und hallen: die Kaffeemaschine von der Stationsküche, der Essenswagen, der Wechsel der Nachtschicht mit den Verabschiedungs- und Begrüßungslauten, das Schlüsselklimpern und Eimerscheppern – und ich im Bett, im Lichtkegel des brutal angeknipsten Lichts, von der Praktikantin zum dritten Mal genötigt, endlich aufzustehen, ich, als notorischer Frühaufsteher – nein, es ist der größte Segen, morgens aufwachen zu dürfen und das Morgenlicht, der Regen, der Schnee sind auf meiner Seite. Ich schmecke das Aroma der frischen Croissants im Hauptbahnhof, ich merke, ob ich zu heiß oder zu kalt dusche, ich kann mich zu den Schuhen hinunterbücken und habe keine dreimal geflickten Schuhbändel, die sich an den Ösen stauen und wieder reißen, bis ich in Pantoffeln zur Tramhaltestelle schlurfe, wo ich stundenlang Kette rauche, eine Zeitung kaufe, sie nicht verstehe, sie wieder und wieder durchblättere oder Blüten von den Büschen reiße, Stengel zerknicke, Papierchen vom Boden aufhebe, an Schnüren kaue, Büroklammern verbiege . . .

Statt dessen jetzt dieses Wunder des Morgens, die Singvögel

statt der Krähen, die Blütendüfte statt des Miefs aus den Syphons, das aufmüpfige Heulen der Motorräder statt der Krankenwagen. Was für ein Segen, lebendig zu sein!

Oder sollte man Neuerfindung sagen? Daß ausgerechnet meine, in unzähligen Körpertherapie-Seminaren erarbeitete Fitneß meine depressive Agonie verlängerte, statt sie zu verhindern oder zumindest zu verkürzen, ist ein Witz für sich. Medizinisch und physikalisch gesehen, hätte ich während des Schattengangs mindestens zehnmal mausetot sein sollen – und, psychisch gesehen, ja auch wollen. Ich habe im gerichtsmedizinischen Institut Leichen gesehen, die es mit weniger Aufwand auf den Seziertisch gebracht hatten. In Indien hätte ich mit meinen Deprivationsübungen wohl jeden Yoga- und Fakirwettbewerb gewonnen. Man hätte mich geradesogut öffentlich über Tage nackt auf Säulen stellen oder lebendig begraben können – was tat ich zu Hause schon anderes. Und weniger dumpf und sinnlos als solche pseudospirituellen Kunststückchen war meine Halsstarrigkeit auch wieder nicht.
Physiognomisch gesehen, hätte mir eine Depression gar nicht passieren dürfen. Als ich mich kurz nach den ersten Attacken kaum mehr bewegen konnte, gratulierten mir noch uninformierte Bekannte zu meinem guten Aussehen. Meine Lockerheit – oberflächlich vollkommen – wirkte offenbar noch lange während der Depression. Um damit zu sagen: Ich war im ersten Dreivierteljahr meiner Depression wohl der kerngesundeste Kranke, den die Kliniken seit langem gesehen hatten, was dazu führte, daß mich das Pflegeteam lieber zu Konsultationen hinzuzog als mich selbst zu pflegen. So kniete ich am Morgen in der Isolierzelle einer hyperventilierenden Patientin, wo ich

noch nachts nichts mehr fürchtete, als dort zu landen. Verkehrter konnte die Welt nicht sein! Von den Voraussetzungen her hätte ich wohl ohne weiteres die Leitung der Station übernehmen können. Ich hatte ja vorher nichts anderes getan. Und nota bene beim gleichen Arbeitgeber.

Mein Aussehen änderte sich dann allerdings über die Jahre bis zur vollständigen Unkenntlichkeit. Meine Anpassungsfähigkeit war auch darin perfekt. Hätte man mich in den drei Jahren statt in die Kliniken in Zoohandlungen gesteckt, ich wäre wohl zu einem Hamster mutiert. Meine überdurchschnittliche, aber doch allgemeinmenschliche Anpassungsfähigkeit machte mich in dieser Umgebung allmählich zum grauen, gesichtslosen Irren. Anders als in Japan, wo man früher Verwirrte und Kranke in die Nähe meditierender Zenmönche brachte, um sie zu heilen, bewirkt die wohl praktische, aber wenig hilfreiche Zusammenballung Kranker in Klinikstädten, wie sie immer öfters an den Stadträndern entstehen, der Gesundung in diesem Punkt diametral entgegen. Es kann nicht hoch genug geschätzt werden, wenn ein Kinderspital wie das, in dem ich arbeitete, noch immer mitten in dem Stadtviertel steht, in dem es allmählich gewachsen ist. Tritt man aus der Tür oder öffnet auch nur ein Fenster, so ist man mitten im lebendigen Alltag mit all seinen Geräuschen und Gerüchen. Anstelle der in Klinikghettos fast pausenlos heulenden Sirenen der Ambulanzen hört man auch einmal das gemütliche Tuckern eines Traktors, der das Holz aus dem Stadtwald zur Holzofenbäckerei herankarrt, oder die Biegepresse des Spenglers an der Ecke. Oder wenn man abends, auf dem »Heimweg« in die Klinik, statt den in pausenloser Serie angehenden Anti-Einbruch-Lichtern wie bei der Edelklinik am Sonnenberg – eine echte Bereicherung für Paranoiker! – noch Jugendliche auf dem Trottoir antrifft. Wie auch immer: Mein Training und meine Anpassungsfähigkeit spielten mir beim Abstieg übel mit. Wäre es beim Abstieg geblieben, es hätte mich erfolgreich vernichtet.

Aber da es zur Wende kam, konnte ich auf die alten Fähigkeiten zurückgreifen und den Brandbeschleuniger in die andere Richtung leiten. Feuer läßt sich paradoxerweise durch Feuer in Schranken halten, wie jeder Feuerwehrmann weiß. Eine Brandschneise zur richtigen Zeit am richtigen Ort kann weit Schlimmeres verhüten. Ich nahm mich sozusagen selbst in Therapie, verordnete mir dies und das, bewahrte mich wohlweislich vor diesem und jenem. Energie ist neutral, es kommt auf die Richtung an. Die richtige Richtung war mir immer klar, auch mein kurz vor der Depression fertiggestelltes Buch über Körperenergie war inhaltlich keineswegs falsch, nur ließ der Ton die Demut vermissen, die gerade bei diesem Thema angebracht gewesen wäre. Es ist die Selbstüberschätzung, nicht der Inhalt, die im nachhinein nicht mehr zu goutieren ist. Daß der Inhalt nicht völlig falsch sein konnte, war an der Geschwindigkeit meiner Erholung abzulesen. Oder sollte man Neuerfindung sagen? Vielleicht war es nicht ganz anders, als wenn ein aus dem Koma erwachter Gedächtnisloser wieder anfängt, sich im Kopf ein neues Leben einzurichten.

Noch in der Nachtklinik, einer außerordentlich segensreichen Einrichtung, die den sanften Übergang ins Alltagsleben vorbereitet, gelangen mir erste kleine Gesten der Selbstzuwendung, womit auch das erste schüchterne Interesse an den Mitbewohnern wiedererwachte. War es nur, daß ich mir eine eigene Zeitung kaufte und mir für den Abend aufs Bett legte, statt die mit Tabakskrümeln übersäten Blätter vom Aufenthaltsraum zusammenzusuchen. In der Kochgruppe versuchte ich mich an Menüs zu erinnern, die ich früher gerne und mit Erfolg gekocht hatte, kaufte frische Kräuter und ab und zu das bessere Brot.

Oder fing ich schon wieder damit an, die anderen zu kaufen?

Wie damals, als ich einen großen Teil meines Erbes kurzerhand verschenkte, ohne mir damit allerdings Freunde zu schaffen. Was das Kochen betraf, das mir anfänglich durch die schnellen, koordinierten Handgriffe fast unmöglich war, so war ich mir sicher, wieder nur das Lob der Meute einholen zu wollen, damit sie mir nicht eines Tages in den Rücken fiel, zumal ich ab und zu aus der eigenen Tasche das vorgegebene Budget etwas aufbesserte. Aber war die Motivation auch wie sie wollte, es war wenigstens eine. Sei es nur, daß ich es den anderen schon wieder möglichst recht machen wollte, mir als dem kleinsten Bruder das Wohlwollen der größeren sichern, das Lob der Autoritäten pflücken, die Gefolgschaft der arbeitenden und echten Freaks erkaufen wollte.
Schon wieder Spektakel, die verführerische Pose, der schnelle Sieg, damit man nicht merkte, daß die Substanz brüchig war und schnell zusammenfallen konnte. Also noch ein Zitronenschnitzchen obendrauf, ein Schokoladenherzchen auf die Serviette, ein Kranich gefaltet. – War es auch »very tricky«, ich mußte anknüpfen, wo der Faden riß, ich mußte mich auf die selbe Klippe hangeln, von der ich abgeglitten war.
Trotz aller Selbstzweifel nahm ich den Zyniker anfänglich nur sanft an der Hand, wenn er es sich am wenigsten bewußt war, und führte ihn ab und zu an die Sonne – half es nichts, so schadete es auch nichts. Ich legte ihm die Medikamente auf die Schuhe, die Zahnpasta ins Bett, die Lesebrille auf die Türfalle, das Portemonnaie in die Socken, damit er sich erinnere, wie Menschen leben. Ich gewöhnte ihn wieder an regelmäßiges Rauchen und den Geschmack von Alkohol, um ihn zum Zigarettenkaufen zu nötigen und ihn an Bartheken zu führen, ohne daß er schweißtriefend das Weite suchen wollte, kaum daß er unter der Tür vor einer Wand der Lebenslust stand. Später wird man sich das Übermaß auf die gleiche Weise wieder abge-

wöhnen können, bis Genuß anstelle von Abhängigkeit den Konsum von alleine in Grenzen hält. Nichts ist zu schlecht oder nichts gut genug, um als Mittel zu dienen, sich ins Leben zurückzumanipulieren, Hauptsache der Boden unter den Füßen wächst wieder um einen Millimeter. Und um Millimeter ging es erst einmal eine lange Zeit.
Später ließ ich seinem latenten Kaufrausch freien Lauf, damit er seinen angewöhnten Geiz überwand. Ich schrieb ihn ungefragt einen Abend in der Woche für die Stadtsauna ein, obwohl er es das erste Mal kaum drei Minuten aushielt und die Handtücher der anderen hoffnungslos durcheinander brachte, ließ ihn Abonnements erneuern, anständige Ausweisfotos erstellen, die ein ihnen gemäßes Lächeln erzwangen, ließ ihn neue Batterien in seine vielen Geräte einsetzen, neue Schuhe kaufen. Ich lehrte ihn allmählich wieder, pünktlich zu kommen, sich zu beeilen, was der eingefleischten Selbstsabotage wegen lange nicht gelingen wollte, und ja hieß, wieder etwas wichtig zu nehmen. Ich ließ ihn eine Wanderung organisieren für das Gemeinschaftswochenende, wobei nicht vorauszusehen gewesen war, daß der Treffpunkt im Hauptbahnhof inmitten der jährlichen Streetparade-Party zu liegen kommen würde, was ihn zwang, durch die exaltierte, halbnackte Menge rudernd seine klaustrophobischen Schäfchen einzusammeln. Ich sprach ihm zu, sich von einem Freund überreden zu lassen, sein leerstehendes Haus an Musikstudenten zu vermieten, was ihn zwang, die Zimmer zu entrümpeln und herzurichten, die verklebte Geschirrspülmaschine wieder in Gang zu bringen, den Kühlschrank zu ersetzen, der durch das viele Offenstehen den Geist aufgegeben hatte, die Äste zu schneiden, die den Gartenweg kreuzten. Wenn schon Wiedereingliederung anstand, dann lieber in eine eigene, als eine geführte Wohngemeinschaft – nichts Neues, aber neu nach all der Zeit.

Von der ehemaligen Freundin, die inzwischen geheiratet hatte, bat ich seine Hauskatze zurück, die nun regelmäßig gefüttert werden mußte und ihn Zuwendung am einfachen Objekt üben lassen sollte. Später kaufte ich ihm Haustauben, für die er mehrere Schläge zimmern mußte und die durch ihren Fütterungsbedarf definitiv Zuwendung und Anbindung erforderten. Ich ließ den noch immer vor Angst schwitzenden Depressiven alsbald auf dem Motorrad durch den Gotthardtunnel fahren, ließ ihn auf Geländern balancieren, stellte ihn unter eiskalte Wasserfälle, kaufte ihm Hanteln und wohlriechende Körperöle, führte ihn zum Zahnarzt, um ihm einen »Knirschschutz« anpassen zu lassen, den er nachts einsetzen mußte, um weitere Zahnbrüche zu verhindern, ließ ihn den schimmligen Keller ausräumen, der infolge eines Fundamentbruchs mehrmals unter Wasser gestanden hatte, ließ ihn mit jedem zusammenkommen, der mit ihm eine offene Rechnung haben mochte, zwang ihn, durch Kendo seine Stimme und die Reaktionen zu stärken, ließ ihn vor Leute hintreten und zusammenhängende Sätze sagen, Beliebigkeit pflegen, Freundschaften auffrischen, ohne speziellen Grund Freunde und Bekannte anrufen, Kritiker einladen, Ausbildungen einfädeln und vieles mehr – wenn auch die neue Landnahme anfänglich oft nur auf Berserker-Art gelingen wollte, wie es früher vielfach sein Stil war. Bauern weinen nicht, und was einen nicht umbringt, macht einen stark. Wenn stark nicht wieder hart meinte, konnte es mir recht sein. Es ging ja um eine neue Struktur. Und um sie aufrechtzuerhalten beschloß ich, wenigstens täglich an sie zu denken oder die Hanteln wenigstens zu berühren, wenn die Umstände es nicht erlaubten, sie zu stemmen. Der immer noch sehr dünne Faden durfte nur um Himmels willen nicht wieder reißen.

Oder so gesehen: Ich begann wieder zu investieren, begann, die letzten Tropfen Wasser, statt sie auch noch zu vergeuden, in die

trockene Pumpe zu schütten, damit sie wieder Wasser ziehen könne – wie bei Kolbenpumpen nötig. Ob tatsächlich Wasser da sein würde im Untergrund, war die andere Frage. Aber ohne den Versuch, die letzten Tropfen der letzten Chance zu opfern, wäre ohnehin alles verloren gewesen. Ich hatte keine Wahl. Und wenn es nur wieder das alte Machen war – es brachte die Wende. Nach oben. Ich hatte Glück. Es gab Wasser.
Als ich mir gewahr wurde, daß ich auf meine Musikinstrumente neue Saiten aufzog und zum ersten Mal im Flur die Hauskerze wieder anzündete, durfte ich mich als vorerst über den ersten Hügel gerettet betrachten. Es kam sogar vor, daß ich mich dabei ertappte, eine Melodie zu summen, was sich der Nachtgänger nicht hätte verzeihen können. Offenbar ließ das erst sehr spärlich fließende Wasser erste Blumen sprießen; wenige noch, doch als Frühlingsboten hochwillkommen. Ab und zu nahm ich jetzt auch die lange mißachteten Geschenke in Gebrauch, die mir zur Vertreibung der Depression hätten dienen sollen: die seinem Taschengeld abgesparte Duftlampe von meinem Patenkind, die Lichterketten von einer alten Wohngenossin, das Johannisöl meines Bruders, die Biovitaltropfen meiner Mutter. So schmerzhaft es gewesen war, ein an sich solides Haus wegen eines lächerlichen Fundamentbruchs ganz abreißen zu müssen, jetzt konnte ich doch auf gut verarbeitete Stücke zurückgreifen, die irgendwo noch in der Wiese lagen. Da war ein Lavabo ganz geblieben, dort ein halbes Treppenhaus – bist du wirklich so übel dran gewesen, wo du doch plötzlich wieder oben bist, sollte sich eine kritische Freundin wundern, die mich ein paar Monate nicht gesehen hatte?
Da die Natur stets Ausgleich will, wächst das Heilmittel ja gleich um die Ecke. Kein Grund, Umwege zu machen. Die Weisheit der Umstände, in die wir uns hineinmanövriert haben, spricht zum Beispiel auch aus den Begleitzetteln der Medi-

kamente, die man gegen sein Hauptübel einnehmen soll. Wie der Name medica la mente richtig bezeichnet, zielen Medikamente indirekt auf den Geist. Allein schon die beschriebenen Nebenwirkungen zeigen sofort und oft präziser als jede Diagnose, was man vorher hätte tun sollen, um das Medikament zu vermeiden – was für hinterher erst recht gilt: den pingeligen Eigenbrötler machen sie gleichgültig, den Macher machen sie schläfrig, dem Verstopften bescheren sie Durchfall und umgekehrt. Alles in allem war es nicht schwer herauszufinden, was jeweils als nächstes angesagt war, um aus dem Sumpf herauszukommen. Wäre ich den Ratschlägen gefolgt, unbedingt erst abzuwarten, bis meine Fähigkeiten wiederkämen, bevor ich mich auf die gefährlichen Äste des gesellschaftlichen Verkehrs hinauswagte, ich hätte noch lange warten können. Maschinen auf keinen Fall zu bedienen, hatte man mir drei Jahre lang über den Brillenrand aus fast allen Rezepten vorgelesen, und daß durch die segensreiche Schulmedizin das eigene Gleichgewicht in Gefahr kommen konnte, war mir immer suspekt gewesen. Warum sollte ich warten, bis das Gleichgewicht wieder kam, bevor ich im Gleichgewicht bleiben konnte. Woher sollte es denn kommen, ohne weiteres?
Ich wählte den umgekehrten Weg: Motorradfahren lehrte mich Geistesgegenwart, der Umgang mit Feuer meine Tendenz zum Leichtsinn zu zähmen, das Bedienen meiner Motorsäge Arbeitsabläufe einzuschätzen. Kleinere Unfälle blieben nicht aus, da hatten sie recht, und sie hätten auch andere gefährden können. Einmal kollerte ich samt Motorsäge einen Berghang hinunter, einmal fiel ich an einer Kreuzung mangels Kraft aus dem Stand vom Motorrad. Ich fing mir Schrammen und Flecken ein – aber was war das schon gegen die Qualen der Agonie. Und eine gewisse Gefahr für Leib und Leben, auch der anderen, ist wohl das Risiko, das in Kauf genommen werden muß,

wenn sich einer wieder am Spiel beteiligen soll. Im übrigen durfte ich meinem inneren Beobachter vertrauen, der das Schlimmste wohl verhüten würde. Hatte er mich auf dem Weg zum Grund nicht verlassen, würde er mich auch nach oben begleiten. Schutzengel greifen von innen ein. Meiner mußte Experte sein!

Mit der allmählichen Rückkehr vom extremsten Schattenpol Richtung Mitte relativierte sich auch mein Problem mit dem »inneren Schweinehund«. Ich beschloß, ihn als solchen in Ruhe zu lassen und ihm ab und zu gebührenden Auslauf zu gewähren, anstatt ihn mit moralischen Grundsätzen zu plagen und das Spektakel für das Zentrum meines Wesens zu halten. Gib dem Körper, was des Körpers ist – er sollte mein Söldner sein, der abends Ausgang brauchte, um am anderen Tag um so mehr in die Pflicht genommen zu werden. Das vertikale Schauen verlangt: Man muß alle Körper im Auge behalten, und der materielle brauchte jetzt Pflege nach all den Entbehrungen. Nicht anders als beim Schwarzpulver: Es ist das exakte Mischverhältnis der Chakrenfunktionen, das die Kettenreaktion in Gang bringt.

Meine allmähliche Rückkehr in die Welt der Lebendigen war gleichermaßen eine Wiederfindung, wie sie eine Neuerfindung war. Eine neue, flexiblere Stabilität hatte sich eingespielt, die auf der einen Seite Verletzlichkeit und Schwäche vertrug und auf der anderen Seite eine durchschlagendere Kraft konzentrieren konnte. Konkret stellte ich fest, daß weniger Entschuldigungen nötig wurden, auf Fotos das verräterisch Steife verschwand, das meine Tochter schon immer konstatiert hatte, eine neue Nähe zu Tieren wuchs, das Gefühl, Zeit zu haben, sich mehr und mehr auf mein Leben ausbreitete, die Pflege von Freundschaften eindeutig in den Mittelpunkt rückte, zufällige Umstände, die früher meine Stimmungen noch beeinträchtigt hätten, kaum mehr der Wahrnehmung wert waren. Trotzdem noch der Gleiche, der ich vorher war, hatte der Horrortrip in die Schattenaspekte meines Wesens offenbar mehr Distanz zu mir selbst gebracht.

»Jetzt gehörst du endlich zu uns!« sollte mir ein Freund sagen. Wenn das alles wäre, was der Nachtgang gebracht hat, so wäre es doch mehr als genug.

Aber trotz aller Bemühungen, der Schatten bleibt da, mit zunehmendem Licht nicht minder. Depression kann sich auflösen, der Schatten nicht. Der Keller ist nicht verschwunden, nur weil ich herausgestiegen bin. Auch die Sonne strahlt nicht weniger, nur weil ich mich von ihr abwende. Es liegt an mir, nach wie vor und in jeder Sekunde, wie ich mich hinstelle. Ich kann über meinen Schatten erschrecken, wie das erste Mal, und in die Psychose rennen, oder ich kann ihn ansehen und sagen: »O.k., offenbar muß da viel Licht sein, wenn du so präsent bist.« Oder: »Offenbar bin ich gerade durchsichtig, daß sich da nichts abzeichnet. Auch gut!«

Macht als Mittel Wenn Macht eine Kompensation ist, um Todesangst zu verdrängen, muß das Scheitern an der Macht letztlich zur Konfrontation mit dem Tod führen. Macht als Mittel, Depression von sich zu halten. Dann wäre es nicht verwunderlich, daß in der ersten Phase der Depression das Machtspiel kraft Gewohnheit mit umgekehrten Vorzeichen einfach weitergeht. Der Täter spielt jetzt die Macht des Opfers aus, bis auch diese Nummer nicht mehr zieht und er dann wirklich vor dem Abgrund steht. Wenn jegliche Macht verspielt ist und die Banalität des Todes oder Lebens gleichsam als bleibender Geschmack auf der Zunge liegt, ist Wende oder Schluß.

Wende ist, wenn Macht nicht die Rolle spielte, die sie im Extremfall spielen kann. Tod ist sowieso, wenn das Machtspiel durchgezogen wird und ein Leben ohne Einfluß nicht denkbar ist. Wende ist die Erfahrung, daß das Leben auch als Nobody weitergeht. Daß die Seele vielmehr eine Sippenseele ist. Daß Ansehen und Image Kleider sind, die man abends ausziehen kann. Daß wahre Stärke in der Fähigkeit liegt, Schwäche einzugestehen. Sofern Machtverzicht nicht zum noch subtileren Machtspiel verkehrt wird und tatsächlich einfach Autorität gelten darf, sollte es einen gewichtigen Grund weniger geben, erneut in Depression abzugleiten.

Nobody is perfect Aber wieviel braucht es, bis man losläßt! Ein alter Mitpatient von mir, wenn er nicht schon gestorben ist, liegt gerade nach dem zweiten Rückfall mit Krebs im Isolierzelt und hat noch eine winzige, von kleinsten Details abhängige Überlebenschance. Eine zufällig durch den Luftfilter geschlüpfte Bakterie kann sein Tod sein, ein minimaler, unnötiger Schwächeanfall die Annahme des fremden Rückenmarks torpedieren. Trotzdem glaubt er noch immer, es sich leisten zu können, seine geschiedene Frau gerichtlich zu verfolgen. Er könne und wolle nicht auf das Geld verzichten, sagt einer, der vielleicht schon am Abend auf das Leben verzichten muß. Wie kann man ihm gute Besserung wünschen, ohne ihn vorher in aller Freundschaft zu ohrfeigen! Aber nicht einmal das ist mehr möglich in seiner Zelle.

Versöhnung ist nach meinem Verständnis alles entscheidend, sie durch endloses Kreisen um Themen wie Vernachlässigung und Mißbrauch zu verpassen, eine Katastrophe. Versöhnung ist der Schritt herunter vom Sockel, auf den man sich selber gestellt hat. »Ich verzeihe euch und mir und hoffe, ihr verzeiht mir auch. Auf unseren Ego-Trips tun wir einander weh – was mich angeht, soll es nun gut sein.«

Einige Verwandte und Freunde, mit denen man sich versöhnen möchte, mögen aber bereits verstorben sein oder sind aus anderen Gründen nicht erreichbar – trotzdem sollte man sich nicht davon abhalten lassen, mit ihnen ins Reine zu kommen – das heißt, mit uns ins Reine zu kommen; die Toten ruhen in Frieden, die Blumen kommen zu spät; darin hatte ein Zorbas wohl recht, nur würde es dem Gewissenlosen nicht schaden, sich allmählich um sein Seelenheil zu kümmern. Wie immer – entscheidend ist nicht die Erreichbarkeit, sondern der Akt der Versöhnung an sich, und der kann auch rituell vollzogen werden. Die Seele braucht keine Zeugen, im Gegenteil. Der effektvoll inszenierte Abstieg vom Sockel ist die subtilste Selbsterhöhung.

Ein Nachtgang ist eine Pilgerreise in die Versöhnung, eine Demutsübung. Spätestens in Compostela sollte der Größenwahn ausgeschwitzt sein, war früher die Meinung. Wenn aber die ganze Welt zusehen muß, wie der Kaiser nach Canossa pilgert, mag das politisch klug sein, seiner Seele wegen wäre er besser zu Hause geblieben. Was auf Erden ein Bonus, ist im Jenseits ein Malus, das Reich der Seele sei nicht von dieser Welt, heißt es.

Was der Nachtgänger in seinem Selbstbezichtigungswahn übersieht: Kein Erwachsener kann zum Opfer werden, wenn er das Spiel nicht auch mitspielt. Das Opfer war zumindest auch am Tatort. Opfer sind vielfach Täter, die für sich keine Verantwortung übernehmen wollen und es vorziehen, nach dem Graben ihrer Fallgrube auch noch bemitleidet zu werden. Zudem, wer sollte es mir verübeln, am Leben teilzunehmen, das nun einmal hauptsächlich von Konkurrenz geprägt ist. Die Natur

will es so, warum soll ich mich schuldig fühlen, gewonnen zu haben. Aber auch: warum soll ich es anderen übel nehmen, mich auf der Strecke gelassen zu haben. Spätestens mit fünfundzwanzig sind die Väter entlassen: Gott, Theorie und auch Godot haben in der Theatersenke zu verschwinden. Die Kliniken sind voll von Zürnern, die Pappi und Mammi vorwerfen, ihnen nicht mehr geschenkt zu haben als das Leben. Was spielt es für eine Rolle, angesichts der Tatsache, daß sie mir tausendmal das Leben gerettet haben und mich immerhin nicht haben verhungern lassen, ob sie in dieser oder jener Situation, in diesem oder jenem Punkt nicht immer gerecht gewesen sind! Erst recht, wenn sie mich nicht geliebt haben sollten und mich doch nicht fallen gelassen haben. Es gibt in der Therapieszene, wo man es ja wissen könnte, tatsächlich Erleuchtungsjünger, die, frisch von der Primärtherapie zurück, ihrer Mutter tatsächlich vorwerfen, sie nicht gestillt zu haben. Der Beschiß gegenüber der eigenen Seele, das sind nach meinem Verständnis diese Feigheitsakte aus Angst vor der Hingabe. Um damit zu sagen: Auszugleichen ist weniger, was wir einander im Alltag angetan haben, auszugleichen gilt es vielmehr die Fluchtreflexe vor den in jedem Lebensabschnitt anderen fälligen Konflikten – mit unseren Weggefährten, ob sie noch leben oder nicht.
Natürlich wird ein Nachtgang den Freundes- und Bekanntenkreis in Weizen und Spreu teilen. Die Welt danach ist nie mehr die gleiche. Die Implosion hat die Chemie verändert. Neue Freundschaften eröffnen sich mit Menschen, die man vorher nicht unbedingt zum Essen eingeladen hätte, und schon immer pflegeleichte Beziehungen versanden allmählich. Man wird auch vorsichtiger werden mit seiner Energie gegenüber Menschen, die partout nicht das geringste Risiko eingehen wollen oder noch in Isolierzellen von der großen Freiheit träumen. Habe ich nicht selbst erfahren, wie hartnäckig ein Charakter,

eben im Wortsinn ein Stempel ist, per Definition unabänderlich, und wie leicht man Schattenboxen mit Kommunikation verwechselt? Aber so what! Nobody is perfect.

The whole damned universe Schon in der Uni hatten wir nüchternen Ökonomiestudenten es uns zum Sport gemacht, auf Anhieb sagen zu können, in welchem Lesesaal die angehenden Psychologen gerade ihre Vorlesung hielten. Als rote Macher und Instant-Weltveränderer hielten wir gar nichts von den bleichen, schwarz mit Schals umwickelten »Wollstrümpflerinnen« und ihren »Nickelbrillenfreunden«, wie wir sie nannten, die froh waren, einmal »darüber geredet« zu haben, wenn man sie nur um Feuer gebeten hatte, wie ein Witz es wollte. Es war dann auch wie eine Art Verrat, als ich meinen altlinken Freunden, die – auch nicht freier – mittlerweile im florierenden Boulevardverlag der Stadt ihr verräterisches Brot verdienten, gestehen mußte, in einen Selbsterfahrungskurs zu gehen – auf Verlangen der Freundin, wie auch sonst, die sich verabschieden würde, wenn ich nicht endlich kommunikativer würde in Beziehungsdingen. »He loves the whole damned universe, but he don't loves me«, sang die Vinylplatte aus ihrem Fenster, wenn ich aus Paris nach Hause kam, wo ich aber die Andere hatte, nicht das Universum, die ich nicht weniger leiden machte mit meiner schwangeren Freundin im Heimatland. »Ich kann nicht mit einem zusammenleben, der nicht reden will«, sagte diese, mittlerweile Mutter geworden, eines Morgens auf der Bettkante, nachdem ich einmal mehr versucht hatte, Anstehendes in den Laken zu regeln, was mir mit den anderen Anwärterinnen viel besser gelang.
Psychologen sind doch selber meschugge, war die Devise, und

Beziehungsknatsch hat hinter den politischen Imperativ zurückzutreten. Um so mehr als die Chefdenker des Sozialismus, die wir nachbeteten, aus der historischen Dialektik ihrer Herkunft verständlich, aber von den Folgen her unverzeihlich, jeden Aspekt von Seele sträflich ausblendeten.

Mit dem Zeigefinger in die Runde zeigen war so lange legitim, als der arme Vater Staat und die geduldige Mutter Erde uns zornige Buben trotz allem lieben wollten. Aber als uns die langen Haare auszufallen begannen und es nicht mehr helfen wollte, Dispute anzureißen, bis die Frauen mit dem Abwaschen begannen, kamen die Geständnisse in Serie: »Was kümmert mich die Welt, wenn ich mit meinem Orgasmus Mühe habe«, gestand sich bald der originellste der deutschen Linken öffentlich ein, der als Eulenspiegel durch die Talkshows geisterte.

Mit dem Orgasmus hatte ich weniger Mühe, um so mehr mit der diffusen Welt der Beziehungen. Aber es mußten Jahrzehnte vergehen, bis es mir zu dumm wurde, höchstenfalls Casanova zu schlagen im Auflisten seiner weiblichen Beute, und ich im Schoße der Psychologie nach dem Grund für so viel oberflächliche Dynamik suchte.

Nicht daß ich später mein Vorurteil grundsätzlich hätte revidieren müssen, was die eigene Nähe der Psychologen zum Wahnsinn betrifft; dafür war der Augenschein denn doch zu verräterisch, aber mit der Einsicht, später, als Therapeut, daß sich nach einigen wenigen Kinderjahren kein Mensch mehr zu verändern imstande ist, kam ich allmählich dazu, mich zu fragen, warum Veränderung denn eigentlich sein sollte. »Warum ein anderer werden, es gibt doch genug andere«, zitierte ich mich gerne selbst, wenn wieder einer in meiner Praxis saß, der gegen sich Kamikaze lief.

Warum sollten Psychologen nicht selbst zum Wahnsinn neigen,

solange sie die Eigenheiten ihrer inneren Dynamik zum Verständnis der Klienten nutzen? Warum sollen manche Krankenpfleger nicht, offiziell sanktioniert, von der Intimsphäre anderer Menschen abzapfen wollen? Wer sonst wollte die bettwarme Knochenarbeit tun? Wer imstande sein, täglich Ekel zu ertragen? Gestand der bekannte Chirurg in einem meiner Seminare nicht offen, diesen Beruf gewählt zu haben, weil er gerne in Menschenfleisch schnitt? – Warum nicht, wenn er sich nur im klaren ist, warum er es tut. Und selbst wenn er sich seiner Motivation nicht bewußt ist – wie soll es sonst gehen, wenn nicht über Anziehung? Rät nicht schon der Berufsberater, sich dem Beruf zuzuneigen, der einen anzieht? Und was anderes soll einen in sozialen Berufen faszinieren, wenn nicht das eigene Manko?

Warum also hätte der geschätzte Oberarzt der Psychiatrischen sein eigenes Auto auf dem Parkplatz unbedingt wiederfinden sollen, nachdem er die ganze Reihe der parkierten Wagen abgeschritten hatte. Vielleicht hatte er heute den neuen Kleinwagen seiner Gattin oder gar seiner Freundin benutzt, in der Hektik. Hatte er nicht einen langen Tag, und würde es ihm seine Sekretärin übel nehmen, wenn er sie fragt, wie sein Auto eigentlich aussähe – was er dann auf meinen Rat hin tatsächlich tat. Was war eine kleine Verwirrung schon, im Vergleich zu seinen überragenden fachlichen Qualitäten! Sind nachts nicht alle Autos schwarz, und sehen sich diese Kisten heute nicht alle zum Verwechseln ähnlich, wie die Gesichter im nicht enden wollenden Strom der eindrängenden Patienten? Kein Grund sich zu schämen, und keiner wird die Szene später in einem Buch verwenden, der seit Stunden in seinem eigenen Auto sitzt und nicht wegfahren kann, weil er es nicht schafft, die Handbremse zu lösen und irgend etwas besser zu finden, als was jetzt schon schlimm genug ist.

Nur, was jeder Schriftsteller insgeheim weiß: Man kann den eigenen Teufel nicht austreiben mit einem Buch über das Teuflische, man kann ihn allenfalls ein paar Jahre in Schach halten, bevor er dann um so heftiger zuschlägt. Ebensowenig ist der eigenen Seele mit Psychologie beizukommen. Ihr ist mit gar nichts beizukommen. Wer aber hämisch gerne in anderer Leute Körper schneidet, der wird dereinst selbst geschnitten, wer sich in anderer Leute Seelenhaushalt einmischt, dem wird Einmischung widerfahren. Wie mein Exempel zeigte. Gott gebe, daß wir diese Mutter der Prüfungen bestehen und den zerschnittenen Knoten nicht wieder binden wollen!

Rebells without causes Schon wir sogenannten 68er waren maßlos verwöhnt. Und mögen die Dokumente noch so wild kommentieren – auf der Straße den ganz anderen zu markieren, war mit wenig Risiko verbunden. Wir konnten ein Jahr lang in Indien herumhängen, um am zweiten Tag zurück beim Fernsehen, an der Uni oder in der Werbung eine tolle Stelle zu finden, auch jene, die nicht so schlau waren, neben den politischen Attacken gegen das Establishment noch klammheimlich das Jurastudium abzuschließen, für alle Fälle. Links war chic und erotisierend. Die kompromittierende Erbschaft, auf die mancher zornige Groß- und Kleinbürgersohn doch auch zählen konnte, noch in weiter Ferne und vorderhand auf Eis gelegt. Und selbst jene, die ihr frühzeitig zugefallenes Familienvermögen dem Vietcong vermachten, wurden nicht müde, es vor jeder Kamera lauthals zu betonen, um sich im Hinblick auf die kommende sozialistische Weltordnung Meriten zu sichern.

Ende der Vierzigerjahre geboren worden zu sein, ist ein großes

Privileg. Kaum eine andere Generation durfte fortgesetzt erleben, was sich frühere Generationen nicht einmal zu träumen erlaubt hatten. Es herrschte ein ungebrochener Boom. Und wer schlau genug war, im richtigen Moment in den richtigen Zug umzusteigen, der zu allem Überfluß immer deutlich angeschrieben war, wurde fast von selbst die Karriereleiter hinaufgetragen. Die geschicktesten Wellenreiter schafften es in die höchsten Ämter und können es sich noch immer erlauben, vor der Kamera den jugendlichen Schelm zu markieren. Der Jugendlichkeitswahn herrscht ungebrochen.

Was im großen spielt, gilt auch im kleinen. In sich ausweitenden Systemen werden die Elemente nicht auf sich selbst zurückgeworfen. Solange immer neu Stellen und Möglichkeiten entstehen, werden die Konflikte nach vorne getragen und auf irgendwann vertagt. Solange der Dow Jones steigt, sind alle Experten. Reibung entsteht erst durch Implosion oder Stagnation. Von daher sind die Nachkriegsgenerationen prädestiniert dazu, ins eigene Messer zu laufen, bevor sich von außen Grenzen zeigen. Die Hälfte der Städter lebt als Single und leidet am Elend, trotz Streß zu viel Zeit für sich zu haben. Und die innere Uhr läuft unerbittlich. Noch nie ist es gut gegangen, als Peter Pan alt werden zu wollen. Eines Tages wird man zum Gespött der eigenen Kinder. Eines Tages werden Liftings zur Totenmaske. Die Kriegsgenerationen sind durch äußere Umstände auf sich selbst zurückgeworfen worden. Uns dagegen bremst die innere Uhr, die unzählige Generationen vor uns justiert haben und die auch tickt, wenn wir im Galopp davon joggen. Wir leben im Zeitalter der psychosomatischen Krankheiten. Hatten früher psychisch bedingte Leiden jemals ein solches Ausmaß annehmen dürfen? Jedenfalls gehen sie augenblicklich zurück, sobald von außen Einsatz gefordert ist. Nie ist die Rate der Herzinfarkte kleiner als im Krieg. Und konnte sich früher jeder zweite seine Allergie leisten? Wie weit man sich im Krieg Depressionen leisten kann, weiß ich nicht. Sie werden wohl eher nachher zum Ausbruch kommen, wenn der äußere Feind geschlagen ist und an der Heimfront die eigene Unzulänglichkeit wartet.

Diese Zusammenhänge sind ja bekannt, warum sollte es mich wundern, daß ich rundum auf Geständnisse von depressiven Verstimmungen und gar schweren Depressionen stieß, kaum daß ich wieder kommunikationsfähig war und redlich zu antworten versuchte, wenn ich nach meinem dreijährigen Verschwinden gefragt wurde. Wen wundert's, daß mir ein Nachbar unaufgefordert gestand, nachts in der Stadt herumzulaufen, weil er nicht schlafen könne, und sich jedesmal zwingen müsse, die Brücke auszulassen, um nicht hinabzuspringen. Wie konnte es sein, daß ich die gleichen Leute damals aus der Sicht des Nachtgängers um ihre Standhaftigkeit beneidet hatte? Sie waren aus meiner Sicht zumindest imstande, ihre Hose richtig herum anzuziehen und gerade über eine Straße zu gehen. Mag er auch selbst suizidal gewesen sein – wie hatte ich meinen Bettnachbarn in der Klinik bewundert, der fähig war, seine Tasche für das Wochenende in zehn Minuten ordentlich bereit zu machen und aufzuzählen, wie oft und wo er umsteigen würde, bis er zu Hause wäre!

Wir haben unzweifelhaft die Zeit der psychischen Verwirrung aus Überfluß, auch wenn wir korrekt in Trams ein- und aussteigen können. Jeder zweite hetzt sich zum Limit, auch wenn er in Sicherheiten erstickt. Jedes dritte Kind muß bald zum einen oder anderen Therapeuten, weil seine Eltern nicht erwachsen werden wollen. Die Krankenkassenprämien explodieren, weil wir den Risiken des Gesundseins und würdigen Sterbens ausweichen. Ohne private Pflege-Teams geht bald nichts mehr. Das wissen wir bis zum Überdruß, die Wochenzei-

tungen repetieren es in allen Varianten, aber ohne Messer am Hals tun wir keinen Schritt zurück.
Leidensdruck lehrt, heißt es. Aber er kann dann plötzlich zu groß werden, wenn uns Leidensflüchtlingen unvorbereitet die vollständige Rechnung unserer Ausflüchte präsentiert wird. Ihn auf ein Maß zu mildern, das es dem Nachtgänger erlaubt hinzusehen, statt Amok laufend über eine Klippe zu stolpern, wäre die vornehmste Aufgabe seiner Begleiter. Tätige Einsicht braucht etwas Raum. Für diese heiklen Momente etwas Verständnis zu schaffen wäre das Anliegen einer solchen Aufrechnung.

Am siebten Tag ruhte selbst der Herr Depression gab es immer schon. Die schriftlichen Zeugnisse sind eindeutig. Forscher wollen auch depressives Verhalten bei Tieren beobachten und interpretieren die Lähmung als Selbstschutz einzelner Tiere vor dem totalen Absturz im Kampf um den Affenfelsen. Depression schützt die Macher vor sich selbst. Die Hemmung Depression verhindert mit dem Schlimmsten noch Schlimmeres, wenn man ihre Botschaft überhaupt verstehen will. Rasen wir nicht allesamt auf den bestdiagnostizierten Untergang zu, wie wir mit den Ressourcen der Erde umgehen? Ist es so gesehen nicht logisch, daß der noch natürliche Teil in uns, die Seele, die Bremse anzieht? Ist sie krank, daß sie das tut? Und muß sie therapiert werden?
Am siebten Tag ruhte selbst der Herr. Ohne Pause wird nichts Gutes. Sonn- und Feiertage bringen, wenn auch heute keine Verlangsamung mehr, so doch Abwechslung. Das Weihnachtsfest führt vielleicht zum reinigenden Familienkrach. Ein Stau bringt vielleicht etwas Nachdenken über den Sinn der Mobili-

tät oder die Chance einer neuen Beziehung von Autotür zu Autotür. Hemmungen, Verlangsamungen bergen die Chance von Wachstum in sich, wenn es gelingt, sie nicht nur zu verfluchen. Hemmung ist nicht zuletzt ein Anreiz zu Kreativität.

Depression ist die Bremse schlechthin, warum die Natur auch immer beschließt, sie anzuziehen. Nicht mehr wollen können ist meines Wissens die zentralste Hemmung des menschlichen Körper-Geist-Systems. Diese Hemmung, wenn sie Hemmung bleibt, ist so tödlich, wie eine Krankheit nur sein kann. »Lasset die Toten ihre Toten begraben und folget mir nach.« Es gab offenbar ein Reich der Scheintoten schon vor Jahrtausenden. Die gesellschaftlichen Zwänge waren schon immer enorm, in ihnen etwas Lebendigkeit auf der Flamme zu halten war eine Kunst.

Aber die Hemmung Depression ist lebensrettend, wenn der Umgang mit ihr gelingt. Ohne Hemmungen keine Reife. Depression ist eine geballte Nachreifung. Ein pauschaler Schlag mit der Bratpfanne, damit einer in Ohnmacht fällt, bevor er einen Mord begeht, an anderen oder sich selbst. Je früher der Paukenschlag, desto besser.

Kein Grund also, Menschen zu verfluchen, die mich angeblich in die Depression gestoßen haben, im Gegenteil. »Danke Meister«, sagten früher die Geprüften. Der Zen-Schüler bedankt sich noch heute nach dem Stockhieb. In der Regel werden hingegen die Anstoßer noch immer öffentlich gerichtet. Es war schon immer einfacher, den Feuermelder zu greifen als den Brandstifter.

Hemmungen sind der Prüfstock des größten aller Lehrer und Weltenerschaffer. Und er hat unendlich viel Zeit, was wir Erdenbürger nicht haben. Der Meister ist auch nicht von Therapieerfolgen abhängig, noch hat er es nötig, überhaupt sich unsere Namen zu merken oder wenigstens die Patientennummer. Wenn nicht einmal der wöchentlich vorbeischauende Oberarzt meinen Namen behalten konnte, und mir nur zu hoffen blieb, daß er zumindest die richtigen Unterlagen bei sich habe, wie soll ich dann hoffen, ganz oben verbindlich vermerkt zu sein. Der Herr läßt gleichmütig Unkraut neben Weizen gedeihen bis zur Ernte. Mag das Unkraut so vermessen sein, sich dem Weizen zuzurechnen – wenn der Schnitter kommt, wird sich zeigen, wer jammert und wer erleichtert ist, seine Samenlast endlich abwerfen zu dürfen.

Der Teufel sitzt im Detail Was die Logik des Nachtgängers nicht fassen kann: Daß sein Haus bis auf die Grundmauern zusammenbricht, heißt nicht, daß es ganz und gar falsch gebaut war. Vielleicht fehlte bloß ein lächerlich kleines Detail im Fundament, was sich nach fünfzig Jahren rächt. Ein kleiner Seelenaspekt war durch die Jahre nicht zur Entfaltung gekommen und verschob nun alles. Eine einzige Taste nach rechts und das Zehnfingersystem produziert Sätze, die kein Mensch mehr lesen kann. Eine kleine Unachtsamkeit und man ist auf der Gegenfahrbahn und alle kommen einem entgegen. Aber der Nachtgänger in seinem Schuldwahn sieht sein ganzes Leben verfehlt und vertan. Natürlich, ob das ganze Haus falsch gebaut wurde oder nur ein Grundelement fehlt, es muß in jedem Fall abgebrochen werden, was noch zäher ist, wenn es gut gebaut war. Es ist relativ einfach, bei einer durch und durch morschen Bude auf die Grundmauern zu kommen. Die soliden Lebensführer und Ingenieure, wie sie überall in den Kliniken zu finden sind, die ihre Ausbildungen abgeschlossen, ein Geschäft aufgebaut, sich auf die bürgerliche Ehe eingelassen haben, aber wegen einer lächerlichen Phobie oder eines Ticks in ihrer Familie oder in ihrem eigenen Geschäft einfach nicht mehr tragbar sind, tun sich unendlich schwer, ihre soliden Konstruktionen bis auf den Boden wieder abzutragen, um den schiefen Eckstein zu sichten. Jeder Neueintretende fragt sie schon am zweiten Tag, warum sie eigentlich in der Psychiatrischen gelandet sind. Der Obdachlose tut sich schwer zu begreifen, daß man als Direktor mit Eigenheim in einer Klinik enden soll, daß sich Besitz umgehend in Last verwandelt. »Warum kämpfst du nicht gegen die behördliche Einweisung, du bist doch ein gestandener Mann?« fragte mich ein junger Arbeitsloser in Tagen, als ich mich alles andere als gestanden fühlte.

Der Teufel sitzt nun einmal im Detail. In seinen Schatten sehen, wird mit der Zeit heißen müssen, die Schwachstelle zu finden, die alles zu Fall brachte. Das Verharren in der pauschalen Ablehnung des ganzen bisherigen Lebens ist dem Ego jedoch lieber. Lieber an einem Berg scheitern, als sich die Angst vor einer Maus eingestehen. Lieber vor Gott scheitern, als ganz einfach auch einmal verlieren zu können.

Daß in einer langen Lebenszeit sehr wohl einmal ein Detail zu einem Stillstand reichen kann, hätte ihn ja jedes Jahr einmal der Stop auf dem Pannenstreifen lehren können, wenn der Marder des Viertels wieder einmal den Kühlerschlauch zerbissen hat. Laut Statistik erlebt jeder Vierte einmal einen depressiven Zustand – sollten das alle totale Versager sein? Nichts da, ich bin nicht jeder Vierte, sagt der Verstand.

Aber das Detail, die Unfähigkeit zum Beispiel, spontan nein sagen zu können, läßt sich durch ein kleines, zu repetierendes Ritual leicht korrigieren: »Kannst du mich nicht in fünf Minuten nochmals anrufen, ich bin gerade bei was anderem.« Das gibt fünf Minuten Zeit, es sich doch noch anders zu überlegen. Jemand anders sollte vielleicht nichts anderes tun, als es einmal mit den fünf Buchstaben »danke« zu versuchen. Solch kleine Tricks können, wenn nicht die Ursache oder den Charakter, so doch tatsächlich ein Leben verändern.

Der Kämpfer lernt erst hinterher Es ist offensichtlich – der Kämpfer kommt durch Depression genau zu dem, was er vorher versäumt hat: stillstehen und hinsehen. Ist er vorher mit Hurra an sich vorbeigerast, muß er dann mit sich selbst auskommen. Ist er vorher auf seine Projektionen losgegangen, muß er dann den Feind in sich selbst erkennen. Und ganz der Alte, schießt er mit der Artillerie in sich herum, macht auf »verbrannte Erde«, bis ihm die Munition ausgeht und er kapitulieren muß.

Schon in den Seminaren hieß es: »Der Kämpfer lernt erst hinterher.« Eine Atemsitzung auf der Matte, erst recht im Kreis von Beobachtern, mußte zu einem fulminanten Spektakel verkommen. Erst erschöpft in der Ecke durfte sich zeigen, was unbestechliche Beobachter vorher schon hätten voraussagen können: Seine Traurigkeit unter dem optimistischen Bewältigungswillen. War es davor Zweckoptimismus, war es im Loch Zweckpessimismus. Hauptsache das Ziel blieb der Weg.

Drei Jahre dauerte es, bis auch das Negativimage des großen Verlierers den Glanz verloren und das Zick-Zack meiner Rückzugsgefechte die Telefonagenden meiner Freunde dermaßen durcheinandergebracht hatten, daß man mich einfach aufgeben mußte. Nur die zuletzt ins Hilfsprogramm Eingestiegenen hatten noch eine gültige Nummer, was sich ganz zuletzt als lebensrettend erwies. Danach wäre es vielleicht so weit gekommen, daß man nach einem Monat mit Hilfe der Feuerwehr die Türe aufgebrochen hätte, die ohnehin nicht abgeschlossen war.

Dann wäre es allerdings auch für den Kämpfer zu spät gewesen, noch etwas zu lernen. Auch Untod geht einmal in Tod über.

Der Kämpfer lernt erst hinterher, wenn überhaupt. Er kommt jedoch schnell wieder in die alte Form. Der unnötigen Dateien entledigt, arbeitet sein in operativen Dingen ohnehin hyperaktives Hirn jetzt noch schneller als zuvor. Statt drei Arbeiten gleichzeitig kann er jetzt derer zehn erledigen. Wer ein Open-Air organisieren konnte, darf wohl hoffen, sich selbst ins Grüne zu bringen. Im Verkehrstau den Stapel aufbewahrter Zeitungsartikel auf dem Nebensitz mehr sichtend denn lesend, bringe ich, um mir einen Umweg zu ersparen, per Handy einen Eisenwarenhändler dazu, für mich im eigenen Laden einzukaufen und die Ware nach Ladenschluß unter der Rampe zum Abholen zu deponieren. Während des Archivierens meiner Fotoreportagen lerne ich Liedertexte und verfolge durch die offene Tür die Tagesschau im Nebenzimmer.

Die Karre aus dem Sumpf zu reißen und am Ende doch noch zu gewinnen, reizt das Abenteurerblut des Kämpfers voll aus. Mit den schlechtest denkbaren Karten am Schluß doch noch das As auszupokern, spornt sein Manipulationsgeschick zu Höchstleistungen an. – Sollte sich meine Auferstehung als nichts anderes als die manische Rückseite meiner Depression erweisen? Wäre mir der Schock meines Absturzes nicht nachhaltig in den Knochen gesessen, ein Rückwärtslooping wäre unvermeidbar gewesen. Kann das Buch, das ich über meinen Nachtgang schreibe, den Schock wachhalten? »Du betreibst den gleichen Rambazamba wie früher«, sagt meine unbestechlichste Freundin und Beraterin. »Du brauchst einfach ab und zu den großen Hammer, sonst lernst du nichts.« – Und der war schon in Begriff, Schwung zu sammeln.

Wie alle anderen Mobiles wollen stabil bleiben. So wenig wie Abgänge lieben sie Eingänge. Bevor einer seinen Namen nicht leserlich unter einen Anstellungsvertrag setzen kann, hat er gar nichts zu melden. Und wer nicht mehr weiß, wie man in angemessener Frist eine Stadt durchquert, kann nicht einmal von Reinschnuppern träumen.

Es war meine Tochter, die ihre beste Freundin um den Gefallen bat, mich dem Chef der Archive einer Presseagentur zu vermitteln, bei der sie arbeitete, und der mir nach einem Probetag das Alphabet des Personenarchivs anvertraute. Da begann ich zu einem Bruchteil meines früheren Lohns täglich ein paar Stunden Fotos in Mäppchen zurückzulegen. Jeder Gymnasiast, der zur Aushilfe kam und nebenbei Radio hörte, war schneller und effektiver. Ich war offenbar als beinahe zum Analphabeten Gewordener vom Schicksal zielsicher hierher geführt worden, um das ABC buchstäblich wieder zu erlernen. Allein die Kartonschachteln vom Gestell herunterzuholen, war anfänglich ein schweißtreibendes Unterfangen. Ich war völlig von Kräften. Die Schweißausbrüche psychischen Ursprungs mußte zwischen den Gestellen ja niemand merken. Woher nahm der Chef nur das Vertrauen?

Da war ich einmal mehr auf dem Schauplatz meiner Vergangenheit. War ich damals in meinem dunklen Zimmer, im psychischen Endloskino meiner Rückwärtsbiographie, so war ich jetzt immerhin im »physischen Archiv« gelandet, wie es hieß. Da waren sie alle, die es zu einem Schlagwort gebracht hatten: Politiker, Künstler, Heilige, Verbrecher. Ihre öffentliche Wichtigkeit war exakt an der Länge ihres Dossiers abzulesen. Kurz nach dem Papst und einem überaus beliebten Bundesrat kamen die Hochstapler und Massenmörder der Geschichte. Der gewichtige Bundeskanzler, der sich über fast zwei Jahrzehnte für unentbehrlich hielt, brachte es auf zwölf Schachteln. Sein Sturz

füllte knapp ein Mäppchen von einem halben Zentimeter. Nach dem Selbstmord seiner Frau kam gerade noch ein einziges Bild. Erledigt. Zieht nicht mehr. »Material historisch«. Aber immerhin: sie hatten sich eingemischt, hatten sich haftbar gemacht, während ich mich zwischen den Gestellen verstecken mußte, damit man meinen Angstschweiß nicht sah. Nicht verwunderlich, daß es kein Mäppchen mit meinem Namen gab. Eine »graue Eminenz«, wie man mich im Encouter-Seminar nannte, pflegt keine physischen Sedimente zu hinterlassen. Graue Eminenzen lassen andere für sich eintreten, es reicht, daß die Frauen wissen, wer die Zügel wirklich in der Hand hat. Auch klar, daß Eminenzen allmählich den Kontakt zur Front verlieren und durch einen Paukenschlag aus der Selbstgefälligkeit geweckt werden müssen – wobei sich die Frauen dann wundern, auf wen sie da hereingefallen sind.
Die graue Eminenz schaut durch die Jalousie auf das Gartenfest, zu dem sie geladen hat. Fotografieren verboten! Kein Wunder, daß es kein Mäppchen unter meinem Namen gibt, während mehrere meiner damaligen Studienkollegen und Freunde aus dem kreativen Untergrund prall vertreten sind. Erstaunlich, wie viele Gesellschaftsverweigerer, ja damals dem Terror nahe Stehende, jetzt aus höchsten Wirtschafts- und Bundesinstanzen grüßen. Hatte ich nicht mit ihnen Barrikaden gebaut und in WGs ohne Türen zusammengelebt? Waren wir nicht damals froh, wenn wir eine Woche weg waren, das eigene Bett unbesetzt wieder vorzufinden? Waren wir nicht zusammen mit dem späteren Justizminister in der Meute vor der Polizeikaserne, abgeheftet unter dem Vermerk »Ausschreitungen«? Hatte nicht der Bundespräsident hier mit uns auf dem Randstein gesessen und über die Bonzen der Bahnhofstraße gelästert? Hatte dieser Kantonsrat nicht damals die Nebelpetarde geschmissen, die ich aus der Rekrutenschule mitgebracht hatte?

Was können sie andererseits dafür, daß es den Begriff »Rechtsintellektueller« nicht gibt und daß man lieber dem Lauf der Welt folgt und mit zwanzig ein Linker ist, um mit vierzig ein Bürgerlicher zu werden. Gibt es einen anderen Weg an der Lächerlichkeit vorbei? Jassen die ehemaligen Genossen im Hotel Bellevue mit Aktien, jassen die Stehengebliebenen in der Klinik Hohenegg mit Spielkarten; trinken jene einen Rothschild dazu, bekommen die anderen Sirup. Wobei erstere Variante zumindest dem gesunden Selbstwertgefühl auf natürliche Weise entgegenkommt und realistischere Ländereien ins Spiel bringt. Durfte man dem Urteil des geübten Physiognomen zwischen den Gestellen glauben, konnten beide nicht wirklich glücklich sein.

Ich war auf dem Weg vom Sirup zum Bordeaux und soweit allmählich wieder bei Geschmack, daß man mich jetzt abends nach der Arbeit in einer Bar treffen konnte. Wer im Schummerlicht einen einigermaßen sauberen Kragen hat, kann an der Theke für alles in Frage kommen. Niemand fragt beim Smalltalk nach dem Invalidenausweis. Der wohlklingende Name der Presseagentur, in deren Archiv ich Bilder sortierte, tat das Seine. Wer sich an Bruchstücke seines Ökonomiestudiums erinnert, darf dem gewichtigen Industriellen an seiner Seite Paroli bieten. Ich war ja jetzt unbestritten am Puls der Zeit, die in der Agentur ungefiltert hereinprasselte, und fand mich nach dreißig Jahren als Zeitungsleser und Fernsehkonsument der ersten Stunde durchaus in der Lage, den anderen nach Priorität ihrer Interessen das heiße Futter zu liefern. War ich auch nichts weiter als eine Aushilfe, mein Status war der äußeren Form nach wieder intakt.

Mit dem Ansatz eines Lächelns Noch vor dieser Zeit im Archiv bot mir ein Freund meiner ehemaligen Freundin die Gelegenheit, nachmittags sein mangels Kunden in Auflösung begriffenes Japanisches Teelädchen zu hüten. Man kann als allmählich wieder zum Tagganger Mutierender solche Angebote nicht hoch genug schätzen! Es verhinderte jedenfalls einstweilen – und mehr hatte ich damals noch nicht im Sinn –, daß ich in die von mir so gehaßte externe Ergotherapie mußte, die zu allem Überfluß noch in der Praxis eines ehemaligen Genossen und stadtbekannten Psychiaters angeboten wurde, und gab mir gleichzeitig die Gelegenheit, in der Rehabilitationsklinik zu bleiben, von der aus ich einen vorsichtigen Übergang ins Alltagsleben proben sollte.

Da saß ich dann an einem engen Pültchen neben einer einfachen mechanischen Registrierkasse, die ich bis zum Schluß nicht begreifen sollte, und wartete auf Kunden, die so spärlich kamen, daß ich geradesogut im Restaurant daneben hätte warten können, in dem ich nach Ladenschluß den Geschmack des Biers zu erraten suchte, wenn schon die verschiedenen Tees für mich alle gleich rochen. Immerhin, eine Illusion von Alltag war geschaffen, und die Kunden mußten ja nicht merken, daß ich außerstande war, die Aromen der erlesenen japanischen Grüntees zu schmecken, die ich hochstaplerisch empfahl. Ich ließ mir vom Geschäftsinhaber zu jeder Sorte erklären, was ich und die Kunden dazu zu finden hatten, und mit dem Anschein eines Lächelns, das mir manchmal wieder gelang, verkaufte ich also Tee und japanischen Nippes, aber vor allem wurde ich dazu verführt, mehrere Stunden pro Tag durchs Schaufenster auf den Ausschnitt einer Straße zu sehen, vor dem sich das Nachbarschaftsleben abspielte. Alle hatten sie ihr Ziel und ihre Verpflichtungen. Junge Mütter zogen ihren Buben die Kappen zurecht, Handwerker luden Farbkübel aufs Trottoir. Alle drehten

sie tapfer an ihren Rädchen, die den Mechanismus Stadt am Laufen hielten, alle zahlten sie an der Rente, die es mir gestattete, sie aus dem Trockenen zu beobachten.
Mehr als Kunden kamen mit der Zeit ehemalige Freunde und Bekannte vorbei, die es sich nicht nehmen lassen wollten, mich als Teeverkäufer zu erleben. So wurde ich selbst der beste Kunde des Ladens, da mich die Umstände dazu verleiteten, mehr auf eigene Rechnung zu verschenken als zu verkaufen. Den Kindern meiner Freundinnen gefielen die kleinen Aquarien mit den Plastikfischen ausnehmend gut, was jedesmal dreißig Franken in die Kasse brachte, und mit einem Schreib-Set hier und einem Täßchen da war am Abend die Kasse gerade so voll, daß zu überlegen war, das Lädchen doch noch einen Monat länger geöffnet zu behalten.
Die Gratiszeitungen im Treppenhaus mit ihren auf flüchtiges Lesen angelegten Kurzartikeln verführten mich allmählich auch dazu, wieder eine minimale Neugierde zu entwickeln auf die Medienereignisse der Stadt und der Welt, die ich über die Jahre ungerührt an mir vorbeigelassen hatte: die Jahrtausendwende, das Massaker an den Landsleuten vor dem ägyptischen Tempel, der Flugzeugabsturz des Jets der nationalen Fluggesellschaft ins Meer, die Trauergottesdienste da und dort – was war es mich angegangen. Mochten sämtliche Jets in sämtliche Towers fliegen, was hätte mich das kümmern sollen.
Und hatte ich überhaupt jemals trauern können? Das einzige Mal, das ich als Erwachsener geweint hatte, war doch aus purem Selbstmitleid über die von einem Seminarleiter verfügte Trennung von einer Freundin. Und das war in einem anderen Land, wo mich niemand kannte und fortan als Schwächling hätte sehen können. Obwohl mich derselbe Lehrer als »Herzofen« bezeichnete, hatte ich nicht den Eindruck, jemals mit meinen Gefühlen in Kontakt gewesen zu sein. »Wie ich dich be-

neide, daß du weinen kannst«, sagte ich doch tatsächlich zu der Freundin, die ich während meiner Depression fortgesetzt und kalten Herzens zum Weinen brachte.

Hätte mir damals, in jenem Treppenhaus hinter dem Teeladen, einer gesagt, daß ich anderthalb Jahre später als ausgebildeter Redakteur selbstfotografierte Bilder in die Presse bringen würde, ich hätte nicht einmal lachen können.

Aber vorerst war noch eine Ausbildung zu absolvieren. – Zwischen den Gestellen der Presseagentur und der Warteschlange in der Kantine allmählich wieder einigermaßen gesellschaftskompatibel geworden, ermutigte mich das Beispiel derselben Freundin meiner Tochter, die mich dort untergebracht hatte und die sich in meinem wieder aufblühenden Leben allmählich als rettender Engel erwies, eine Ausbildung zum Bildredakteur im renommiertesten Seminarzentrum des Landes einzufädeln. War es Zufall, daß sie Lucia hieß und die Ausbildung in Luzern, also der Lichterstadt, stattfinden sollte? Und sollte mein segensreicher Arbeitgeber nicht Keystone heißen? Wie auch immer, gute Zeichen waren zur Abwechslung willkommen, und was hatte ich zu verlieren?

Die Aufnahmeprüfung bestand ich ohne Mühe, obwohl meine Schrift noch fahrig war, aber das konnte man ja als akademische Schludrigkeit begreifen. Während der anschließenden mündlichen Prüfung wurde mir sogleich bekannt gegeben, daß ich aufgenommen sei, den schriftlichen Teil uneingesehen. Mündlich war schon immer mein Ding gewesen, und was ich aufzählen konnte aus der Vorzeit verblüffte mich selbst.

Also fing das schon wieder an, daß ich mir Prüfungen schenken konnte? Kam ich nicht gerade aus dem Sumpf geschenkter Prüfungen?

Nach drei Jahren nur schlechter Zeichen fingen die guten langsam an zu überwiegen. Im Korridor des Gebäudes, in dem die

Ausbildung stattfand, wies ein Pfeil Richtung Invalidenkasse und der entgegengesetzte in Richtung Redakteursausbildung, und ich durfte jeden Morgen dem zweiten folgen. Es gab mehrere Fixpunkte im Alltag, auf die ich mich nun freuen durfte: der Morgenkaffee im Pendelzug, das Mittagessen im Kreis junger Leute, deren Vater ich hätte sein können, die überaus interessanten Seminare über Fotografie, Redaktionswesen und Journalismus.

Die ersten selbstfotografierten Bildreportagen gerieten allerdings zum Schock der Seminarrunde: Schwarz in Schwarz, Verlorenheit, Abschied sprachen aus den Bildern. Die Lichterstadt kam rabenduster daher; statt Menschen Schaufensterpuppen oder zur Unkenntlichkeit verwischte Passanten. Aus den Portraits wählten sie das von mir als Kendokämpfer im Waffenrock. Alles wie gehabt: Der einsame Cowboy, der Samurai mit dem vorauseilenden versöhnlichen Lächeln. Der war ich also geblieben! Daß ich mehrmals pro Tag schnarchend einschlief, kaum daß sich ein Thema wiederholte oder die Diaserie mal wieder kein Ende nehmen wollte, verziehen sie dem Alten großzügig.

War es eine neue, bornierte Gleichgültigkeit oder mehr Gelassenheit, daß ich mich für nichts mehr schämte?

Jedenfalls schien der Boden, den ich allmählich gewann, fester zu sein, als jener, auf dem ich früher ging. Mein Gleichgewicht kam unmerklich zurück, meine Stimme wurde fester, ich verlor das überflüssige Gewicht. Die Ängste verflogen nach und nach. Im ganzen dauerte es etwa anderthalb Jahre vom ersten schüchternen Hinweis auf eine Wende bis zu dem Punkt, an dem ich wußte, daß ich Panikattacken nicht mehr zu fürchten brauchte.

Nährboden für neue Rosen Es fing an, sich zu erweisen, daß der Mist, den ich durch die Jahrzehnte angesammelt hatte, der beste Nährboden für neue Rosen sein konnte, wenn ich nicht versuchte, ihn wegzuschaufeln oder an ihm zu verzweifeln. War ich nach Sizilien gefahren, statt nach Hamburg, wie vorgesehen, so war doch Sizilien auch ganz nett. Hatte ich mich bisher als graue Eminenz bequem im Hintergrund gehalten, war ich so doch auch ein unbeschriebenes Blatt geblieben und konnte mit Mitte fünfzig anfangen, meine wahre Geschichte zu schreiben.

Ich war nicht das Risiko eingegangen, ein verbrauchter Schriftsteller, sich wiederholender Musiker, resignierter Fotograf, in seinen Stil verliebter Maler zu werden, wie es einem passieren kann, der redlich versucht, mit seinem Talent nach Landessitte zu wuchern – ich war in allem ein Geheimtip geblieben, hatte jeweils, kaum arriviert, schon ins nächste Genre gewechselt. Die Nachweise meiner frühen Zeit, in der ich künstlerisch am aktivsten war, waren extrem knapp, aber unbesehen bei besten Adressen gelandet. Lauter nachfolgelose Erstlingsessays, ein Stil kaum auszumachen, welcher durch mein altes Credo »Stil ist ein Gefängnis« auch überflüssig war. Wie hätte sich Stil auch ausdrücken sollen, so ungegründet in mir, wie ich damals war. Ich war vielmehr Medium, so wie Kinder es sind, die plötzlich verblüffen, indem sie Sätze sagen, die sie gleichsam aus der Luft fischen. Es fiel mir vieles unverdient zu, und abgesehen von ein paar heute noch gültigen Zeugnissen müssen die Juroren vom Zeitgeist meines Hippie-Charmes geblendet gewesen sein. Kein Wunder, ich schrieb und schreibe nur bei schlechtem Wetter, wie sollten Zeugnisse entstehen!

Junge zornige Schreiber zwischen achtzehn und fünfundzwanzig sind ja immer die ersten Experten einer neuen Generation, die noch niemand zu Wort hat kommen hören, was sie zu allen

vorangegangenen Schriftstellern in unanfechtbaren Vorteil bringt. Ihre Authentizität kann nicht angezweifelt werden, sie verweisen jeden Älteren auf die Anklagebank, was sie, Schreibkunst hin oder her – das richten im Stillen die Lektoren – für Verlage interessant macht. Aber was dann, wenn sie nachschieben sollen, was sie noch gar nicht erlebt haben?
Mein Verleger trug es mir nicht nach, daß ich nach dem ersten Gedichtbändchen vorerst ins pralle Leben zurückwollte. Daß er Autoren und nicht Bücher an die erste Stelle rückte, verdient meinen tiefen Dank.
Zumindest konnte ich den jeweils nächsten Aufnahmegremien beweisen, daß ich im Heft dieses oder jenes renommierten Verlages oder in diesem oder jenem Konzertprogramm aufgeführt war, daß ich da und dort mit diesem und jenem berühmten Künstler aufgetreten war. Es gibt ein Plakat, auf dem ich, noch Student, auf der Frankfurter Buchmesse neben den Portraits der Geistesgrößen des Verlagsjahrhunderts abgebildet bin, in der Reihe von Schriftstellern und Philosophen, über die ich an der Uni noch nicht einmal abgeschlossen hatte und die ich, oberflächlich, wie ich manchmal war, nicht einmal korrekt zitieren konnte. Ich schlug in junglinker Schnoddrigkeit damals Angebote aus, auf die ältere etablierte Künstler schon lange gehofft hatten. Das Geld des Förderungspreises einer renommierten Akademie der Künste landete umgehend in den Szenebars der Altstadt. War ich auch beinahe unbekannt, so dürfte ich zumindest den Wettbewerb gewonnen haben, mich mit den wenigsten Buchstaben und dem geringsten Farbenverbrauch in den Olymp geschlichen zu haben.
Auch wenn ich alle meine ohnehin spärlichen Zeugnisse, Fotos und Manuskripte, dem damaligen linken Dada-Dogma »keine Dokumente!« folgend, allesamt einer plötzlichen Eingebung nachgebend mit Ende zwanzig in einen Container geworfen

hatte, so kehrten sie nun auf wunderbare Weise zurück. Leute, denen ich damals das eine oder andere Foto geschenkt hatte, schickten mir gefragt oder ungefragt Kopien zu. Mein Lieder-Compagnon der ersten Jahre hatte die Zeitungskritiken aufbewahrt, ein anderer sogar heimlich eine Kassette aufgenommen, was damals streng verboten war. »Nur Unikate!« – »Jedes Programm nur eine Saison!« – »Auftritt anonym!« waren die Parolen, die ich strikt befolgte. Meine dreißig Bücherkisten, die mit jedem Umzug mehr wurden und allmählich in kein WG-Zimmer mehr passen wollten, hatte ich, einem Anflug von Atemnot folgend, allesamt aufs Trottoir gestellt – nun kehrte wie von Geisterhand dieses oder jenes Exemplar, mit meinen Tabakkrümeln von damals zwischen den Seiten und den alten Randnotizen versehen, ungefragt zurück. Meine Vergangenheit hatte mich auch auf diese Weise eingeholt und ich durfte es amüsiert geschehen lassen. Es stimmt offenbar: es ist unmöglich fortzugeben, was einem gehört und ebenso sinnlos, etwas behalten zu wollen, was einem nicht zusteht. Eine Depression sprengt alles in die Luft – was die Leute zurückbringen, darf man wohl dankend behalten. Der Ramsch bleibt verschollen, gottseidank durfte ich wieder finden.

Ein Bildarchiv von über zehn Millionen Bildern, gesammelt über Jahrzehnte, ist ein ehrliches Duplikat der Welt. Kein Ereignis, keine herausragende Persönlichkeit, keine Landschaft in ihrer Veränderung, die darin nicht teilnamslos registriert wäre. Ein Bildarchiv ist das ehrlichste Gedächtnis, und ich war im größten hiesigen Hirnteil gelandet. Und wenn ein Haar vom Kopf des Herrn verloren ginge, hier wäre es zu finden. Hier liegen die Leichen der internationalen, nationalen und persönlichen Verdrängungen im Keller. Keine Woche, in der nicht ein Beweisbild der frühen Jahre einen Hochstapler zweifelsfrei überführt: Da sitzt doch der Geldwäscher mit dem Zolldirektor im Gartenrestaurant, schwarz auf weiß, da ist doch der Bischof abgebildet, mit dem Ministranten, den er nie gekannt haben will. Ein Bildarchiv ist das schnellste Gericht in allen Belangen und absolut auf der Seite der Wahrheit. Und es muß weder geschworen noch verurteilt werden – »Mein ist die Rache«, redet Gott, wenn es denn hierbei um Rache ginge. Wohnte ich nicht an der »Gerechtigkeitsgasse« und konnte mich schon immer nichts mehr aus dem Stand in Rage bringen als Ungerechtigkeit und Beamtenwillkür?

Nein, es ging ums Leben und wer ab Mitte des Jahrhunderts dabei war, zumindest als Zeitungsleser, hatte natürlich einen Vorsprung vor den jungen Mitarbeitern, sich mühelos darin zurechtzufinden. Diese merkten bald, daß der Opa elegant auf das Suchprogramm des Computers verzichten konnte. Ich hatte ja die meisten Bilder schon irgendwo einmal gesehen, wußte zumindest, daß diese oder jene Bilder, die ein Kunde suchte, vorhanden sein mußten und wo sie logischerweise zu finden waren. Ich war ja, mit Ausnahme der üblichen Reisen, mein ganzes Leben im Land geblieben und durfte behaupten, jede Straßenkurve selbst im Nebel wiederzuerkennen. Kaum ein Dorf, in dem ich im Militärdienst nicht schon gewesen war, kaum eine Straße der Stadt, die nicht mit einem Geschäft oder einer Affäre zusammenhing. Wer auf jeder Hochzeit tanzt, kennt bald alle Gäste. Ich wußte, woher im Handumdrehen ein Requisit für ein wissenschaftliches Foto zu beschaffen war oder konnte es gleich selbst machen, entwickeln und einscannen in fünfzehn Minuten, wie ich es gerade gelernt hatte. Eklatante Schwächen im Digitalen konnte man dem Alten verzeihen, hatte es doch der Chefredakteur auch nicht nötig, viel mehr zu wissen als, wo der Computer einzustellen war. Bilder, die ich selber fotografierte, und ins Netz stellte, kamen anderntags mehrfach in der Presse. Wieder war handfest bewiesen,

daß ich vor Ort war und wieder war ich auch schon wieder weg.
Wer ausgiebig sät, findet immer Früchte auf seinem Rundlauf. Ich hatte wieder zu säen begonnen, großzügig und unbedacht, wie ich es von früher kannte: extensive Landwirtschaft, ein Großbetrieb von Kartoffeln über Wein zum Cannabis. Etwas geht immer auf, mochte im Detail der Verbrauch an Samen auch beträchtlich sein. Mein Vater hatte es genauso gemacht und war nicht arm gestorben, auch wenn er keinen Geschäftssinn hatte. Er verstand nichts von Vieh, dafür von Viehhändlern, was auf lange Sicht lohnender ist. Ich fing wieder an, in Kirchen Kerzen für ihn anzuzünden. Man muß die ganze Erbschaft annehmen, es führt kein Weg daran vorbei, und ich hatte, alles besehen, kein schlechtes Los gezogen. Hatte ich mich drei Jahre mit Hypotheken gequält, durfte ich jetzt Cheques entgegennehmen – in Form von frühem Spargel erst, aber alle Boten zusammen machen den Frühling. Meine Hausfeste wurden wieder Legende.
Ich fand auch wieder Gefallen daran, mich am öffentlichen Diskurs zu beteiligen, eine Meinung zu haben, fühlte mich allmählich wieder berechtigt, öffentlich Kritik zu üben als einer, der wieder, wenn auch mäßig, in die öffentlichen Kassen einzahlt und also mitreden durfte. Die Stimmcouverts landeten fortan wieder im Briefkasten statt im Papierkorb. Ich war wieder dabei.
Alles in allem – ich durfte mich wieder an den Spieltischen zeigen, wo mein Spiel gespielt wurde, und siehe da, die Chips mehrten sich. So durfte es bleiben!

Ein Buch kann keinen erlösen Wie das Unbeschreibliche beschreiben wollen! Der Geschmack nicht enden wollender Panik ist auch nicht annähernd zu schildern – nachher, auf sicherem Grund, schon gar nicht. Wenn das Gefühl da ist, kann man nicht schreiben, und wenn man schreiben kann, ist es Gott sei Dank nicht mehr da.

Warum also schreibt der Kämpfer hinterher ein Buch, gemütlich auf der Terrasse sitzend? »Für mich mußt du es nicht schreiben«, sagt ihm eine Freundin, die in den entscheidenden Momenten zu ihm gestanden hatte. »Du mußt dich nicht rechtfertigen«, sagt sie, die ihn auf dem Teppich kriechen sah. Schreiben manipulative Kämpfer, um zu lernen oder zur posthumen Imagerettung? Was wollen sie lernen? »Ich will nicht wieder in die Scheiße geraten«, höre ich mich auch schon sagen. Insofern wäre die Scheiße schon angerichtet.

Natürlich ist das Thema Depression alles andere als spaßig. Aber wenn der Nachtgang eine Katharsis war, kann es das Berichten darüber nicht noch einmal sein. Wenn mein Schreiben mich zurückführte in die Einsamkeit, ich würde es lassen. Und es muß auch kein Opfer sein für andere, von denen man hofft, sie würden durch das Buch aus ihrem Dunkel finden. Bücher gibt es schon genug, jedes Jahr mehr Titel als Besucher auf der Buchmesse. Und ein Buch kann keinen erlösen, weder Autor noch Leser. Damit ein Nachtgänger überhaupt lesen kann, muß schon so viel Licht vorhanden sein, daß er seinen Weg auch allein heraus fände. Ich bin schon zufrieden, wenn es nicht langweilt, und noch etwas Gras stehenbleibt, wo ich hindefiniere – ja möglichst viel! Eines wenigstens kann ich mir nicht vorwerfen, nämlich, in der Nacht nicht wach gewesen zu sein. Die Videokamera in mir nahm ungerührt auf, ich mußte nur auf Wiedergabe drücken. Denn ob man will oder nicht, der Beobachter macht keine Pause, er ist nicht depres-

siv – das ist die gute Botschaft, wenn man erst einmal draußen ist.
Alles in allem – das Aufschreiben nützt vor allem dem Schreiber selbst, weil es der schnellen Verdrängung entgegenwirkt und noch einmal zu genauerem Hinsehen zwingt. Ein Hinsehen, das während der Nachtlogik nicht vollständig sein konnte. Das Aufschreiben ist das Wiederaufsuchen der inneren Tatorte mit einer Lampe. Warum sollte es mich traurig machen, als Pappkameraden entlarven zu dürfen? Und warum sollten mich mit Glück umrundete Abgründe im nachhinein nicht mit Dankbarkeit erfüllen – und mit schauderndem Staunen, aber sicher nicht mit neuem Leid.
Und vor allem gilt: Schreiben treibt keinen Teufel aus. Kurz vor dem Absturz hatte ich Sätze geschrieben wie: »Es trifft uns kein Blitz aus heiterem Himmel, wenn wir unsere abgeknutschten Teddybären endlich vor die Tür stellen.« Worauf mir meine Freundin einen Teddy zum fünfzigsten schenkte, den meine vernachlässigte Katze umgehend als Ersatzmutter adoptierte.

Die Logik der Nacht Ein treuer Begleiter des Nachtgängers ist das Mißtrauen mit seinen Trabanten Sarkasmus und Zynismus. Mißtrauen ist die Logik der Nacht, sie ist überlebensnotwendig. Am Tag wird sich vieles als übertriebene Zurückhaltung erweisen. Aber auch: wo ich mit traumwandlerischer Sicherheit durchgegangen bin, waren links und rechts tödliche Abgründe.
Ein Gang durch die Nacht folgt eigenen Gesetzen, in der Nacht war Überleben anders nicht möglich und Folgekosten waren kein Thema. Ist es Freude am Lied, das einen im Keller zum Pfeifen bringt? Wer sich im dunklen Dschungel nicht mit Miß-

trauen und Selbstbeschwörung bewegt, wird durch die Umstände schnell eines Besseren belehrt. Natürlich führt das tagelange Hin- und Hergelaufe im Zimmer nirgendwohin, aber besser man geht im sicheren Kreis, bis es tagt, als geradeaus über die nächste Klippe. Und wie soll man anders hinreichend müde werden, um im Halbschlaf wenigstens das Liegen zu ertragen?

Nichts aus meinem Vorleben hielt ich für ungeeignet, als Messer zu dienen, das ich gegen mich selber richten konnte. Absolut alles erscheint in schiefem Licht, wenn der Baugrund absackt. Nein, ich hatte unbefugt zum definitiv Höchsten gegriffen und bezahlte mit dem definitiv Schlimmsten. Nur nichts dazwischen! Prometheus stahl das göttliche Feuer und bezahlte mit ewiger Pein. Sein Pech: man wußte damals schon, daß eine Leber nachwächst. Hätte ich es nicht wissen können?

Daß meiner Depression allenfalls ganz andere unspektakulärere Ursachen zugrunde liegen mochten als der Mißbrauch gegenüber anderen, war erst aus einem ruhigeren Fahrwasser zu erkennen. In den Stromschnellen denkt man nur ans Schlimmste, im freien Fall gibt es nur noch Entweder-Oder. Nur wer lebend daraus hervorgeht, hat die Chance der Relativierung.

Heute schaue ich auf beides und möchte nicht missen, als Therapeut und Pädagoge in den Schatten gefallen zu sein. Wenn ich auch bei den von Teilnehmern und Schülern selbst bestätigten Resultaten in groben Zügen richtig gelegen haben mochte, so tappte ich doch in vielen Belangen im Dunkeln und hatte wohl damals recht gehabt, mich immer wieder der Supervision zu stellen, wenn ich es auch zunehmend für unnötig hielt. Ich hatte mich zweifellos zu wichtig genommen. Wer mit Starkstrom umgeht, sollte bescheidener sein. Getäuscht hatte ich mich eindeutig in der Beurteilung der Hartnäckigkeit der Charakterprägungen und der willentlichen Beeinflussung der Selbstentwicklung. Was blieb und bleibt von meinem Selbst? Sollte ich irgendwann wieder anfangen zu therapieren, ich hielte mich bei weitem mehr damit zurück, anderen auf Kosten meiner Energie auf die nötigen Sprünge zu helfen. Ich würde die Sache dort belassen, wo sie hingehört: beim anderen. Gleichviel wie meine Geschichte nur zu mir gehört.

Ich weiß jetzt, daß ich mich auch in einem Metier ohne Schüler und Bedürftige behaupten kann. Ich genieße es im nachhinein sichtlich, in den Ausstand getreten worden zu sein. So schlimm es im Nachtwald war – heute führe ich ein oft fast schmerzhaft reiches Leben inmitten von alten und neuen Freunden, von Enkeln und Patenkindern. Ich lebe in einer anregenden Hausgemeinschaft mit kreativen jungen Leuten, die mich auf Trab halten und bereichern. Ich bin frei von Psychopharmaka und kann dankbar zurückblicken. Der Sturm hat rundum Schneisen geschlagen, in denen unerwartet neue Pflanzen zu sprießen beginnen. Das Böse hat ja etwas Reines, das unvermittelt Engel gebiert. Nichts ist jedenfalls herrlicher, als Abende und Tage, an denen passieren darf, was will, ich meine Arbeit nicht als Belastung empfinde und einfach dem Gang der Dinge folgen darf.

Hatte mir das ein alter Meister der Energiearbeit nicht als meine wichtigste Aufgabe prophezeit: meinen Kopf in jemandes Hände zu legen und nichts wichtiger finden, als Freunde zu besuchen?

Ich habe am eigenen Leib erfahren, daß die Existenz so oder so dafür sorgt, daß jeder seine heilsame Lektion bekommt, präziser als es der beste Therapeut arrangieren könnte. Ein guter Therapeut kann bestenfalls dafür sorgen, daß die gar nicht zimperlichen Schläge des großen Meisters Leben mit relativ wachem Bewußtsein verarbeitet werden können, damit weitere nicht unbedingt nötig sind. Mehr nicht. Und Mitleid hilft niemandem, Mitgefühl genügt, wenn man überhaupt ausreichend bei sich selbst ist, um mit dem Du nicht stets sich selbst zu meinen.

Niemand kann mit Bestimmtheit sagen, was gut für den anderen ist. Ich bin ein Fremder, du bist ein Fremder; ich bin allein, du bist allein von Natur aus; wir lehnen uns in guten Tagen etwas aneinander, aber wir kennen uns nicht. Wie kannst du sagen, daß du mich kennst, wenn ich mich selber nicht einmal kenne, auch nach einem Nachtgang nicht. Und was brauchte es noch mehr, um zu sich selbst durchzustoßen? Aber da ist niemand. Es gibt kein Selbst zu erfahren, nur Charakterstrukturen. Erkenne, wer du nicht bist, sollte es über Delphi heißen. Auf der Hinterseite des Schwarzen Lochs öffnet sich bestenfalls das Gegenuniversum, in gleichem Maße unergründlich. Ein in einem Spiegel abgebildetes Unbekanntes wird nicht kleiner, wenn ich ihn in zehn Milliarden Stücke schlage; jeder Splitter bildet das ganze Rätsel ab, und das bin ich. Aber warum soll es anders sein? Die Welt ist schrecklich schön! Sind die Leiden unserer Fluchtbewegungen in Beziehungsverträge, Drogen, Überzeugungen den Preis wert, vor der schrecklichen Schönheit der realen Verhältnisse davonzulaufen? Die Chance des zurückgekehrten Nachtgängers wäre, sich die ganze Realität nicht wieder ausreden zu lassen und die Kraft, die ihm dank des abgeworfenen Ballastes zuwächst, dazu zu nutzen, es ohne neue Teddybären auszuhalten. »Ich habe bezahlt«, sagte einer der besten Schweizer Schriftsteller, der zeitlebens in Kliniken kam und die realen Verhältnisse unter der Schicht der Konventionen wie kein zweiter schilderte. Wofür ein Nachtgänger auch immer bezahlt, es ist ein hoher Preis – es wäre schade, die Ware nicht abzuholen.

Intensivstationen Zur vollständigen Logik eines Nachtgangs gehört auch, daß einiges, das sich unter dem Druck des Prozesses nicht entfalten durfte, erst hinterher zum Durchbruch kommt, wenn Raum dafür gegeben ist. Die Wochenend-Migräne ist bekannt. Und wenn Leistungstypen tatsächlich in die Ferien gehen, werden sie erst einmal krank. Der Infarkt aus scheinbar heiterem Sommerhimmel, zwei Jahre nach allem, war vorgegeben. Es mußte ein weiterer Schuß vor den Bug fallen. Und er hatte sich mehrfach angekündigt – das Schicksal ist fair, wenn dafür Zeit ist.

Mein Herz mußte »brechen« im Nachtwald, damit »das Böse« an ihm vorbeikam und sich zeigen durfte. Nicht nur im metaphorischen Sinn, mein Herz nahm tatsächlich Schaden. Daß es nicht überhaupt aussetzte, war erstaunlich genug. Ich wußte wohl, was es heißt, wenn tagelanges Herzstechen in den linken Arm und den Kiefer ausstrahlt. Ich hatte ja an der Uni eine Arbeit darüber geschrieben – eine Selbstprophetie mehr.

Ihre Überlebenschancen betrugen fünfzig Prozent, sagte mir der Internist hinterher. Fifty-fifty, alles oder nichts; das kam mir bekannt vor. Sollte es mich erschrecken, einmal mehr von der Schippe gesprungen zu sein?

Anders als bei der ebenfalls fünfzigprozentigen Wahrscheinlichkeit von Chorea Huntington kannte ich das Risiko jetzt erst hinterher, was den großen Unterschied ausmacht. In der Vorstellung liegt die Angst im Kopf. Der Reiter über den Bodensee stirbt, als ihn die Vorstellung einholt – allerdings unnötig, wie ich schon immer fand. Mir wollte schon als Schüler nicht einleuchten, warum einer, einer einzigen überstandenen Gefahr wegen, ein solches Theater macht – wer weiß, wie viele Male wir an einem Tag unbemerkt gerade noch mit dem Leben davonkamen. Das Leben von Bauernbuben hing oft am seidenen Faden, und manchmal riß er eben, dann verschwand einer in den Jauchegruben, die chronisch offenstanden. Ich hatte es nur eine zeitlang vergessen.

Wie schmal der Grat ist, auf dem wir uns bewegen, wird jedem spätestens auf der Intensivstation schlagartig klar. Die einen wollen es merken, die anderen nicht. Sich an die Tatsachen zu halten, wenn man wieder hinausgeschoben wird aus der Vorkammer, ist halt offenbar der Preis für das Unerwartete, das Leben, mag es uns gefallen oder nicht.

Es hat alles seinen Preis: Damit wird der Rückkehrer leben, und es erstaunt ihn ja nicht weiter. Der Infarkt, zwei Jahre danach, in einer Lebensphase, die gelassener und erfüllter nicht hätte sein können. »Müssen Sie immer alles hundertfünfzigprozentig machen?« sagte mir der Kendo-Lehrer ja seit Jahren, »Sie gefährden Ihr Gleichgewicht.«

Nach der Implosion die Explosion – unsere Gefäße fragen nicht nach dem Vorzeichen, allein nach dem Maß. Veitstanz oder Freudentanz ist dem Kreislauf gleichviel. Kann Synergie der Fülle in einer genauso unkontrollierten Kettenreaktion, wie der Absturz sie zeigt, einen Grad erreichen, daß kein Gefäß mehr hält? Es wäre ein gutes Datum gewesen zu gehen, wenn ich im besten Moment hätte gehen sollen.

Wird das Leben auch wieder weit, gewisse Gefäße brauchen ihre Zeit oder wollen den Tanz nicht mehr mitmachen. Sicher könnte man es als Zufall sehen, daß sich ein paar verklebte Blutplättchen von der Arterienwand ablösen und beschließen, sie zu verstopfen. War es nicht extrem heiß an diesem Tag, und war ich nicht extrem leichtsinnig? Aber ich wüßte kein Organ in meinem System, das als »Risikofaktor« besser einleuchtete.

Die Zeit in der »allgemeinen Abteilung«, wie man das nennt, neben anderen gerade noch einmal Davongekommenen, sollte in verschiedenster Hinsicht ihren Sinn bekommen: In der gleichen Klinik war ich einmal der strahlende Helfer, dann in der psychiatrischen Abteilung willenloser Patient, das Dritte Mal durfte ich erfahren, wie wohltuend in jeder Hinsicht ein Spitalaufenthalt ist, wenn man sich erst einmal ergeben kann. Wie recht die Parabel hat: Wenn der finstere Bock Depression einmal aus der Wohnung ist, kann selbst ein Herzinfarkt nicht weiter erschrecken. Hauptsache es hält einen auf der Seite der Taggänger! Solange Hoffnung und Wille da sind und das Gefühl, mit dem Gewissen im Reinen zu sein, kann Leben und Sterben irgendwie bestanden werden, ja man kann es sogar genießen an Orten, die im allgemeinen nicht mit Genuß in Verbindung gebracht werden.

Nie hätte ich früher gedacht, daß ich es einmal bedauern würde, die gezeichneten alten Männer meiner Generation zu verlassen, nachdem wir eine Serie heißer Sommertage lang in Unterhosen und mit Kathetern und Elektroden behängt mit Jassen verbracht oder von Bett zu Bett die WM kommentiert hatten, an unseren schwenkbaren Monitoren.

Als ich, Abschied nehmend, meine geliebte weiße Sommerhose anziehen wollte, die mir meine Wohngenossen ins Spital gebracht hatten, mußte eine Schwester gestehen, daß sie mit den Arzthosen zusammen in den Katakomben der Zentralwäscherei wohl für immer verschwunden sei. Unmöglich, mein Exemplar noch aufzufinden. Also stieg ich in den Unterhosen ins Taxi, so wie ich eingeliefert worden war. Die Vertreter meiner Generation auf dem Balkon des »Lambarene-Zimmers«, wie unsere Abteilung hieß, konnten sich vor Lachen kaum halten an ihren Infusionsständern.

Nein, es macht keinen Sinn, die Spielplätze wechseln oder die Regeln ändern zu wollen; mit oder ohne »Golden Goal« geht es offensichtlich ums Verlieren, wenn man gewinnen will.

Oder ist es einfach nur so: Abstürze sind einfach Abstürze.

Manchmal geht man eben zu weit. Geben es Bergsteiger danach auf, wenn sie noch einmal davongekommen sind? Anfänglich schwören sie es beim Herrgott und versprechen es am Bett ihrer Frau. Mit dem Frühling kaufen sie bessere Eisen und gehen erneut. Möglich, daß sie etwas vorsichtiger steigen, aber sicher ist es nicht.

Mein besonderer Dank an Adolf Muschg,
meinen langjährigen Freund,
für die Begleitung wichtiger Übergänge
in meinem Leben.

Adolf Muschg

Nachwort Gab es ein Leben nach '68 – ohne Flucht in den Zynismus, die Desillusion, die Karriere? Adrian Naef war für seine Freundinnen und Freunde ein Beispiel dafür, wie man sich treu bleiben kann, ohne dabei zu schrumpfen oder zu schwitzen. Er hat den Ort am Zürcher Stadtrand, wo er aufwuchs, noch als Dorf erlebt, bevor es zur Grüngürtel- und Schlafgemeinde mutierte, und schien seine bäuerlichen Wurzeln in jede Sorte experimenteller Lebensgemeinschaft mitzunehmen, welche das Weltdorf in den Sechziger und Siebzigerjahren zu bieten hatte. Er war ein herzhafter Linker, der nirgends »Hors sol« wirkte. Sein Subversionsbedürfnis liebte die Narretei und behielt etwas Natürliches, das Menschen für sich einnahm und auch in der Politik lieber – wie man damals noch *uncool* sagte – »den Bauch« reden ließ als die Theorie. Er brauchte nicht einmal zur Gitarre zu greifen (eines der vielen Instrumente, die er lieber spielte als beherrschte), um Gegenwart um sich zu verbreiten, die von Hanfwolken geschwängerte Stimmung von *Paradise Now.* Als Realist im Sinne des Pariser Mais verlangte er locker das Unmögliche, auch von der St. Galler Hochschule, wo er aus dem Wirtschaftsstudium eine Schule der Revolution machen wollte: das Open Air im Sittertobel, das er anzetteln half, war immerhin ein Anfang dazu in einer Zeit und an einem Ort, wo die Pärchenbildung am Gymnasium noch mit Schulausschluß geahndet wurde und in einer Schülerzeitung namens »Roter Gallus« ein landesweites Kulturbeben auslöste.

Da wir beide an diesem beteiligt waren, schickte er mir eines Tages sein Tagebuch aus der Rekrutenschule im Wallis. Dem

Militärdienst wäre ein junger Schweizer damals nur auf dem »blauen Weg« – über ein psychiatrisches Gutachten – entkommen, wenn er nicht geradezu straffällig werden wollte. Vom Pathos des Dienstverweigerers fand ich in den Blättern aus seinem Brotsack nichts, wohl aber einen unbestechlichen Blick für das Absurde der Veranstaltung, aber auch eine poetische Energie, die sich von keiner Sorte Disziplin Fesseln anlegen oder entzaubern läßt. So schreibt ein freier Mensch, dachte ich, einer, der gegen Mitmachen gefeit und gegen die Sprache des Marschbefehls immun ist. Sein Mutwille wird länger leben als die Verhältnisse, die ihn gern ein paar Nummern kleiner hätten. Der wird kein Jünger von niemandem, aber er könnte ein Meister werden – worin, wird sich finden.

Wahrscheinlich hätte man ihn im 18. Jahrhundert »eine Natur« genannt. Die Texte, die er schrieb und sang, lagen haarscharf neben der damals populären Liedermacher-Szene; er stand zum Anarchischen seiner Liebhaberei, und es gab keine Öffentlichkeit, die ihm körperliche Nähe ersetzen konnte. Seine Gedichte waren gut genug, um bei Suhrkamp verlegt zu werden; aber danach sah er für sich bald keinerlei Not mehr, in den Literaturbetrieb einzusteigen. Inzwischen hatte er auch das Studium der Ökonomie den Gewinnstrebern überlassen und war Lehrer geworden, kein Schulmeister, am wenigsten im Religionsunterricht, auf den er sich kaprizierte – worüber sich nur wundern konnte, wer seine Art, biblische Geschichten weiterzuerzählen, nicht kannte. Er brauchte nicht extra an Gott zu glauben, um ihn gewissermaßen aus seinem Versteck herauszureizen und seine Lebendigkeit zu testen. Moral war es nicht, was er bei Ihm suchte, schon eher Phantasie, Spieltrieb und Humor, im Vertrauen darauf, daß Er mehr davon vertrage, als seine Frommen für erlaubt hielten.

Und doch war Adrian Naef selbst ein wenig zur Legende ge-

worden, schon bevor er im Zürcher Kinderspital arbeitete, einem Ort, wo für die Betroffenen der Spaß aufzuhören pflegt und von einem Lehrer, der hier Freude machen will, die Bereitschaft verlangt ist, sich selbst aufs Spiel zu setzen. Das schien ihm so wunderbar zu gelingen, daß auch eine andere Klientel von Zeit-Leidensgenossen, geknickt von ihren Erwartungen an »die Verhältnisse« und ihre »Beziehungen«, seine Nähe suchten, um sich von ihr wieder aufrichten zu lassen. Er wirkte so mühelos leib-, liebes- und lebenskundig, daß sich seine Haus- und Wohngemeinschaften wie von selbst zu Selbsterfahrungsgruppen und Therapieszenen mauserten. Der Kleinbus – in seinen Stadtnomadenzeiten war er noch aus Citroën-Wellblech gewesen – diente jetzt dem Transport von Freunden und Patienten, die nicht zu unterscheiden waren, von seinem Zürcher Haus in sein Tessiner Dorf, oder in eine andere abgelegene Gegend, wo sich für ein paar Tage eine Geschwisterlichkeit vom Gemeinsamen Leben auftat und man auf beschädigte Elementartätigkeiten wie Stehen, Gehen oder Atmen in Form von »Körperarbeit« zurückkommen durfte.
Daß dieser kleine Kosmos um ihn, Adrian Naef, gravitierte, verstand sich von selbst, und ebenso, daß er die Aura eines Guru nicht auf sich sitzen ließ. Er wünschte sich das Da-Sein so herrschaftsfrei wie möglich, und was von ihm ausging, hatte leicht zu bleiben, gerade das Verbindliche. Was Freunde und Freundinnen bei ihm lernen konnten – oft auch mußten: wie man bei allem, was einem wichtig ist, Besitzansprüche abbaut, ohne starken Gefühlen aus dem Weg zu gehen.
An diesem Alltag seines Lebens war ich nicht mehr beteiligt. Wir sahen uns über die Jahre nicht allzu oft, doch regelmäßig. Es gab an unserer Freundschaft etwas Unzerreißbares, wir schienen den Faden jederzeit da wieder aufnehmen zu können, wo wir ihn zuvor liegengelassen hatten. Ich fühlte mich ihm

immer gleich nahe; kannte ich ihn? Jedenfalls glaubte ich unter meinen Freunden keinen zu kennen, hinter dem ich das Potential für die Verfassung, die in diesem Buch erscheint, weniger gesucht hätte. Adrian und Depression – hatte *er* das nötig? Offenbar wußte es die Krankheit mit dem meteorologischen Namen anders, und er mußte lernen, es anders zu erfahren. Der Bericht einer solchen Erfahrung kann nicht gut »rein literarisch« sein. Es läßt sich aber auch nicht an »Betroffenheit« genügen. Und besonders wenig haftet das Etikett »Lebenshilfe« darauf. Wer Rezepte erwartet und sie anzuwenden versucht, dem wird in diesem Fall nur Hilflosigkeit vorgeführt. Die zu Helfern mutierten Freunde und Freundinnen Adrians haben drei Jahre lang *live* erfahren, wie wenig einem in die »Depression« Abgestürzten zu helfen ist. Wenn das Stichwort in Anführungszeichen erscheint, so wahrlich nicht, weil es an dem GAU, den es bezeichnet, etwas zu bagatellisieren gäbe. Hier erfährt es auch die Leserin und der Leser: wir reden (aber wie reden wir davon?) von einer Katastrophe, die absolut und lebensgefährlich ist. Absolut, weil sie einen Menschen aus heiterem Himmel trifft und den Zusammenhang mit allem, was ihm vertraut und lieb ist, zerreißt.
Sie ist absolut auch darum, weil sie aller geläufigen Ursachenforschung spottet – am gründlichsten derjenigen, die für die Depression besonders charakteristisch ist: die Schuldsuche bei sich selbst. Ich habe als Kind bei meinem nächsten Menschen erfahren, wie sich dieses Schuldbewußtsein an einem fixen Punkt festmachen kann, der jeder Behandlung widersteht und die versuchte Teilnahme so lange ins Leere laufen läßt, bis die ganze Umgebung verödet und sich dann wirklich so benimmt, wie sie der Kranke offenbar erlebt, so weit von »Erleben« noch die Rede sein kann. Denn lebensgefährlich ist die Depression in dem grausamen Sinn, daß sie das Lebendige eines Menschen

schrittweise und scheinbar unwiderruflich auszehrt, ohne ihn zu töten – und ihm sogar die Kraft stiehlt, es selbst zu tun, wenn ihm der Tod als die einzige Erlösung aus einer ganz und gar ausweglosen Lage erscheint. Denn die Depression läßt von der Person nur noch die dürftigste Hülle bestehen und verurteilt sie scheinbar endgültig dazu, sich selbst und andern zur Last immer nur weiterzuvegetieren.

Und doch: ohne dieses Buch wüßte ich nicht – und in keinem andern zum Thema »Depression« habe ich so genau gelesen –, was ich zu unterstellen nie gewagt hätte: daß dieser Untod, dieses grausame Unleben nicht nur ein Ernstfall, sondern zugleich seine Simulation und in diesem Sinne mehr als ernst zu nehmen ist. Und das heißt: *nicht nur* ernst. Sogar ein Wort wie »Krankheit« sitzt schief darauf und reicht nicht aus, um die Höhe – oder Tiefe – des Elend *annähernd* zu bezeichnen. Dem Patienten fehlt alles – davon abgesehen, fehlt ihm nichts. Es widerfährt ihm nichts weiter, als daß er von einem Tag auf den andern als leibhaftige, aber hohl gewordene Karikatur seiner Person herumgeht. Als hätte eine unsichtbare Hand an seinem Selbstbild gedreht: plötzlich ist nichts mehr, was ihn andern lieb und teuer gemacht hat, für ihn selbst auch nur im geringsten annehmbar. Es kann nur auf Lug und Trug, Hinterlist und Manipulation, Illusion und Täuschung beruhen – und der Betrüger muß er selbst gewesen sein. Sein ganzes Leben war falsch, darum hat die Depression ihre Richtigkeit. Wenn die Menschen, die an ihn nicht mehr herankommen, abfallen, bestätigen sie damit nur seine verzweifelte Selbstdiagnose. Wenn sie sich nicht abschrecken lassen, erst recht. Denn damit beweisen sie nur, daß sie nichts wissen und nichts begreifen.

Die Depression gibt der Teilnahme keine Chance. Sie macht schaurigen Ernst mit etwas, was ihr Ernst eigentlich nicht sein kann – nicht sein dürfte, wenn es mit rechten Dingen zuginge.

In der Tageslogik könnte man darauf mit Gelächter antworten. In der hiesigen Mundart: *Gehts noch?* Nein, es geht nicht mehr, nichts geht mehr. Und doch kommt der Betroffene immer noch in den läppischen Fall, seine Schuhe binden zu müssen. Wozu? Kaum weiß er noch, wie; und wenn er es weiß, reicht seine Kraft nicht einmal dafür mehr aus. Die Depression ist eine Folter von einem Augenblick zum andern. Alles ist noch da; nichts davon gilt. Die eigenen Räume, durch die man als leibhaftes Gespenst irrt, sie gehören einem nicht mehr, sie erkennen einen nicht wieder. Es ist einem etwas schlicht Absurdes zugestoßen; etwas wie eine Jungfrauenschwangerschaft.
Kleist beschreibt einen solchen Fall in der »Marquise von O.« – die Schwangere hält ihr Unwissen so unnachgiebig fest, daß die Unschuldsvermutung, die ihre Umgebung anfangs nur roh oder zynisch behandeln kann, schließlich in eine Heiligenlegende umschlägt. Für die Depression ist eine vergleichbare Bekehrung nicht zu erwarten. Nichts, scheint es, ist so erfinderisch in der Vereitelung des besten Helferwillens. Er spricht gegen den Wind, beißt auf Granit oder knirscht auf Sand; seine Hilflosigkeit kann für den Helfer selbst mörderisch werden. Über die Innenseite der Depression läßt sich viel reden, aber nichts sagen. Andeutungsweise zeichnet sich auch in ihrer Finsternis jene Stufe ab, die man von anderen »Krankheiten zum Tode« kennt, aber schon die erste Frage führt zuverlässig nicht weiter: warum grade ich?
Die Frage scheitert schon daran, daß hier auf einmal kein Ich mehr ist, das an seine Verläßlichkeit glaubt, es nimmt sich nicht einmal seinen Trotz ab. Die Depression ist, so lange sie herrscht, die einzige ernsthafte Krankheit, die keinerlei erkennbaren »Krankheitsgewinn« hergibt, weder an Einsicht noch an Entlastung, am wenigsten an Würde. Die Desorientierung des Ich ist total. Nur so viel weiß es ganz bestimmt: das Ich von ge-

stern ist es nicht mehr. Plötzlich geraten die Andern mit ihren Gefühlen und Erwartungen an den Falschen. Sein ganzes Leben muß falsch sein: das ist das summarische Urteil der Depression. Es gibt keine Instanz der Welt, an die man es weiterziehen könnte. Und gäbe es sie auch: ein Freispruch wäre für den »Schuldigen« per se nicht annehmbar.

Die Schulmedizin hat sich daran gewöhnt, bei bestimmten »psychosomatischen« Krankheitsbildern von »verlarvten Depressionen« zu sprechen. Damit scheint sie zu unterstellen, daß die Depression *keine* Larve wäre. Eine unbewiesene Annahme, und eine unbeweisbare. Wenn aber auch die Depression eine Larve *wäre – was* »verlarvte« *sie*? Wer wagt das zu wissen?

Darüber liest man, glaube ich, in diesem Buch mehr als in Krankengeschichten. Und anderes als in Selbsterfahrungs-Zeugnissen.

Wie der Autor in die Unlebens-Falle geriet, und wie er wieder herauskam, was ihre Fänge geöffnet hat: er weiß es nicht genau. Sie kam und ging wie sie wollte: so viel hat sie mit dem Heiligen Geist gemein. Das ist nicht zynisch gesagt. An einen religiösen Sachverhalt – diesmal an einen ferner östlichen – erinnert auch eine andere Eigenschaft der Depression: wer sie hat, spricht nicht davon; wer davon spricht, hat sie nicht (mehr). Wobei die »Weisheit« der Depression diejenige des Tao allerdings in einem wichtigen Punkt abändert: sie kann durchaus beredt sein, wenn auch nicht verständlich – Verständnis, scheint es, weiß sie zuverlässig zu verhindern.

Bei Adrian Naef kann man nachlesen, wie auskunftsfähig sie ist auch in scheinbar eigener Sache (sie ist ja sicher, daß es nichts nützt); wie erfinderisch in der Produktion von Ausreden und Alibis. Sie treibt einen erdrückenden Inszenierungsaufwand und braucht in ihrer erklärten Ohnmacht so viele Künste, als wäre sie ein Schatten jener Allmacht, deren Verlust sie nicht verzeiht, und für den nichts und niemand sie entschädigen kann: Das beweist sie der ganzen Welt – und zugleich führt sie diese Welt vor. Sie macht es spannend, auch wenn sie bis zur Erschöpfung wiederholt und die Mitspieler anödet, obwohl nicht so gründlich wie die Hauptperson selbst. Eine merkwürdige Art von Schelmenstück. Nur eben: wovon handelt es eigentlich?

Nichts ist öde, nichts langweilig an dem vorliegenden Text. Und so viel steht immerhin fest: so kunstvoll, wie die Depression in ihrer fortgesetzten Herstellung von Unleben ist – diesen Text könnte sie nicht geschrieben haben, denn er ist lebendig, witzig, auch heiter. Aber: das alles ist er auf dem Hintergrund der Depression, deren Erfindungen er nicht mehr ausgeliefert ist. Allerdings: er nützt sie, und ohne diese stockfinstere Quelle und ihren schwarzen Reichtum wäre er nicht geworden, was er ist. Und weil ihr Autor erkennt, daß daran nichts überflüssig war; weil er sich auch nicht einbildet, ihrem Bann ein für allemal entsprungen zu sein: darum glaubt die Leserin, der Leser gerne, daß die Depression auch von ihm bekommen hat, was sie wollte. Hier sieht sie, die Graumalerin, ihre Motive – in Farbe.

Ohne dieses Buch hätte ich nie den Mut gehabt, in einer Depression eine Abenteuergeschichte zu vermuten. Der Leser sieht einem Doppelspiel auf die Finger, das er so wenig für möglich halten möchte, wie der Autor darauf gefaßt war. Er wurde von einem vernichtenden Ereignis geschlagen, das zugleich eine monströse Spiegelfechterei war. Nun erkennt und anerkennt er den Anteil, den er selbst daran hatte. Das Medusengesicht, vor dem er erstarrte, war eine Larve; er mußte in der Finsternis ihres Auges verschwinden, um allmählich zu erkennen: es war sein eigenes Gesicht, auf das er in ganzer Größe hereinfiel.

Es war aber nicht auf seine Vernichtung abgesehen, sondern auf seine Verwandlung. Wenn die Depression eine Larve ist, so auch im biologischen Wortsinn, als Stadium einer Metamorphose. Wäre sie gleich als Durchgang zu erkennen gewesen, hätte sie ihren Dienst nicht tun können: dem Geprüften zu zeigen, was ist, und er ein Teil davon. Ganz der Alte, und *anders*.
Rilke hat in einem »Sonett an Orpheus« mit einiger Emphase ausgedrückt, wie der »Sinn« von Depression gemeint sein könnte: »Sei – und wisse zugleich des Nicht-Seins Bedingung/ Den unendlichen Grund deiner innigen Schwingung,/ Daß du sie völlig vollziehst, dieses einzige Mal.«
In der Nacht der Depression sieht die Dichtung, wie mir scheint, besser als die Medizin:

Wen ich einmal mir besitze,
Dem ist alle Welt nichts nütze;
Ewiges Düstre steigt herunter,
Sonne geht nicht auf noch unter,
Bei vollkommnen äußern Sinnen
Wohnen Finsternisse drinnen,
Und er weiß von allen Schätzen
Sich nicht in Besitz zu setzen.
Glück und Unglück wird zur Grille,
Er verhungert in der Fülle ...

So schildert die »Sorge« am Ende von Faust II den Menschen, über den sie Gewalt hat. Diese Sorge wollte von Adrian gelebt sein. Nicht daß er sie danach nie mehr zu haben brauchte, aber dieses Buch kann *zeigen*, was es nicht sagen muß: sie hat ihn nicht mehr.
Hat sich der Freund verändert? Vielleicht weniger als sein Freundeskreis. Das sagt schon etwas, mehr sagen vielleicht die

letzten Passagen in diesem Buch: sie handeln von einem Herzinfarkt. Daß er sich wie ein Nachgedanke der Depression liest, den der Autor gelassen registriert, sagt mehr als viele Worte, welchen Raum sie in seinem Leben eingenommen hatte. Daß dieser Raum je wieder wohnlich werden könnte, war vor kurzem noch undenkbar gewesen; daß er es ist, betrachtet der Gerettete weder als Sieg noch als Leistung, nicht einmal als Heilung, sondern als Gnade: für einmal hat er mit dem Unheilbaren leben gelernt. Merke: dem »Kämpfer« ist die Depression nicht mehr nur zugestoßen; er hat ihr so viel zu schaffen gemacht, wie sie ihm.

Wer dazu eine religiöse Legende braucht (in Naefs Text findet er Anhaltspunkte dafür), wird weniger an Hiob mit seiner Unschuldsbehauptung gegen Gott denken als an die Geschichte vom Reichen Jüngling (Matthäus 19). In diesem Buch kann er dem Kamel zusehen, das den Versuch, sich durch ein Nadelöhr zu zwängen, erschöpft aufgeben muß, bevor es sehen kann: links und rechts ist der Durchgang weit offen.

Aber da die Depression, glaube ich, eine heruntergekommene Verwandte jener großen Menschheitsgeschichten ist, die eher *uns* erzählen, als wir sie, möchte ich sie zum Schluß durch die Maske eines exemplarischen Heimkehrers betrachten, des Odysseus.

Da hat einer nach zehn Jahren endlich das berühmte Troja erobert, das nur durch List fallen konnte, *seine* List, die Vortäuschung einer Gottesgabe, das hölzerne Pferd, welche die Trojaner selbst in ihre sonst unbezwinglichen Mauern schleppten. Danach die Heimkehr des Siegers: eine einzige Irrfahrt durch die ganze bewohnte Welt und über ihre Grenzen hinaus. Und auch wenn der feindliche Meergott aus Odysseus einen »göttlichen Dulder« machte, er blieb noch lange ein Held: bei den Sirenen, den Lotusessern, zwischen Skylla und Charybdis – und vor allem bei liebenden Frauen, die ihm gerne Leib und Leben gehütet hätten, der Zauberin Kirke, der Nymphe Kalypso, der Königstochter Nausikaa. Aus der Höhle des Zyklopen kann er sich nur durch ein gewagtes Spiel mit der Identität retten. Leibhaftig holt ihn sein Pseudonym Utis = »Niemand« erst ein, als er, von allen Gefährten verlassen, nach wieder zehn Jahren an der heimisch gewesenen Küste landet, seinem Ithaka, wo ihn die Nächsten nicht mehr kennen und er sich nicht zu erkennen geben darf. Ein wahres Schlachtfest ist nötig, damit er sich wieder in den Besitz seines verlassenen und versäumten Eigentums setzen kann.

Hier wird zum deprimierenden Glücksfall, was man zuvor auch als mythologisch maskierte Geschichte einer Depression lesen konnte. Ihr Höhe- und Tiefpunkt bleibt der Gang in die Unterwelt, aus der man, auch bei größten Vorsichtsmaßregeln, lebenden Leibes nur wiederkehrt, wenn man höheren Schutz genießt. Bei Homer heißt der Engel Athene, und die Göttin muß sich für Odysseus in ebenso viele Gestalten verwandeln wie das Unheil, das ihm begegnet. Im gewöhnlichen Leben muß es eine verborgene Weisheit der Seele tun, die, wenn es hart auf hart geht, größer ist als alle List.

In »Nachtgängers Logik« kehrt Odysseus zurück, als Leitfigur, die in unauflösbarer Personeneinheit Schlaumeier und Dulder, Täter und Opfer ist, wahr und verlogen, und immer wieder: eins durch das andere.

Aber für mich bleibt das Stärkste an diesem Buch eine Gnade, die nur die Kunst gewähren kann; Odysseus widerfährt sie am Hof der Phaiaken. Da begegnet ihm seine eigene Geschichte im Mund eines andern, des Sängers Demodokos. Und was die Ereignisse selbst nicht geschafft haben: ihre Erzählung bewegt ihn zu Tränen. Nein, er ist nicht Zeus, den sein Gastgeber Alkinoos in ihm vermutet hat, als er, der Mann ohne Namen oder mit einem falschen, die Gesellschaft durch sportliche Spitzenleistungen sprachlos machte. Er ist kaum noch jener Odysseus, von dessen Taten und Leiden ruhmvoll die Rede war. Er ist nichts mehr als ein Mensch, der weint.

In diesem Buch sind auch der Darsteller und der Dargestellte, bürgerlich geredet, *eine* Person. Literarisch betrachtet, sind sie es nicht, aber der eine weiß so viel vom andern, daß er sein Schweigen beredt machen, seine Rede mit Schweigen begleiten kann. Und so ruft die Erzählung auch im Leser, der Leserin zwei Stimmen hervor. Die eine sagt: das bist du nicht, das könnte dir niemals passieren. Die andere sagt: ganz genau, das bist du. Und recht hätten sie beide – wenn es darauf ankäme. Aber wenn sich die Geschichte ihr eigenes Recht verschafft, unterscheiden wir die zwei Stimmen nicht mehr.